U0741649

全国高等职业院校临床医学专业第二轮教材

儿科学

第2版

（供临床医学、预防医学专业用）

主　编　李玉波　刘　奉

副主编　闫　旭　蒋祥林　林华伟

编　者　（以姓氏笔画为序）

王　吉（承德护理职业学院）

刘　奉（重庆三峡医药高等专科学校）

刘　晶（长沙卫生职业学院）

闫　旭（山东医学高等专科学校）

孙慧楠（长春医学高等专科学校）

苏　琼（遵义医药高等专科学校）

李　旦（益阳医学高等专科学校）

李玉波（长春医学高等专科学校）

杨丹阳（四川中医药高等专科学校）

林华伟（山东医学高等专科学校）

周伟超（雅安职业技术学院附属医院）

赵　日（长春市儿童医院）

蒋祥林（重庆三峡医药高等专科学校）

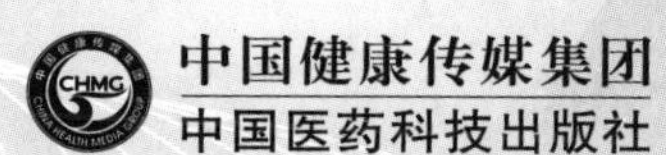

中国健康传媒集团
中国医药科技出版社

内容提要

本教程是“全国高等职业院校临床医学专业第二轮教材”之一，系根据《儿科学》教学大纲的基本要求和课程特点以及本套教材的编写思想与原则要求编写而成。顺应高等职业学生学情特点和职业教育发展的需要，在继承的基础上不断更新、发展和完善。本教材具有专业针对性强、紧密结合岗位知识和职业能力要求、理论与临床联系密切，将价值塑造、知识传播和能力培养三者融为一体，对接护士执业资格考试要求等特点。内容主要涵盖生长发育、儿童保健与儿科疾病诊治原则、营养障碍性疾病、新生儿与新生儿疾病等。本教材为书网融合教材，即纸质教材有机融合电子教材教学、配套资源（PPT、微课、视频等）、题库系统等，便教易学。

本教材主要供高等职业院校临床医学、预防医学专业师生使用，也可作为护理工作者进修提高的参考用书。

图书在版编目（CIP）数据

儿科学/李玉波，刘奉主编．—2版．—北京：中国医药科技出版社，2023. 1

全国高等职业院校临床医学专业第二轮教材

ISBN 978－7－5214－3536－8

Ⅰ.①儿…　Ⅱ.①李…②刘…　Ⅲ.①儿科学－高等职业教育－教材　Ⅳ.①R72

中国国家版本馆CIP数据核字（2023）第001963号

美术编辑　陈君杞

版式设计　友全图文

出版　**中国健康传媒集团**｜中国医药科技出版社

地址　北京市海淀区文慧园北路甲22号

邮编　100082

电话　发行：010－62227427　邮购：010－62236938

网址　www. cmstp. com

规格　889×1194mm 1/16

印张　16

字数　454千字

初版　2018年8月第1版

版次　2023年1月第2版

印次　2024年1月第2次印刷

印刷　大厂回族自治县彩虹印刷有限公司

经销　全国各地新华书店

书号　ISBN 978－7－5214－3536－8

定价　58.00元

获取新书信息、投稿、为图书纠错，请扫码联系我们。

出版说明

为贯彻落实《国家职业教育改革实施方案》《职业教育提质培优行动计划（2020—2023年）》《关于推动现代职业教育高质量发展的意见》等有关文件精神，不断推动职业教育教学改革，对标国家健康战略、对接医药市场需求、服务健康产业转型升级，支撑高质量现代职业教育体系发展的需要，中国医药科技出版社在教育部、国家药品监督管理局的领导下，在本套教材建设指导委员会主任委员厦门医学院王斌教授，以及长春医学高等专科学校、江苏医药职业学院、江苏护理职业学院、益阳医学高等专科学校、山东医学高等专科学校、遵义医学高等专科学校、长沙卫生职业学院、重庆医药高等专科学校、重庆三峡医药高等专科学校、漯河医学高等专科学校、辽宁医药职业学院、承德护理职业学院、楚雄医药高等专科学校等副主任委员单位的指导和顶层设计下，通过走访主要院校对2018年出版的"全国高职高专院校临床医学专业'十三五'规划教材"进行了广泛征求意见，有针对性地制定了第二版教材的出版方案，旨在赋予再版教材以下特点。

1. 强化课程思政，体现立德树人

坚决把立德树人贯穿、落实到教材建设全过程的各方面、各环节。教材编写应将价值塑造、知识传授和能力培养三者融为一体，在教材专业内容中渗透我国医疗卫生事业人才培养需要的有温度、有情怀的职业素养要求，着重体现加强救死扶伤的道术、心中有爱的仁术、知识扎实的学术、本领过硬的技术、方法科学的艺术的教育，为人民培养医德高尚、医术精湛的健康守护者。

2. 体现职教精神，突出必需够用

教材编写坚持现代职教改革方向，体现高职教育特点，根据《高等职业学校专业教学标准》《职业教育专业目录（2021）》要求，以人才培养目标为依据，以岗位需求为导向，进一步优化精简内容，落实必需够用原则，以培养满足岗位需求、教学需求和社会需求的高素质技能型人才准确定位教材。

3. 坚持工学结合，注重德技并修

本套教材融入行业人员参与编写，强化以岗位需求为导向的理实教学，注重理论知识与岗位需求相结合，对接职业标准和岗位要求。在教材正文适当插入临床案例，起到边读边想、边读边悟、边读边练，做到理论与临床相关岗位相结合，强化培养学生临床思维能力和操作能力。

4. 体现行业发展，更新教材内容

教材建设要根据行业发展要求调整结构、更新内容。构建教材内容应紧密结合当前临床实际要求，注重吸收临床新技术、新方法、新材料，体现教材的先进性。体现临床程序贯穿于教学的全过程，培养学生的整体临床意识；体现国家相关执业资格考试的有关新精神、新动向和新要求；满足以学生为中心而开展的各种教学方法的需要，充分发挥学生的主观能动性。

5. 建设立体教材，丰富教学资源

依托"医药大学堂"在线学习平台搭建与教材配套的数字化资源（数字教材、教学课件、图片、视频、动画及练习题等），丰富多样化、立体化教学资源，并提升教学手段，促进师生互动，满足教学管理需要，为提高教育教学水平和质量提供支撑。

本套教材凝聚了全国高等职业院校教育工作者的集体智慧，体现了凝心聚力、精益求精的工作作风，谨此向有关单位和个人致以衷心的感谢！

尽管所有参与者尽心竭力、字斟句酌，教材仍然有进一步提升的空间，敬请广大师生提出宝贵意见，以便不断修订完善！

数字化教材编委会

主　编　李玉波　刘　奉

副主编　闫　旭　蒋祥林　林华伟

编　者　（以姓氏笔画为序）

王　吉（承德护理职业学院）
刘　奉（重庆三峡医药高等专科学校）
刘　晶（长沙卫生职业学院）
闫　旭（山东医学高等专科学校）
孙慧楠（长春医学高等专科学校）
苏　琼（遵义医药高等专科学校）
李　旦（益阳医学高等专科学校）
李玉波（长春医学高等专科学校）
杨丹阳（四川中医药高等专科学校）
林华伟（山东医学高等专科学校）
周伟超（雅安职业技术学院附属医院）
赵　日（长春市儿童医院）
蒋祥林（重庆三峡医药高等专科学校）

前言 PREFACE

为贯彻落实《国家职业教育改革实施方案》《关于推动现代职业教育高质量发展的意见》等有关文件精神，适应我国医学专科教育改革和医疗卫生工作重点向基层和社区转移的新医改发展方向，围绕医学专科教育的培养目标，充分发挥教材建设在提高人才培养质量中的基础性作用，我们对《儿科学》进行了重新修订。

儿科学是临床医学的专业核心课。本教材充分体现教育立德树人的根本要求，编写中将价值塑造、知识传授和能力培养三者融为一体，旨在培养有温度、有情怀的儿科人才。每章开头阐明“学习目标”，即学生通过学习获得的知识、能力、素质目标达成；系统疾病以“情境导入”引入学习内容，既注重儿科常见病、多发病的诊断和治疗，又注重儿童保健、疾病预防和康复；同时每章设有“素质提升”模块，将人文素养、职业精神与医学理论有机结合，实现专业课程与思政课程同向同行，协同育人。章末设有“本章小结”二维码，学生通过扫码可获取本章重点内容及难点；“目标检测”对学生所学知识进行适时检测，使教与学目标明确，学与练紧密结合。本教材为书网融合教材，依托“医药大学堂”在线学习平台，配套了丰富立体的数字资源（教学课件、微课、题库、知识点体系）。结合执业医师、助理执业医师资格考试考纲变化以及儿科疾病谱的变化，增加了近年凸显出来的疾病，如儿童性早熟、小儿癫痫。同时对章节布局重新整合，将儿科疾病诊治原则与儿童保健章合并，液体疗法纳入消化系统疾病，小儿惊厥纳入神经系统疾病。而且体现高职教育特点，本着必须够用原则，删除了腹痛、病毒性心肌炎、泌尿道感染等儿科属性不强、学生已在成人内科课程中学到的疾病。

本教材编写得到了全国知名专家的精心指导和各有关院校领导的大力支持，集合了国内不同地域多所院校具有一定临床经验的高年资医师和儿科教师的参与，经过编写团队的共同努力，完成了教材编写和定稿工作，在此一并感谢。

本书稿虽经多次修改及审校，但由于学识所限，难免存在不足之处，真诚希望广大读者提出宝贵建议和意见，使本教材得以完善。

编　者

2022 年 10 月

CONTENTS 目录

第一章 绪 论

学习目标

1. 通过本章学习，掌握儿科学概念，了解儿科学的特点、任务及范围。
2. 学生能够建立对儿科学习的兴趣，具有爱护儿童、保护儿童生命健康的职业情怀。

第一节 儿科学的任务和范围

儿科学（pediatrics）是一门研究自胎儿出生至青少年时期的儿童生长发育、卫生保健和疾病防治的综合医学科学。是临床医学范畴中的二级学科。

一、儿科学的任务

研究儿童生长发育的规律及其影响因素，不断提高儿童的体格、智能发育水平和社会适应能力，以保障儿童能够全面均衡的发展；研究儿童时期各种疾病的发生发展规律及其诊断、治疗、康复理论和技术，不断降低儿童的发病率和死亡率，提高疾病的治愈率；研究各种疾病的预防措施，包括免疫接种、先天性遗传性疾病的筛查、儿童期保健、青春期心理卫生教育等，以提高对疾病的防治水平；研究儿童中各种疾病的康复可能性以及具体方法，尽可能地帮助患儿提高生活质量乃至完全恢复健康。

二、儿科学的范围

儿科学的范围很广，凡是涉及自出生至青春期儿童健康卫生保护和疾病防治的问题都属于儿科学的范畴。涉及以下领域。①预防儿科学：突出“预防为主”，包括对传染病的预防、提高儿童免疫功能、增强体质、保护儿童心理健康、防止意外伤害、出生缺陷及遗传性疾病的筛查和处理等内容。②发育儿科学：研究儿童正常体格和心理生长发育的规律及其影响因素，识别儿童发育与行为的正常、偏离、问题或障碍，并进行咨询、诊断、干预和治疗等，使儿童的身心发育发挥最大的潜力。③临床儿科学：主要是研究儿童时期各种疾病的发生发展规律及其诊断、治疗、康复理论和技术，降低疾病发生率和死亡率，提高儿童生存质量。

随着医学研究和技术的发展，儿科学不断向三级学科发展，临床上可细分为儿童呼吸病学、心血管病学、血液病学、肾脏病学、神经病学、肝脏病学、内分泌代谢病学、先天遗传病学、感染和传染病学、急救医学、康复医学、精神和心理等学科。近年来发展出了围生期医学，围生期医学是介于儿科学和妇产科学之间的交叉学科，一般指胎龄 28 周至出生后不满 1 周的小儿，由于此期受环境因素影响较大，发病率和死亡率最高，而且同妇产科的工作有密切联系，需要两个学科的积极合作来共同研究处理这一时期的问题；新生儿期疾病的种类和处理方法与其他时期有诸多不同，是一个特殊阶段，形成了新生儿医学，是儿科中最具特色的学科；儿童保健医学是研究儿童各时期正常体格生长、智力和心理发育规律及其影响因素的学科，通过各种措施，促进有利因素，防止不利因素，及时处理各种偏离、异常，保证儿童健康成长。随着医学科学和技术的不断发展，儿科学必将向各个分支纵深分化，新的学科、边缘性的学科将应运而生。

第二节　儿科学特点

与其他临床学科相比，儿科学有其不同的特点，这些特点产生的根本原因在于儿科学研究的对象是儿童，不论在解剖、生理、免疫等方面，或是在疾病的发生、发展、临床表现以及诊断、防治等方面，小儿都有许多与成人不同的特点，故不能简单地把儿童看作成人的缩影。儿童时期是机体处于不断生长发育的阶段，因此表现出三个基本特点：①个体差异、性别差异和年龄差异都非常大，无论是对健康状态的评价，还是对疾病的临床诊断都不宜用单一标准衡量。②对疾病造成损伤的恢复能力较强。常常在生长发育的过程中对比较严重的损伤能够自然改善或修复，因此，只要度过危重期，常可满意恢复，适宜的康复治疗常有事半功倍的效果。③自身防御能力较弱，易受各种不良因素的影响而导致疾病的发生和性格行为的偏离，而且一旦造成损伤，往往影响一生，因此应该特别注重预防保健工作。

一、基础医学方面

（一）解剖特点

随着年龄的增长和体格生长发育，儿童的体重、身高、头围、胸围等不断增长；骨骼、肌肉、淋巴、神经、生殖等系统不断发生变化；各种器官的大小、位置等解剖特点均与成人有所不同。因此，在进行体格检查时，必须掌握各年龄期儿童的解剖特点，才能做好儿童保健，正确诊断和治疗儿童的疾病。

（二）生理特点

小儿年龄越小，生长发育越快，代谢越旺盛，所需要的营养物质和液体总量相对越高，不同年龄儿童的生理、生化正常值均不相同。由于大脑皮质发育尚未成熟，年龄越小，每天需要的睡眠时间越长。儿童新陈代谢旺盛，脉搏、呼吸次数较成人快。对营养物质特别是蛋白质和水，以及能量的需要比成人多，但器官功能相对不成熟，胃肠的消化吸收功能尚不完善，故婴儿时期容易发生消化功能紊乱、营养失调及水、电解质紊乱。小儿呼吸储备能力差，容易出现呼吸困难。因此，掌握各年龄儿童的功能变化是儿科临床工作的基本要求。

（三）病理特点

机体对同一致病因素，儿童和成人的病理反应与疾病过程有相当大的差异，即便是不同年龄段的儿童之间也会出现这种差异。例如肺炎链球菌所致的肺炎，婴幼儿常表现为支气管肺炎，而成人和年长儿则多表现为大叶性肺炎；维生素 D 缺乏时，婴儿易患佝偻病，而成人则表现为骨软化症。

（四）免疫特点

低龄儿童的非特异性免疫、体液免疫和细胞免疫功能都不成熟，易患感染性疾病。因 IgM 不能通过胎盘，新生儿血清中浓度很低，因此易被革兰阴性杆菌感染；3～5 个月的婴儿从母体获得的 IgG 逐渐消失，且分泌型 IgA 不足，因此易患呼吸道和胃肠道感染。一般要到 6～7 岁小儿自行合成 IgG 的能力接近成人水平，机体抵抗力逐渐提高。因此，适当的预防措施对低龄儿童尤其重要。

（五）心理行为特点

儿童时期是心理、行为形成的基础阶段，可塑性非常强。及时发现小儿的天赋气质并通过训练给予调适；根据小儿不同年龄阶段的心理发育和心理需求，提供合适的环境和条件，给予耐心的引导和正确教养，可以培养儿童良好的个性和行为习惯。

二、临床医学方面

（一）疾病种类

儿童疾病发生的种类与成人有非常大的差别，如心血管疾病，在儿童中主要以先天性心脏病为主，而成人则以冠状动脉性心脏病为多；儿童白血病以急性淋巴细胞性白血病占多数，而成人则以粒细胞性白血病居多；小儿肿瘤以白血病多见，成人则以肺癌、肝癌等实体肿瘤多见。此外，不同年龄儿童的疾病种类也有很大差异，如新生儿疾病常与先天遗传和围生期因素有关，婴幼儿则以感染性疾病为主。

（二）临床表现

儿童疾病多起病急、变化快、症状重，容易累及多个系统，尤以低龄儿童表现突出，常表现为体温不升、体重不增、不哭、不动、不吃、无明显定位症状和体征；且病程发展快，容易产生各种并发症。例如小儿患感染性疾病时，容易发展为败血症，原发感染灶不易被发现，新生儿败血症时已发生化脓性脑膜炎，缺少典型的临床表现，仅有反应低下、拒乳等非特异性表现。因此儿科医护人员必须密切观察病情，才能及时发现问题，及时处理。

（三）诊断

儿童对病情的表述常有困难且不准确，但仍应认真听取和分析，同时必须详细倾听家长陈述病史，结合全面准确的体格检查对于临床诊断非常重要。发病的年龄和季节，以及流行病学史往往有助于某些疾病的诊断。同一症状对不同年龄患儿的诊断线索可能有很大不同。以小儿惊厥为例，发生于新生儿期多考虑与产伤、窒息、颅内出血或先天异常有关；发生于6个月以内的小婴儿应考虑有无婴儿手足搐搦症或中枢系统感染；发生于6个月至3岁的小儿以高热惊厥、中枢神经系统感染可能性大；发生于3岁以上年长儿的无热惊厥则以癫痫较为多见。不同年龄儿童的检验正常值也有不同，应予注意。

（四）治疗

儿科疾病强调综合治疗，不仅要重视对主要疾病的治疗，也要注意及时处理各种并发症。有时并发症可成为致死的原因。实施临床药物治疗的同时也要重视细致地护理和支持疗法，尤应注意对患儿及其家长进行心理支持。使用药物治疗时应考虑到各年龄阶段小儿的解剖生理特点，同时还要掌握药物性能、作用机制、毒副作用、适应证和禁忌证，以及准确的剂量计算和恰当的用药方法。小儿各系统发育尚不完善，肝脏的解毒功能不强，肾脏的排泄功能不足，对药物的毒副作用较成年人更为敏感。小儿疾病大多危重而多变，选择药物须慎重、确切，更要求剂量适宜。药物在组织内的分布、机体对药物的反应因年龄而异。因此必须了解小儿药物治疗的特殊性，特别是对神经系统、肝肾功能有损害的药物尤需谨慎。此外有些治疗方法为小儿所特有，例如蓝光和换血治疗为治疗新生儿母婴血型不合溶血病的特有方法。小儿缺少独立生活能力，患病时更需要精心的护理；小静脉穿刺、喂养、生活上的照料、游戏等为儿科护理所特有的项目；对于一些患慢性疾病住院的学龄期患儿，辅导功课有时也是需要的。

（五）预后

儿童疾病往往发病较急，但是如果能及时处理，度过急性危险期后，恢复也较快，且较少转成慢性或遗留后遗症。因此，临床的早期诊断和治疗特别重要，适时正确的处理不仅有助于患儿转危为安，也有益于病情的转归和预后。

（六）预防

加强预防措施是使小儿发病率和死亡率下降的重要环节。开展计划免疫和加强传染病管理，已使许多小儿传染病的发病率和病死率大大下降；重视儿童保健工作，使营养不良、肺炎、腹泻等多发病、常见病的发病率和病死率明显降低。及早筛查和发现先天性、遗传性疾病以及视觉、听觉障碍和智力异常，并加以干预和矫治，可防止发展为严重伤残。目前许多成人疾病或老年性疾病的儿童期预防已经受到重视，如动脉粥样硬化引起的冠心病、高血压和糖尿病等都与儿童时期的饮食有关；成人后的心理问题也与儿童时期的环境条件和心理卫生有关。

由此可见，预防工作是儿科工作的重点，不仅可以增强小儿体质，使其不生病、少生病，还可增进小儿健康。因此，儿科医护人员应从“不治已病治未病”出发，将照顾的焦点从疾病的治疗转移至疾病的预防和健康方面。

第三节　我国儿科学的发展与展望

与西方医学相比较而言，我国的中医儿科起源要早很多，自扁鹊（公元前407～前310年）为“小儿医”以来，距今有2400余年。唐代著名医药家孙思邈（581～682年）撰写的《备急千金要方》，已按疾病分类记述小儿疾病。同时，唐朝开始在太医署内设置少小科，宋代儿科学发展迅速，建立了中医儿科学基本体系；钱乙的《小儿药证直诀》、刘昉的《幼幼新书》和陈文中的《小儿病源方论》均为著名的儿科专著。明代张琰的《种痘新书》中记载了接种人痘预防天花的方法（比欧洲发明牛痘接种早百余年）。薛凯提出用脐带烧灼法预防新生儿破伤风，开创了我国预防儿科学的篇章。

20世纪初，随着西方医学不断进入我国，各地兴办了医学院校。30年代各医学院校开始重视儿科教学。从20世纪50年代起在京、沪、沈、渝等地许多医学院校设立了儿科系，培养了大量的儿科骨干人才，并形成了从本科、硕士、博士到博士后的完善的人才培养机制。1943年我国著名儿科学家诸福棠教授的《实用儿科学》问世，至今已第九版，我国其他近代儿科学家对儿科的发展也作出了杰出贡献。目前我国儿科医师分别从事小儿内科、小儿外科、小儿传染科、儿童保健等医疗工作，并随着学科的发展，进一步细化了儿科专业，如呼吸、心血管、血液、消化、神经、内分泌、遗传、感染等专业；小儿外科也逐步形成心脏血管外科、泌尿外科、烧伤科、骨科、神经外科、新生儿外科和普通外科等专业。同时，儿科学与其他交叉学科，派生出一些相关专业，如儿童急救医学、儿童保健学、预防儿科学、儿童心理学、儿童康复学、儿童环境医学等。在产科与新生儿学科间形成了边缘学科——围生医学，根据不同年龄阶段特点，形成了新生儿医学及青春期医学，并受到重视。

党和政府十分关心儿童的健康和发展问题。1949年9月，中国人民政治协商会议通过共同纲领，明确提出“注意保护母亲、婴儿和儿童的健康”，历部宪法中也都有保护母亲和儿童的条款；2001年5月，国务院颁布施行《中国儿童发展规划纲要（2001～2010)》，提出了2001～2010年我国儿童发展的目标任务以及相关政策措施；2011年国务院再次颁布《中国儿童发展规划纲要（2011～2020)》，进一步把儿童健康纳入国民经济和社会发展规划；2021年颁布第三期《中国儿童发展规划纲要（2021～2030)》，为儿童生存、发展、受保护和参与权利的实现提供了重要保障。

目前我国儿科学面临的主要问题有：①肺炎、腹泻、营养不良依然是造成5岁以下儿童死亡的主要原因；②儿童健康水平的城乡差距、地区差距十分显著，农村婴儿死亡率和5岁以下儿童死亡率是城市的1倍，边远地区婴儿死亡率和5岁以下儿童死亡率是沿海地区的4倍；③儿童出生缺陷、遗传代谢性疾病、恶性疾病的发病率逐年上升；④高血压、高血脂、糖尿病呈现年轻化趋势，肥胖相关的慢性疾病的流行日趋严重；⑤儿童睡眠障碍和心理行为问题逐年增多。

展望未来，与国家基本实现社会主义现代化相适应，将全面贯彻儿童优先原则，儿童全面发展将取得更为明显的实质性进展，儿童与健康问题要达到以下目标。①覆盖城乡的儿童健康服务体系更加完善，儿童医疗保健服务能力明显增强，儿童健康水平不断提高。②普及儿童健康生活方式，提高儿童及其照护人健康素养。③新生儿、婴儿和5岁以下儿童死亡率分别降至3.0‰、5.0‰和6.0‰以下，地区和城乡差距逐步缩小。④构建完善覆盖婚前、孕前、孕期、新生儿和儿童各阶段的出生缺陷防治体系，预防和控制出生缺陷。⑤儿童常见疾病和恶性肿瘤等严重危害儿童健康的疾病得到有效防治。⑥适龄儿童免疫规划疫苗接种率以乡（镇、街道）为单位保持在90%以上。⑦促进城乡儿童早期发展服务供给，普及儿童早期发展的知识、方法和技能。⑧5岁以下儿童贫血率和生长迟缓率分别控制在10%和5%以下，儿童超重、肥胖上升趋势得到有效控制。⑨儿童新发近视率明显下降，小学生近视率降至38%以下，初中生近视率降至60%以下，高中阶段学生近视率降至70%以下。0～6岁儿童眼保健和视力检查覆盖率达到90%以上。⑩增强儿童体质，中小学生国家学生体质健康标准达标优良率达到60%以上。⑪增强儿童心理健康服务能力，提升儿童心理健康水平。⑫适龄儿童普遍接受性教育，儿童性健康服务可及性明显提高。

总之，我国儿科学的工作已由防治儿童时期常见病、多发病发展到依法保护儿童健康，提高儿童生存质量，已由单纯的生物医学模式向生物－心理－社会医学模式转变。对照这样的目标，我国儿科学在探索如何维护和促进儿童的心理和行为发育，培养儿童具备优秀的社会适应能力方面还需要倍加努力。

素质提升

任重而道远的儿科学

儿科学的发展是依据现代医学的进步而展开的。儿童疾病谱的变化促使儿科医学模式发生转变，儿科学应该开始向新的领域发展延伸，儿科学的任务不应局限在降低发病率和死亡率，更应该着眼于保障儿童健康，提高生命质量的远大目标。因此，影响儿童正常生长发育因素的研究应该受到重视，儿童保健的临床服务应该由大城市逐渐普及到中小城市、社区和乡镇，以保证全社会儿童体格生长、心理健康、智能发育和社会适应能力得到全面均衡的发展。与此同时，随着医学信息学、分子生物学和生物工程学的迅速发展，已为我国儿科临床诊断和治疗开辟了一条新的道路。基因组学和蛋白质组学的研究已给遗传性和代谢性疾病的诊断、治疗和预防带来重大突破，生物药学的研究成果已开始为儿科某些疾病的临床治疗提供前所未有的效果。

（李玉波）

书网融合……

本章小结

第二章　生长发育

学习目标

1. 通过本章学习，重点把握小儿生长发育规律、体格生长发育常用指标及其意义。

2. 学会小儿体重、身高（长）、头围和胸围的测量方法，能对小儿生长发育情况进行评价。具有人文关怀意识和良好的医德医风职业操守，能与患儿及其家长进行有效沟通。

情境导入

情境描述　男孩，8个月。体重7.5kg，身长68cm。头围44cm，前囟1.0cm，出牙4颗。能独坐，能以拇、示指取小球。

讨论　请对该儿童的生长发育情况进行评价。

第一节　生长发育规律及其影响因素

PPT

生长和发育是儿童不同于成人的重要特点。生长是指儿童身体各器官、系统的长大，可有相应的测量值来表示其量的变化；发育是指细胞、组织、器官的分化与功能成熟。生长和发育两者紧密相关，生长是发育的物质基础，生长的量的变化可在一定程度上反映身体器官、系统的成熟状况。

一、生长发育规律

微课

1. 生长发育是连续的、有阶段性的过程　儿童时期生长发育是一个连续的过程，但不同年龄阶段其生长速度不同。例如，体重和身高在出生后第1年（尤其是出生后前3个月）增长最快，此为出生后第一个生长高峰；第2年以后生长速度逐渐减慢，至青春期生长速度又加快，出现第二个生长高峰。

2. 各系统、器官生长发育不平衡　如神经系统的生长发育较早；体格的生长发育在婴儿期、青春期较快；淋巴系统在学龄前期迅速生长发育，于11～12岁达顶点，后逐渐降至成人水平；生殖系统的生长发育较晚；心、肝、肾和肌肉的生长发育基本与体格生长发育相平行（图2－1）。

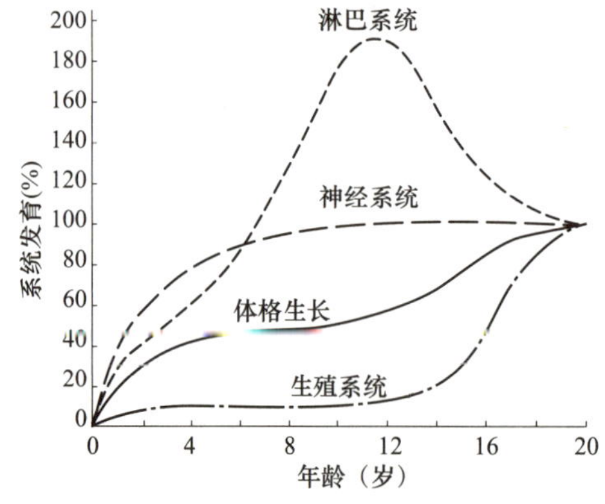

图2－1　各系统器官发育的不平衡性

3. 生长发育的个体差异　儿童生长发育虽按一定的总体规律发展，但在一定的范围内受遗传和环境的影响，存在着相当大的个体差异，不会完全相同。因此，儿童的生长发育水平有一定的正常范围，所谓的“正常值”不是绝对的，评价时必须考虑个体的不同影响因素，才能作出正确的判断。

4. 生长发育的一般规律　生长发育遵循由上到下、由近到远、由粗到细、由低级到高级、由简单到复杂的规律。如出生后运动发育的规律是：先抬头、后抬胸，再会坐、立、行（由上到下）；从臂到手、从腿到脚的运动（由近到远）；从全手掌抓握到手指拾取（由粗到细）；先画直线后画圆和图形（由简单到复杂）；先会看、听、感觉事物，逐渐发展到有记忆、思维、分析、判断和认识事物（由低级到高级）。

二、影响生长发育的因素

（一）遗传因素

细胞染色体所载基因是决定遗传的物质基础。父母双方的遗传因素决定小儿生长发育的“轨道”，或特征、潜力、趋向。种族、家族的遗传信息影响深远，如皮肤和头发的颜色、面型特征、身材高矮、性成熟的迟早、对营养素的需要量、对疾病的易感性等。在异常情况下，严重影响生长的遗传代谢性疾病、内分泌障碍、染色体畸形等，更与遗传直接有关。性染色体遗传性疾病与性别有关。

（二）环境因素

1. 营养　儿童的生长发育，包括宫内胎儿生长发育，需充足的营养素供给。营养素供给充足且比例恰当，加上适宜的生活环境，可使生长潜力得到充分的发挥。宫内营养不良不仅使胎儿体格生长落后，严重时还影响脑的发育；生后营养不良，特别是第 1～2 年的严重营养不良，可影响体重、身高及智能的发育。

2. 疾病　对儿童生长发育的影响十分明显。急性感染常使体重减轻；长期慢性疾病则影响体重和身高的增长；内分泌疾病常引起骨骼生长和神经系统发育迟缓；先天性疾病，如先天性心脏病，可造成生长迟缓。

3. 母亲情况　胎儿在宫内的发育受孕母生活环境、营养、情绪、疾病等各种因素的影响。母亲妊娠早期的病毒性感染可导致胎儿先天性畸形；妊娠期严重营养不良可引起流产、早产和胎儿体格生长以及脑的发育迟缓；妊娠早期某些药物、X 线照射、环境中毒物和精神创伤均可影响胎儿的发育。

4. 家庭和社会环境　良好的居住环境，如阳光充足、空气新鲜、水源清洁、无噪声、无噪光、居住条件舒适，配合良好的生活习惯、科学护理、良好教养、体育锻炼，完善的医疗保健服务等，是促进儿童生长发育达到最佳状态的重要因素。近年来，社会环境对儿童健康的影响受到高度关注。自“两伊战争”以来，伊拉克儿童健康状况急剧下降，是社会环境影响儿童健康的最好例证。

综上所述，生长发育水平是遗传因素和环境因素共同作用的结果。遗传决定了生长发育的潜力，这种潜力从受精卵开始就受到环境因素的作用和调节，表现出个人的生长发育模式。

第二节　体格生长发育及评价

PPT

一、体格生长常用指标

（一）体重

体重为各器官、组织、体液的总重量，易于准确测量，是最易获得的反映儿童生长与营养状况的指标，也是儿科临床计算药量和静脉输液量的重要依据。

新生儿出生体重与胎次、胎龄、性别及宫内营养状况有关。2015 年我国九市城区调查结果显示，平均男婴出生体重为（3.38 ±0.40)kg，女婴为（3.26 ±0.40)kg，与世界卫生组织的参考值相近（男 3.3kg，女 3.2kg）。生后 1 周内由于奶量摄入不足、水分丢失和胎粪排出，可出现暂时性体重下降，或称生理性体重下降，一般下降原有体重的 3% ~9%，在生后第 3 ~4 日达最低点，以后逐渐回升，多在出生后 7 ~10 日恢复到出生时的体重。如果体重下降幅度超过 10% 或至第 10 天还未恢复到出生时的体重，则为病理状态，应分析其原因。若生后及时合理喂哺，可减轻或避免生理性体重下降的发生。

随年龄增长，儿童体重的增长逐渐减慢。正常足月儿生后第 1 个月体重增加 1 ~1.7kg，生后 3 ~4 个月体重约等于出生时体重的 2 倍，第 1 年内婴儿前 3 个月体重的增加值约等于后 9 个月内体重的增加值，即 12 个月小儿体重约为出生时的 3 倍（10kg）。生后第 1 年体重增长最快，系第一个生长高峰。生后第 2 年体重增加 2.5 ~3.5kg，2 岁至青春前期体重年增长值约 2kg。

小儿体重的增长不是等速的，评价时应以个体儿童自己体重的变化为依据，不可把“公式”计算的体重或人群体重均数当作标准进行评价。当无条件测量体重时，为便于医务人员计算儿童用药量和液体量，可用以下公式估计体重（表 2 -1）。

表 2 -1　正常儿童体重、身高估计公式

年龄	体重（kg）	年龄	身高（长）（cm）
出生	3.25	出生	50
3 ~12 月龄	［年龄（月）+9］/2	12 月龄	75
1 ~6 岁	年龄（岁）×2 +8	2 ~6 岁	年龄（岁）×7 +75
7 ~12 岁	［年龄（岁）×7 -5］/2	7 ~10 岁	年龄（岁）×6 +80

（二）身高（长）

身高（长）是指头部、脊柱与下肢长度的总和。3 岁以下儿童应仰卧位测量，称为身长。3 岁以上儿童立位时测量称为身高。

身高（长）的增长规律与体重相似，年龄越小，增长越快，也出现婴儿期和青春期两个生长高峰。正常足月新生儿出生时身长平均为 50cm，1 岁时约 75cm，2 岁时 87 ~89cm，2 岁以后每年平均增长 6 ~7cm。2 岁后每年身高增长低于 5cm，为生长速度下降。

身高（长）的增长受遗传、内分泌、宫内生长水平的影响较明显，短期的疾病与营养波动不易影响身高（长）的生长。

（三）坐高（顶臀长）

坐高（顶臀长）是头顶到坐骨结节的长度。3 岁以下儿童仰卧位测量的值称为顶臀长。坐高增长代表头颅与脊柱的生长。

（四）头围

经眉弓上缘、枕骨结节左右对称环绕头一周的长度为头围。新生儿出生时头围相对大，平均 33 ~34cm。与体重、身长增长相似，第 1 年前 3 个月头围的增长约等于后 9 个月头围的增长值（6cm），即 1 岁时头围约为 46cm。1 岁后头围增长渐减慢，2 岁时约 48cm，5 岁时约 50cm，15 岁时接近成人。头围反映脑和颅骨的发育程度，头围的测量在 2 岁以内最有价值。头围小于均值 -2SD 常提示脑发育不良，头围增长过速往往提示脑积水。

（五）胸围

平乳头下缘经肩胛角下缘绕胸一周为胸围。出生时胸围约 32cm，略小于头围，1 岁左右胸围约等于

头围，1岁至青春前期胸围应大于头围（约为头围+年龄-1cm）。1岁左右头围与胸围的增长在生长曲线上形成头、胸围的交叉，此交叉时间与儿童营养、胸廓的生长发育有关，生长较差者头、胸围交叉时间延后。

（六）上臂围

经肩峰与鹰嘴连线中点绕上臂一周即为上臂围。上臂围代表上臂肌肉、骨骼、皮下脂肪和皮肤的生长。1岁以内上臂围增长迅速，1~5岁增长缓慢，增长1~2cm。世界卫生组织建议在无条件测量身高和体重的情况下，测量上臂围可用于普查1~5岁小儿的营养状况。

（七）皮下脂肪

通过测量皮质厚度反映皮下脂肪，反映儿童营养状况。通常测量的部位有腹壁皮下脂肪、背部皮下脂肪。要用皮下脂肪测量工具（测皮褶卡钳）测量才能得出正确的数据。

（八）指距

指距是两上肢水平伸展时两中指尖的距离，代表上肢长骨的生长。

（九）身体比例与匀称性

1. 头与身长比例　在宫内与婴幼儿期，头颅先生长，而躯干、下肢生长则较晚，生长时间也较长。因此，各年龄期儿童头、躯干和下肢所占身高（长）的比例在生长进程中不断发生变化。头长占身长（高）的比例从新生儿的1/4减为成人的1/8（图2-2）。

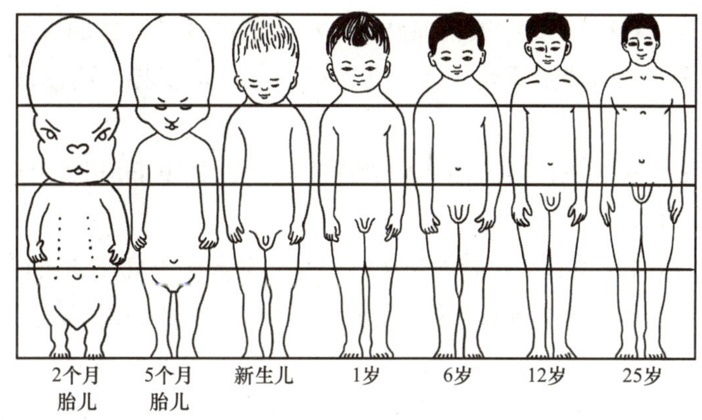

图2-2　头与身长（高）的比例

2. 体型匀称　表示体型（形态）生长的比例关系，常用的指标有身高的体重（W/H）、身高胸围指数（胸围/身高）、体重（kg）/身高（cm）×1000（Quetelet指数）、体重（kg）/[身高(cm)]^2×10^4（Kaup指数，幼儿用）、年龄的体质指数（BMI/age）等。

3. 身材匀称　以坐高（顶臀长）与身高（长）的比例表示，反映下肢的生长情况。坐高（顶臀长）占身高（长）的比例由出生时的0.67下降到14岁时的0.53。任何影响下肢生长的疾病，可使坐高（顶臀长）与身高（长）的比例停留在幼年状态，如甲状腺功能减退与软骨营养不良。

4. 指距与身高　正常时，指距略小于身高（长）。如指距大于身高（长）1~2cm，对诊断长骨的异常生长有参考价值，如蜘蛛样指（趾）（马方综合征）。

二、与体格生长有关的其他系统的发育

（一）骨骼

1. 头颅骨　除头围外，还可根据前囟大小、前后囟闭合时间及骨缝闭合情况来评价颅骨的生长发

育情况。前囟为顶骨和额骨形成的菱形间隙（图2-3），出生时1~2cm，以后随颅骨生长而增长，6个月以后逐渐骨化而变小，最迟于2岁闭合。前囟大小以两个对边中点连线的长度表示。前囟检查在儿科临床中很重要，如脑发育不良时头围小、前囟小或关闭早，甲状腺功能减退时前囟闭合延迟，颅内压增高是前囟饱满，脱水时前囟凹陷。后囟出生时很小或已闭合，一般在生后6~8周完全闭合。出生时颅骨骨缝稍分开或重叠，生后3~4个月时完全闭合。

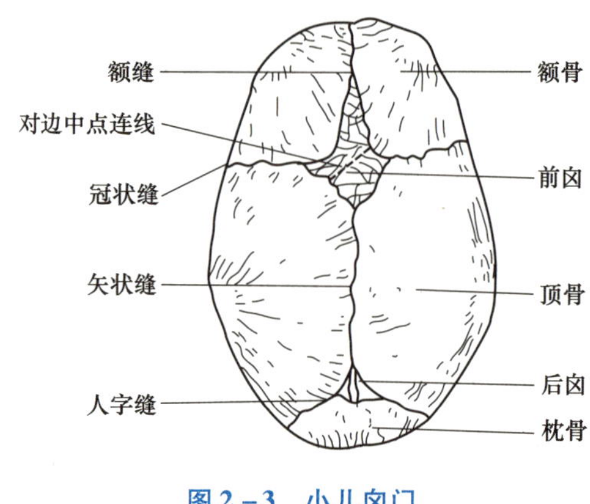

图2-3 小儿囟门

2. 脊柱 脊柱的增长反映脊椎骨的生长。生后第1年脊柱生长快于四肢，以后四肢生长快于脊柱。出生时脊柱的生理弯曲不明显，呈轻度后凸；3个月左右抬头动作的出现使颈椎前凸；6个月后会坐时，出现胸椎后凸；1岁左右开始行走，出现腰椎前凸。这样逐渐形成了脊柱的自然弯曲，以保持身体的平衡。到6~7岁时这些弯曲才被韧带所固定。注意儿童坐、立、走姿势，选择适宜的桌椅，对保证儿童脊柱正常形态很重要。

3. 长骨 长骨的生长主要由长骨干骺端的软骨逐步骨化，骨膜下成骨，使长骨增长、增粗，当骨骺与骨干融合时，标志长骨停止生长。

长骨干骺端的软骨次级骨化中心随年龄增长按一定时间和顺序有规律的出现，骨化中心的出现可反映长骨的生长成熟程度。用X线检查测定不同年龄儿童长骨干骺端骨化中心的出现时间、数目、形态的变化，可判断骨骼发育年龄，即骨龄（bone age），采用骨龄评价儿童发育成熟度较实际年龄更准确。出生时腕部尚无骨化中心，股骨远端及胫骨近端已出现骨化中心。因此判断长骨的生长，婴儿早期应摄膝部X线骨片，年长儿摄左手及腕部X线骨片。腕部骨化中心的出现次序为：头状骨、钩骨（3个月左右）、下桡骨骺（约1岁）、三角骨（2~2.5岁）、月骨（3岁左右）、大小多角骨（3.5~5岁）、舟骨（5~6岁）、下尺骨骺（6~7岁）、豆状骨（9~10岁）。10岁时出全，共10个，故1~9岁腕部骨化中心的数目大约为其岁数加1。骨生长与生长激素、甲状腺素、性激素有关。甲状腺功能减退症、生长激素缺乏症骨龄明显延后，真性性早熟、先天性肾上腺皮质增生症骨龄超前。

（二）牙齿

人一生有乳牙（共20个）和恒牙（共28~32个）两副牙齿。乳牙于生后4~10个月开始萌出，13个月后未萌出者为乳牙萌出延迟。乳牙萌出时间和顺序一般为下颌先于上颌、自前向后（图2-4），大多于3岁前出齐。乳牙萌出时间及顺序个体差异较大，与遗传、内分泌、食物性状有关。

第一颗恒牙（第一恒磨牙，又称6龄齿）6岁左右萌出，6~12岁阶段乳牙逐个被同位恒牙替换，12岁萌出第二恒磨牙，约在18岁以后萌出第三恒磨牙（智齿），也有终生第三恒磨牙不萌出者。

出牙为生理现象，出牙时个别小儿可有低热、流涎、睡眠不安、烦躁等症状。牙齿的健康生长与蛋白质、钙、磷、氟、维生素A、维生素C、维生素D等营养素和甲状腺激素有关。食物的咀嚼有利于牙齿生长。牙齿生长异常时可见于外胚层生长不良、钙或氟缺乏、甲状腺功能减退等疾病。

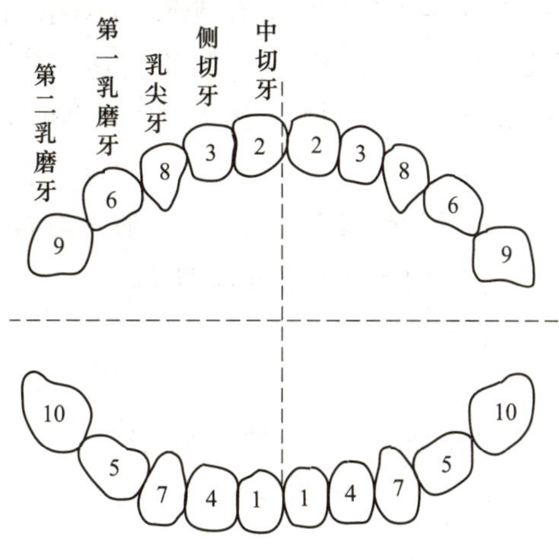

图 2-4 乳牙萌出顺序

（三）生殖系统发育

生殖系统生长发育分胚胎期性分化和青春期生殖器官、第二性征及生殖功能生长发育两个过程。胚胎期性分化从受精开始，Y 染色体短臂决定胚胎的基因性别。胎儿 26 周后，通过下丘脑-垂体-性腺轴的调节，性腺分泌类固醇，抑制黄体促性腺激素释放因子的分泌，导致青春前期性腺及性征不发育。进入青春期后，下丘脑对性激素反馈作用敏感度下降，促性腺激素释放因子分泌增加，垂体分泌促卵泡激素和促黄体生成激素增多，性腺和性征开始发育，持续 6~7 年。青春期发育的年龄和第二性征出现顺序有很大个体差异。性早熟指女童在 8 岁以前、男童在 9 岁以前出现第二性征，性发育延迟指女童 14 岁以后、男童 16 岁以后无第二性征出现。

男童生殖系统发育包括男性生殖器官形态与功能和第二性征发育。男性生殖器官的发育包括睾丸、附睾和阴茎的发育，第二性征的发育主要表现为阴毛、腋毛、胡须、变声及喉结的出现。女性生殖系统发育包括女性生殖器官形态与功能发育和第二性征发育。女性生殖器官的发育包括卵巢、子宫、输卵管和阴道的发育，第二性征的发育主要表现为乳房、阴毛及腋毛的发育。性发育过程的分期见表 2-2。

表 2-2 Tanner 性发育分期

分期	男童	女童
1	婴儿型	婴儿型
2	睾丸和阴囊增大，阴囊皮肤变红、薄、起皱纹，阴茎稍增大，阴毛稀疏、色浅	乳房出现硬结，乳头及乳晕稍增大，阴毛稀疏、色浅
3	阴囊皮肤色泽变深，阴茎增长、增粗，龟头发育，阴毛变粗、变深	乳房和乳晕增大，侧面呈半圆形，阴毛变粗、变深
4	阴茎增长、增粗，龟头发育，阴毛如成人，但分布面积较少	乳晕和乳头增大，侧面观突起于乳房半圆上，阴毛如成人，但分布面积较少
5	成人型	成人型

三、青春期的体格生长

青春期是儿童到成人的过渡期，受性激素等因素的影响，体格生长出现生后的第二个高峰（perk height velocity，PHV），有明显的性别差异。男孩的身高增长高峰约晚于女孩 2 年，且每年身高的增长值大于女孩，因此最终的身高一般来说男孩比女孩高。一般男孩骨龄 15 岁、女孩骨龄 13 岁时，身长达最终身高的95%。

不论男女孩，在青春期前的1～2年中生长速度略有减慢。女孩在乳房发育后（9～11岁），男孩在睾丸增大后（11～13岁）身高开始加速生长，经1～2年生长达PHV，此时女孩身高平均年增加8～9cm，男孩9～10cm。在第二生长高峰期，身高增加值约为最终身高的15%。PHV提前者身高的停止增长较早。

青春期体重的增长与身高平行，同时内脏器官增长。女性耻骨与髂骨下部的生长与脂肪堆积使臀围加大。男性则有肩部增宽、下肢较长、肌肉增强的不同体型特点。

四、体格生长评价

儿童处于快速生长发育阶段，身体形态及各部分比例变化较大。充分了解儿童各阶段生长发育的规律、特点，正确评价儿童生长发育状况，及早发现问题，给予适当的指导与干预，对促进儿童的健康生长十分重要。

（一）原则

正确评价儿童的体格生长必须做到以下几点。①选择适宜的体格生长指标：最重要和常用的形态指标为身高（长）和体重，<3岁儿童应常规测量头围，其他常用的形态指标有坐高（顶臀长）、胸围、上臂围、皮褶厚度等；②采用准确的测量工具及规范的测量方法；③选择恰当的生长标准或参照值：建议根据情况选择2006年世界卫生组织儿童生长标准或2015年中国九市儿童的体格发育数据制定的中国儿童生长参照值；④定期评估儿童生长状况，即生长监测。

（二）评价内容

儿童体格生长评价包括生长水平、生长速度以及匀称度三个方面。

1. 生长水平 将儿童某一年龄时点所获得的某一项体格生长指标测量值（横断面测量）与生长标准或参照值比较（横向比较），得到该儿童在同年龄、同性别人群中所处的位置，即为此儿童该项体格生长指标在此年龄的生长水平。所有单项体格生长指标，如体重、身高（长）、头围、胸围、上臂围等均可进行生长水平评价。

早产儿体格生长有一允许的“落后”年龄范围，即此年龄后应“追上”正常足月儿的生长。进行早产儿生长水平评价时应矫正胎龄至40周胎龄（足月）后再评价，身长至40月龄、头围至18月龄、体重至24月龄后不再矫正。

2. 生长速度 定期连续测量儿童某项体格生长指标（纵向观察），所获得的该项指标在某一年龄阶段的增长值即为该儿童该项体格生长指标的生长速度。以生长曲线表示生长速度最简单、直观，定期体格检查是评价生长速度的关键。这种动态纵向观察个体儿童生长规律的方法可发现每个儿童有自己稳定的生长轨道，体现个体差异。因此，生长速度的评价较生长水平更能真实反映儿童的生长状况。

3. 匀称度 是对体格生长指标之间关系的评价。

（1）体型匀称度 表示体型（形态）生长的比例关系，常用的指标有身高的体重（W/H）以及年龄的体质指数（body mass index or age，BMI/年龄）。身高的体重表示一定身高的相应体重增长范围，间接反映身体的密度与充实度。其优点是不依赖于年龄，是判断2岁以内儿童营养不良和超重肥胖最常用的指标之一。年龄的体质指数，BMI＝体重（kg）/身高（m）^{2}，其实际含义是单位面积中所含的体重数，表示一定身高的相应体重增长范围，间接反映体型和身材的匀称度。儿童的BMI随年龄而变化，需要采用根据不同年龄和性别制定的BMI参照标准。BMI对≥2岁儿童超重肥胖的判断优于对身高的体重。

（2）身材匀称 以坐高（顶臀高）/身高（长）的比值反映下肢生长状况。按实际测量计算结果与参照人群值计算结果比较。结果以匀称、不匀称表示。

（三）体格生长评价的常用方法

1. 均值离差法　正常儿童生长发育状况多呈正态分布，常用均值离差法，以均值（$\bar{x}$）加减标准差（SD）来表示，如68.3%的儿童生长水平在$\bar{x}\pm1SD$范围内，95.4%的儿童在$\bar{x}\pm2SD$范围内，99.7%的儿童在$\bar{x}\pm3SD$范围内。通常$\bar{x}\pm2SD$（包括总体的95.4%）为正常范围。

2. 百分位数法　当测量值呈偏正态分布时，百分位数法能更准确地反映所测数值的分布情况。当变量呈正态分布时，百分位数法与均值离差法两者相应数值相当接近。由于样本常呈偏正态分布，两者的相应数值略有差别。通常$P_3\sim P_{97}$（包括总体的94%）为正常范围。

体格生长评价广泛应用以上两种表示方法，但目前一般都用百分位数法。均值离差法计算较简单，百分位数法计算相对较复杂，但精确。

3. 中位数法　当样本变量为正态分布时，中位数等于均数或第50百分位数。当样本变量分布不是完全正态时，选用中位数而不是算术平均数作为中间值。此时样本中少数变量分布在一端，用算术平均数表示则对个别变量值影响大。故用中位数表示变量的平均水平较妥。

4. 标准差的离差法　可进行不同质（即不同性别、不同年龄、不同指标）数据间比较，用偏离该年龄组标准差的程度来反映生长情况，结果表示也较精确。

$$Z=(X-\overline{X})/SD$$

其中，X为测得值，SD为标准差。Z评分可为正值，也可为负值。标准差的离差值以±2以内为正常范围。

无论使用以上何种方法进行体格生长的评价都应该注意，儿童的体格生长存在个体差异，评价的标准比较宽泛，不应该将中间值（如均值、中位数等）作为评价个体或者托幼机构中群体的体格生长是否正常的标准值，追求所谓的“达标”。

5. 生长曲线　将同性别、同年龄组儿童的某项体格生长指标［如身高（长）、体重等］的各百分位数值或离差法的均数和标准差画成曲线，制成生长发育曲线图（图2-5），将定期连续测量的数据每月或每年点于图上作比较，可了解该儿童目前所处发育水平，以及其发育趋势和生长速度为向下（下降）、向上（增长）或平坦（不增），及时发现偏离，分析原因予以干预。

（四）常见体格生长偏离

体格生长偏离是儿童生长发育过程中最常见的问题，部分始于胎儿期，为遗传、代谢、内分泌疾病所致，还有少数为神经心理因素所致，但大多数与后天营养和疾病密切相关。体格生长偏离有的可呈现“追赶生长”，有的则不可逆，有时影响整个机体，有时影响部分机体。

1. 体重生长偏离

（1）体重过轻　体重低于同年龄、同性别儿童体重均值减两个标准差，或第3百分位数以下。常见原因为喂养不当、摄食过少、挑食偏食、神经心理压抑等所致的能量和蛋白质摄入不足，以及急慢性疾病所致的消化吸收障碍和代谢消耗增加等。

（2）体重过重　体重超过同年龄、同性别儿童体重均值加2个标准差，或第97百分位数以上。常见原因为营养素摄入过多、活动量过少等。

2. 身高（长）生长偏离

（1）身材矮小　身高（长）低于同年龄、同性别儿童身高（长）均值减2个标准差，或第3百分位数以下。矮身材的原因较复杂，常见原因为长期喂养不当、宫内营养不良、慢性疾病以及严重畸形所致的重症营养不良，某些染色体疾病如21-三体综合征、马方综合征、糖原累积症等，以及内分泌疾病如生长激素缺乏症、甲状腺功能减退症等。

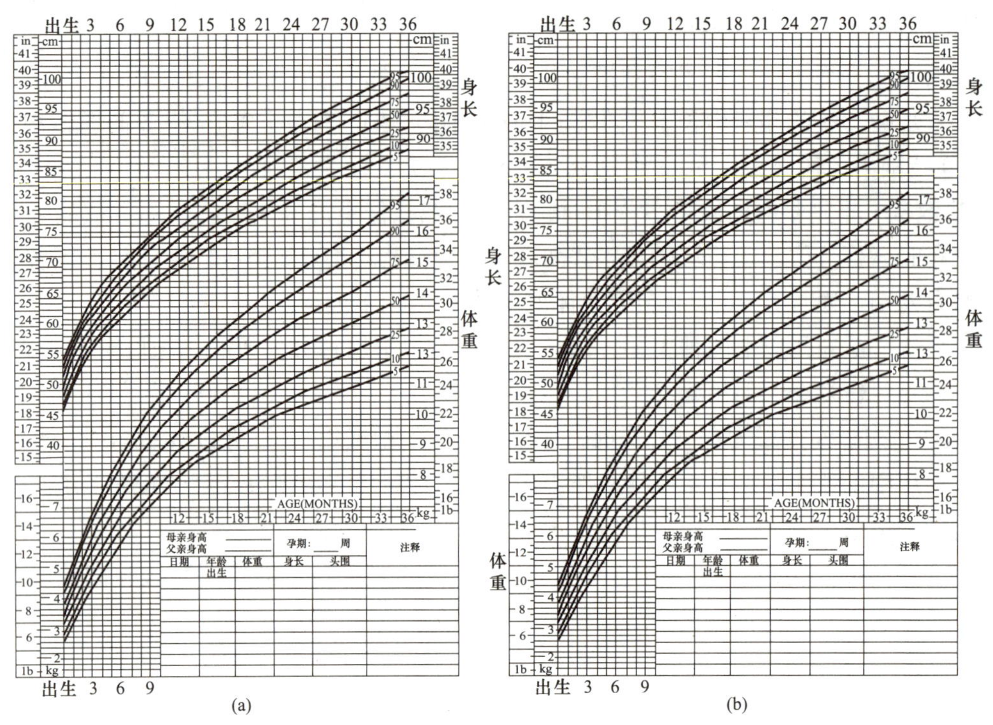

图2-5　生长曲线

（2）身材过高　身高（长）大于同年龄、同性别儿童身高（长）均值加2个标准差，或第97百分位数以上。身材过高常见于家族性高身材、真性性早熟、某些内分泌疾病（如垂体性肢端肥大症、马方综合征）等。

第三节　神经心理行为发育及评价

PPT

神经心理发育大部分反映为日常的行为，故神经心理发育也称之为行为发育。

一、神经心理行为发育

儿童神经心理的发育与体格生长具有同等重要的意义。神经心理行为发育包括感知、运动、语言、情感、性格、意志与行为等方面，以神经系统的发育和成熟为物质基础，与体格发育相互影响、相互促进。

（一）神经系统的发育

胎儿期神经系统的发育领先于其他系统，出生时脑重约390g，为成人脑重的25%，此时神经细胞数目已与成人接近，但其树突和轴突少而短。出生后脑重的增加主要是神经细胞体积的增大、树突的增多与加长、神经髓鞘的形成和发育。神经髓鞘的形成和发育约在4岁完成，在此之前，尤其是婴儿期，由于神经髓鞘形成不全，各种刺激引起的神经冲动传导速度较慢，且易于泛化，不易形成兴奋灶，易疲劳而进入睡眠状态。

出生时脊髓的发育已基本完成，3岁左右髓鞘化完成。小儿脊髓相对比成人长，出生时脊髓下端位于第3~4腰椎水平，4岁时上移至第1腰椎，腰椎穿刺时应注意。

小儿出生时即存在角膜反射、吞咽反射、瞳孔对光反射等生理反射，这些反射终生存在。生后最初数月婴儿存在许多暂时性反射，随年龄增长渐消失，如握持反射、吸吮反射、拥抱反射、觅食反射等，若出现和消失的时间异常或两侧持续不对称则提示大脑发育不全或神经系统病理改变。婴儿肌腱反射较弱，腹壁反射和提睾反射不易引出，1 岁时才逐渐稳定。3 ~4 个月以内的婴儿，因四肢曲肌张力高，克尼格（Kernig）征、布鲁津斯基（Brudzinski）征可呈阳性，为正常现象。2 岁以内的小儿巴宾斯基（Babinski）征可呈阳性，无临床意义。

（二）感知觉的发育

1. 视感知发育 新生儿已有视觉感应功能，瞳孔有对光反射。在安静清醒状态下可短暂注视物体，但只能看清 15 ~20cm 内的事物。2 个月时有初步头眼协调，可协调地注视物体，头可随移动的物体在水平方向移动 90°；3 ~4 个月时喜看自己的手，头眼协调较好，头可随物体水平移动 180°；6 ~7 个月时目光可随上下移动的物体垂直方向转动；8 ~9 个月时开始出现视深度感觉，能看到小物体；18 个月时能区别各种形状，喜看图画；2 ~3 岁能识别物体的大小、距离、方向和位置，视力达 0.5；5 岁时已可区别各种颜色；6 岁时视深度充分发育。

2. 听感知发育 出生时因鼓室充满羊水，无空气，听力差，但对强声可有瞬目、震颤等反应；生后 3 ~7 天听觉已相当好，声音可引起呼吸节律改变；1 个月时能分辨“吧”和“啪”的声音；3 ~4 个月时头可转向声源，听到悦耳声时会微笑；6 个月时能区别父母的声音；7 ~9 个月时能确定声源，区别语言的意义；1 岁时能听懂自己名字；13 ~16 个月时可寻找不同响度的声源；4 岁时听觉发育已经完善。听感知发育和儿童的语言发育直接相关，听力障碍如果不能在语言发育的关键期内（6 个月内）或之前得到确诊和干预，则可因聋致哑。

3. 味觉和嗅觉发育

（1）味觉 出生时味觉发育已很完善；4 ~5 个月时甚至对食物轻微的味道改变已很敏感，为味觉发育关键期，此期应适时添加各类转乳期食物。

（2）嗅觉 出生时嗅觉中枢与神经末梢已基本发育成熟；3 ~4 个月时能区别愉快与不愉快的气味；7 ~8 个月时可辨别出芳香的气味。

4. 皮肤感觉的发育 皮肤感觉包括触觉、痛觉、温度觉及深感觉等。新生儿的触觉发育较成熟，尤其是眼、口周、手掌、足底等部位。新生儿对痛觉反应较迟钝，生后 2 个月逐渐改善。出生时温度觉已很灵敏，尤其是冷刺激。

5. 知觉发育 知觉为人对事物各种属性的综合反映。知觉的发育与听、视、触等感觉的发育密切相关，并随着语言的发展在语言的调节下进行。1 岁末开始有空间和时间知觉的萌芽，3 岁能辨上下，4 岁辨前后，5 岁开始辨别以自身为中心的左右；4 ~5 岁时已有时间概念，能区别早上、晚上、今天、明天、昨天；5 ~6 岁时能区别前天、后天、大后天。

（三）运动的发育

运动发育可分为大运动（包括平衡）和细运动两大类（图 2 –6）。

1. 平衡与大运动

（1）抬头 因颈后肌发育先于颈前肌，故新生儿俯卧时能抬头 1 ~2 秒；3 个月时抬头较稳；4 个月时抬头很稳并能自由转动。

（2）翻身 出现翻身动作的先决条件是不对称颈紧张反射的消失。4 ~5 个月时能从侧卧位翻到仰卧位，6 个月时能从俯卧位翻至仰卧位，7 个月时能有意识地从仰卧位翻身至俯卧位，然后从俯卧位翻至仰卧位。

（3）坐 新生儿腰肌无力，3 个月扶坐时腰仍呈弧形；5 个月时靠着坐腰能伸直；6 个月时能双手向前撑住独坐；8 个月时能坐稳。

（4）爬 新生儿俯卧时已有反射性的匍匐动作；2 个月时俯卧能交替踢腿；3 ~4 个月时可用手撑起

上身数分钟；7～8 个月时已能用手支撑胸腹，使上身离开床面，有时能在原地转动身体；8～9 个月可用双上肢向前爬；12 个月左右爬时手膝并用；18 个月时可爬上台阶。

（5）站、走、跳 新生儿直立时双下肢稍能负重，出现踏步反射和立足反射；5～6 个月扶立时双下肢可负重，并能上下跳动；8 个月时可扶站片刻，背、腰、臀部能伸直；10 个月左右能扶走；11 个月时可独自站立片刻；15 个月可独自走稳；18 个月时已能跑及倒退走；2 岁时可双足并跳；30 个月时会独足跳；3 岁时能双足交替走下楼梯；5 岁时能跳绳。

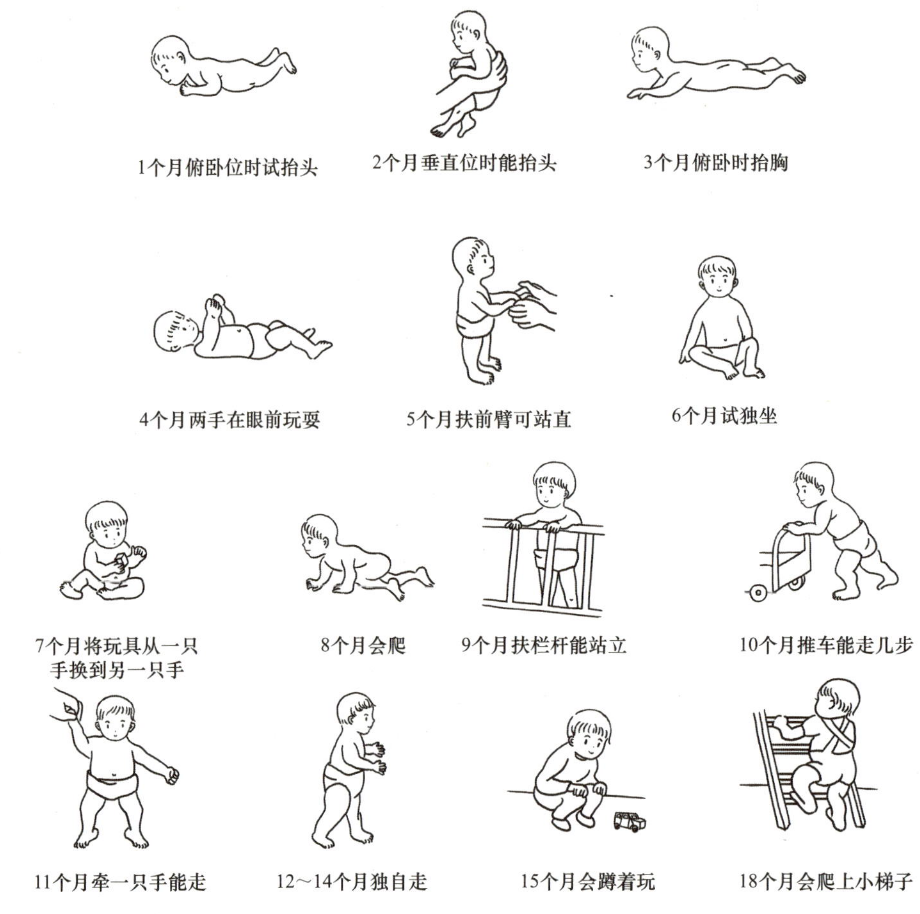

图 2－6 儿童期运动发育

2. 精细动作 新生儿双手握拳很紧，2 个月时握拳姿势逐渐松开；3～4 个月握持反射消失之后手指可以活动，开始有意识地取物；5 个月时大拇指参与握物；6～7 个月时能独自摇摆或玩弄小物体，将物体从一手转换至另一手，并出现捏、敲等探索性动作；9～10 个月时可用拇、示指拾物，喜撕纸；12～15 个月时会用匙，乱涂画，能几页几页地翻书；18 个月时能叠 2～3 块方积木；2 岁时可叠 6～7 块方积木，能握杯喝水；3 岁时在大人帮助下会穿衣服，临摹简单图形；4 岁时基本上能自己脱、穿衣服；5～6 岁时能用笔学习写字，用剪刀剪图形。

（四）语言的发育

语言的发育基础是大脑、咽喉部肌肉的正常发育及听觉的完善，还要经过发音、理解和表达 3 个阶段。

1. 发音阶段 新生儿已会哭叫，且饥饿、疼痛等不同刺激所反映出来的哭声在响度、音调上有所区别。婴儿 1～2 个月开始发喉音，3～4 个月咿呀发音，7～8 个月能发“爸爸”“妈妈”等语音，8～9 个月时喜欢模仿成人的口唇动作练习发音，12 个月时能说简单的单词，如“再见”“没了”等。

2. 理解阶段　婴儿在发音的过程中逐渐理解语言。通过视觉、触觉、体位觉、听觉等，逐步理解一些日常用品，如奶瓶、车等。9个月左右的婴儿已能听懂简单的词意，如“再见”“抱抱”等；亲人对婴儿自发的“爸爸”“妈妈”等语言的及时回答，可促进婴儿逐渐理解这些音的特定含义。10个月左右的婴儿已能有意识地叫“爸爸”“妈妈”。

3. 表达阶段　在理解的基础上，儿童学会表达语音。一般1岁时开始会说单词，后可组成句子，由简单句逐渐发展为用复杂句表达。18个月时能用15～20个字，指认并说出家庭主要成员的称谓；24个月时能指出简单的人、物名和图片，而到3岁时能指认许多物品名，并说由2～3个字组成的短句；4岁时能讲述简单的故事。

（五）心理活动与行为的发展

1. 早期的社会行为　2～3个月时小儿以笑、停止啼哭、眼神和发音来表示认识父母；3～4个月时开始出现社会反应性的大笑；7～8个月时可表现出认生、对发声玩具感兴趣；9～12个月是认生的高峰期；12～13个月的小儿喜欢玩变戏法和躲猫猫游戏；18个月时逐渐有自我控制力，成人在附近时可独自玩耍很久；2岁时不再认生；3岁后可与小朋友做游戏。

2. 注意的发展　婴儿期以无意注意为主，随着年龄的增长逐渐出现有意注意，但幼儿时期注意的稳定性差，易分散、转移，5～6岁后儿童才能较好地控制自己的注意力。

3. 记忆的发展　记忆分为感觉、短时记忆和长时记忆3个不同的系统。长时记忆又分为再认和重现。1岁内的婴儿只有再认而无重现，随年龄的增长，重现能力亦增强。幼年儿童只按事物的表面特性记忆信息，以机械记忆为主。随着年龄的增加和理解、语言思维能力的加强，逻辑记忆逐渐发展。

4. 思维的发展　儿童的思维是在语言发展的基础上，在活动过程中逐渐掌握事物之间一些简单联系而产生。1岁以后的儿童开始产生思维，在3岁以前只有最初级的形象思维；3岁以后开始有初步抽象思维；6～11岁以后儿童逐渐学会综合分析、分类比较等抽象思维方法，具有进一步独立思考的能力。

5. 想象的发展　新生儿无想象能力；1～2岁儿童仅有想象的萌芽；学龄前期儿童仍以无意想象及再造想象为主；有意想象和创造性想象到学龄期才迅速发展。

6. 情绪、情感的发展　新生儿只有愉快和不愉快两种情绪；6～7个月时开始产生依恋情绪和分离恐惧，15～18个月时达高峰。婴幼儿情绪特点是时间短暂、反应强烈、容易变化、外显而真实。学龄前儿童的情绪、情感体验已相当丰富，能体验成人情绪的大部分。随着年龄的增长，儿童能够有意识地控制自己，使情绪渐趋向稳定。

7. 个性和性格的发展　Erikson将儿童期性格发展划分为五个阶段：信任感－不信任感（婴儿期）；自主感－羞愧及怀疑（幼儿期）；主动感－内疚感（学龄前期）；勤奋感－自卑感（学龄期）；自我认识－角色混淆（青春期）。性格一旦形成即相对稳定。

二、神经心理行为发育的评价

儿童神经心理发育的水平表现为儿童在感知、运动、语言和心理等过程中的各种能力，对这些能力的评价称为神经心理发育测试。心理测试需由经专门训练的专业人员根据实际需要选用，不可滥用。神经心理发育评估根据测试内容、目的、组织形式等有不同的分类方法。根据目的不同，可分为筛查和诊断两大类。

（一）筛查性评估

1. 丹佛发育筛查法（DDST）　是最常用的方法，主要适用于4.5岁以下儿童的发育筛查。其105个项目，分布于个人－社会、精细动作－适应性、语言、大运动4个能区，检查时逐项检测并评定其及格或失败，最后评定结果为正常、可疑、异常、无法判断。对可疑或异常者应进一步做诊断性测试。

2. 年龄及发育进程问卷（age & stages questionnaire，ASQ） 适用于1个月到5岁半的儿童。该问卷主要由父母报告，涉及五个发育能区，包括沟通能区、粗大动作能区、精细动作能区、问题解决能区、个人－社会能区。ASQ目前在国际上使用广泛，目前经过多次修订已经发展到第3版，即ASQ－3，中文版于2013年正式出版。

3. 图片词汇测验（PPVT） 适用于4～9岁儿童。共有120张图片，每张有黑白线条画四幅。检查时测试者讲一个词语，要求儿童指出其中相应的一幅画。该法可测试儿童听觉、视觉、知识、推理、综合分析、语言词汇、注意力、记忆力等，方法简单，测试时间短，尤其适用于语言或运动障碍者。

4. 绘人测试 适用于5～9.5岁的儿童。要求儿童根据自己的想象在一张白纸上用铅笔画一全身正面人像，然后根据人像身体部位、各部比例和表达方式的合理性等进行评分，方法简便，10～15分钟可完成，不需语言交流，可用于不同语言地区。测验结果与其他智能测验的相关系数在0.5以上，与推理、空间概念、感知能力的相关性更显著。

（二）诊断性评估

1. 贝利婴儿发育量表 适用于2～30个月的婴幼儿。包括精神发育量表（163项）、运动量表（8项）和婴儿行为记录（24项），顺利完成测试需45～60分钟。

2. Gesell发育量表 适用于4周至3岁的婴幼儿，从大动作、特细动作、个人－社会、语言及适应性行为为5个方面进行测试，测得结果以发育商数（DQ）表示。

3. Standford－Binet智能量表 适用于2～18岁的儿童及青少年，测试内容包括幼儿的具体智能如感知、认知和记忆，以及年长儿的抽象智能如思维、逻辑、数量和词汇等，用以评价儿童学习能力和对智能迟滞者进行诊期及程度分类，结果以智商（IQ）表示。

4. Wechsler学前及初小儿童智能量表（WPPSI） 适用于4～6.5岁的儿童。测试内容包括词语类及操作类两大部分，得分综合后可提示儿童的全面智力才能，客观反映学前儿童的智能水平。

5. Wechsler儿童智能量表修订版（WISC－R） 适用于6～16岁儿童。内容与评分方法同WPPSI。

三、儿童常见心理行为发育障碍

（一）屏气发作

表现为呼吸运动暂停的一种异常性格行为问题，多发于6～18个月婴幼儿，5岁前会逐渐自然消失。呼吸暂停发作常在情绪急剧变化时，如发怒、恐惧、剧痛、剧烈叫喊时出现，常有换气过度，使呼吸中枢受抑制，哭喊时屏气，脑血管扩张，脑缺氧时可有昏厥、丧失意志、口唇发绀，躯干、四肢挺直，甚至四肢抽动，持续0.5～1分钟后呼吸恢复，症状缓解，口唇泛红，全身肌肉松弛而清醒，一日可发作数次。这种儿童性格多暴躁、任性、好发脾气。对此类儿童应加强家庭教养，遇矛盾冲突时应耐心说理解释，避免粗暴打骂，尽量不让孩子有发脾气、哭闹的机会。有时需与癫痫鉴别。

（二）吮拇指癖、咬指甲癖

3～4个月后的婴儿生理上有吮吸要求，常自吮手指尤其是拇指以自慰。这种行为常发生在饥饿时和睡前，多随年龄增长而消失。但有时小儿因心理上得不到满足而精神紧张、恐惧焦急，未获父母充分关爱，又缺少玩具、音乐、图片等视听觉刺激，孤独时便吮拇指自娱，渐成习惯，直至年长时尚不能戒除。长期吮手指可影响牙齿、牙龈及下颌发育，致下颌前凸、齿列不齐，妨碍咀嚼。咬指甲癖的形成过程与吮拇指癖相似，也系情绪紧张、感情需求得不到满足而产生的不良行为，多见于学龄前期和学龄期儿童。对这类孩子要多加爱护和关心，消除其抑郁孤独心理。当其吮拇指或咬指甲时应将其注意力分散到其他事物上，鼓励小儿建立改正坏习惯的信心，切勿打骂讽刺，以避免其产生自卑心理。在手指上涂抹苦药等方法也往往起不到好的效果。

（三）遗尿症

正常小儿在2~3岁时已能控制排尿，如在5岁后仍发生不随意排尿即为遗尿症，大多数发生在夜间熟睡时，称夜间遗尿症。遗尿症可分为原发性和继发性两类。

1. 原发性遗尿症 较多见，多有家族史，男多于女（2∶1~3∶1），无器质性病变，多因控制排尿的能力迟滞所致。

2. 继发性遗尿症 大多由于全身性或泌尿系疾病，如糖尿病、尿崩症等引起，其他如智力低下、神经精神创伤、泌尿道畸形、感染，尤其是膀胱炎、尿道炎、会阴部炎症等也可引起继发性遗尿现象。继发性遗尿症在处理原发疾病后症状即可消失。

原发性遗尿症较多发生在夜间，偶见白天午睡时。自每周1~2次至每夜1次，甚至一夜数次不等。健康状况欠佳、疲倦、过度兴奋紧张、情绪波动等都可使症状加重，有时会自动减轻或消失，亦可复发。约50%的患儿可于3~4年内发作次数逐渐减少而自愈，也有一部分患儿持续遗尿直至青春期，往往造成严重的心理负担，影响正常生活与学习。对遗尿症患儿必须首先除外能引起继发性遗尿症的全身或局部疾病。

原发性遗尿症的治疗首先要取得家长和患儿的合作。医师应指导家长安排适宜的生活制度和坚持排尿训练，绝对不能在小儿发生遗尿时加以责骂、讽刺、处罚等，否则会加重患儿的心理负担。应训练患儿将排尿时间间隔逐渐延长，每次排尿务必排尽。晚餐后应控制入水量，睡前排尿，不宜过度兴奋。睡熟后父母可在其经常遗尿时间之前唤醒，使其习惯于觉醒时主动排尿，必要时亦可采用警报器协助训练。药物治疗效果约80%，常用者为去氨加压素，以减少泌尿量。

（四）儿童擦腿综合征

儿童擦腿综合征是儿童通过擦腿引起兴奋的一种运动行为障碍。在儿童中并不少见，女孩与幼儿更多见。发生擦腿综合征的儿童智力正常，发作时神志清醒，多在入睡前、醒后或玩耍时发作，可被分散注意力而终止。发作时，女孩喜坐硬物，手按腿或下腹部，双下肢伸直交叉夹紧，手握拳或抓住东西使劲；男孩多表现为伏卧在床上、来回蹭，或与女孩表现类似。女孩发作后外阴充血，分泌物增多或阴唇色素加深；男孩阴茎勃起，尿道口稍充血，有轻度水肿。使小儿平时生活轻松愉快，解除心理压力，鼓励其参与各种游戏活动等心理行为治疗是公认的必要措施。发作时以有趣事物分散儿童的注意力、睡前让儿童疲倦后很快入睡、醒后立即起床等均可减少发作机会。从小应注意儿童的会阴清洁。儿童擦腿综合征多随年龄增长而逐渐自行消失。

（五）注意缺陷多动障碍（attention deficit hyperactivity disorder，ADHD）

ADHD在学龄期儿童的发病率高达3%~5%，为学龄儿童中常见的行为障碍，主要表现为注意力不集中、多动、冲动行为，常伴有学习困难，但智能正常或接近正常。男孩发生率明显高于女孩。ADHD缺乏特异的病因学或病理学改变，也没有可以辅助诊断的特殊体征或实验室检查，因此诊断主要依据病史和对特殊行为症状的观察、描述和追踪观察。临床常用的行为评定量表有ADHD诊断量表父母版、Vanderbilt父母及教师评定量表、SNAP-Ⅳ父母及教师评定量表、Conners父母问卷及教师评定表等。诊断标准目前多采用美国精神病学会的《精神障碍诊断和统计手册》第5版（DSM-5）的ADHD诊断标准。2020年《中华儿科杂志》中华医学会儿科学分会发育行为学组参照国际最新进展，结合我国儿科临床实践特点，发布了《注意缺陷多动障碍早期识别、规范诊断和治疗的儿科专家共识》，旨在提高我国儿童及妇幼三级卫生服务体系ADHD早期识别、诊断及治疗的规范性和同质性。ADHD的治疗应根据总体原则和患儿个体情况制定长期治疗计划，按照慢性病管理策略进行管理。4~6岁ADHD患儿首选非药物治疗，6 岁以后采用药物治疗和非药物治疗相结合的综合治疗，帮助患儿以较低用药剂量达到最佳疗效。

（六）孤独症谱系障碍（autism spectrum disorder，ASD）

孤独症谱系障碍是一组以社会交往、交流障碍和重复刻板行为、兴趣狭窄为核心特征的神经发育障碍疾病。美国 ASD 最新患病率为 2.3%，我国报道 2013 年 ASD 患病率为 0.7%。在过去半个多世纪里，疾病的概念、诊断和分类方面发生了很大的变化，尤其是近十年，相关进展迅速，对病因学、治疗和预后的认识也发生了重大变化，但病因至今尚不明确，也没有特效药物治疗，但早期筛查、早期干预效果较好，主要采用综合性教育和行为训练，使孤独症症状得到不同程度的改善。

（七）学习障碍

学习障碍属特殊发育障碍，是指在获得和运用听、说、读、写、计算、推理等特殊技能上有明显困难，并表现出相应的多种障碍综合征。学龄期儿童发生学习障碍者较多，小学 2～3 年级为发病的高峰；男孩多于女孩。学习障碍可有学习能力的偏异（如操作或语言能力）；协调运动障碍，如眼手协调差、影响绘图等精细运动技能的获得；分不清近似音，影响听、说与理解；理解与语言表达缺乏平衡，听与阅读时易遗漏或替换，不能正确诵读，构音障碍，交流困难；知觉转换障碍，如听到“狗”时不能想到“狗”，立即写出“狗”字；视觉－空间知觉障碍，辨别能力差，常分不清 6 与 9、b 与 d 等，影响阅读能力等。学习障碍的儿童不一定智力低下，但由于其认知特性导致患儿不能适应学校学习和日常生活。在拒绝上学的儿童中有相当部分是学习障碍儿童，对他们应仔细了解、分析原因，采取特殊教育对策。

素质提升

认识、关注多动症

ADHD（俗称多动症）是儿童最常见的神经发育障碍之一，是一种慢性疾病。ADHD 具有三大核心症状：注意力不集中、多动和冲动。其对儿童的生活和学习造成了很大的影响。由于在学校表现差，课堂效率低，学习成绩就很难提高，加上同学关系差，孩子的自尊心也会受到伤害。随着患儿年龄增长，这种功能损害还会持续发展，并可共病其他疾病，如抽动障碍、抑郁、焦虑、品行障碍等。

正常的孩子即使淘气，也能够把控自己的注意力，做事情分场合，不会影响学习、成长和人际交往；而 ADHD 的孩子总是拖拉、马虎，不分场合调皮捣蛋、乱发脾气，学不好、玩不好、吃不好也睡不好。家长和老师对孩子的关注有助于及时发现和早期确诊。及时合理的治疗能使 ADHD 患儿的症状得到有效控制，帮助患儿回到同龄人的世界中，甚至成为“学霸”。

ADHD 不是孩子“叛逆”或“懒惰”，是孩子自己无法控制的痛苦，他们不是不听话，而是在你未知的世界里病着，他们需要家长、教师和社会更多的关注、关爱。

目标检测

答案解析

一、单选题

1. 不符合小儿生长发育的一般规律的是

A. 由上到下　　B. 由远到近　　C. 由粗到细

D. 由低级到高级 E. 由简单到复杂

2. 小儿体格发育的两个高峰期是
A. 青春期，学龄期 B. 学龄期，学龄前期
C. 青春期，幼儿期 D. 青春期，婴儿期
E. 学龄期，新生儿期

3. 正常2岁小儿的头围大约是
A. 46cm B. 48cm C. 52cm
D. 44cm E. 50cm

4. 最能反映儿童营养状况的体格测量指标是
A. 身高（长） B. 头围 C. 胸围
D. 体重 E. 上臂围

5. 关于小儿骨骼发育的描述，正确的是
A. 前囟最晚闭合的年龄是生后10个月
B. 脊柱出现第一个生理弯曲的年龄是3个月
C. 后囟最晚闭合的年龄是生后1个月
D. 颅缝一般闭合的年龄是生后2个月
E. 脊柱出现第3个生理弯曲的年龄是2岁

6. 健康体检小儿，体重9kg，身长75cm，头围46cm，胸围46cm，出牙6颗，最可能的年龄是
A. 10个月 B. 12个月 C. 1.5岁
D. 18个月 E. 24个月

二、思考题

1. 评价儿童体格生长发育的常用指标有哪些?
2. 什么是生理性体重下降？其出现原因有哪些?

（林华伟）

书网融合……

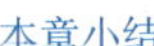
本章小结

微课

题库

第三章　儿童保健与儿科疾病诊治原则

学习目标

1. 通过本章学习，重点把握小儿年龄分期、各期特点和各期保健重点；母乳喂养的优点；儿科病历书写及体格检查的具体方法。

2. 学会对小儿年龄进行分期，能指导家长正确对该年龄段的孩子进行保健预防；具备儿科病史采集和体格检查的临床基本技能，能与患儿及其家长进行良好医患沟通能力。

情境导入

情境描述　新生儿，3天。系足月顺产，纯母乳喂养。查体：T 36℃，R 40次/分，P 125次/分。面色红润，精神反应好，心肺正常，腹软，肝在肋缘下1.5cm，质软，余未见异常。

讨论　1. 说明小儿属于的年龄分期。其保健的重点有哪些？

2. 小儿的年龄如何分期及各期保健的重点有哪些？

第一节　小儿年龄分期及各期保健

PPT

儿童处于连续不断的生长发育过程中，各系统器官组织不断发育成熟，从受精卵形成到青春期发育结束，可根据其解剖、生理、病理等特点，人为地划分为7个不同阶段或年龄期。

一、小儿年龄分期及各期特点

（一）胎儿期

从精子和卵细胞结合形成受精卵，即为新生命的开始，直到小儿出生脐带结扎，此时间段称为胎儿期。临床上将整个妊娠过程分为3个时期：①妊娠早期，从形成受精卵至不满12周；②妊娠中期：自13周至未满28周；③妊娠晚期：自满28周至小儿出生。

胎儿完全依靠母体而生存。胎盘和脐带的异常、孕母各种感染、理化因素刺激、营养不良、吸烟、酗酒、心理创伤等不利因素均可使胎儿生长发育障碍，并导致死胎、流产、早产或先天畸形等。

（二）新生儿期

自出生后脐带结扎起到刚满28天称为新生儿期，出生不满7天的阶段称新生儿早期。新生儿期是婴儿生后适应外界环境的阶段，此时小儿开始独立生活，内外环境发生剧烈变化，由于其生理调节和适应能力还不够成熟，因此发病率高，死亡率也高（占婴儿死亡率的1/2～2/3）。

围生期包括胎儿期的一部分和新生儿期的一部分，国内普遍采用的定义是指胎龄满28周（体重≥1000g）至生后7足天，这一时期包括了胎儿晚期、分娩过程和新生儿早期，是小儿经历巨大变化，生命遭受最大危险的时期。

（三）婴儿期

从出生到满1周岁以前为婴儿期，该阶段儿童以乳汁为主要食品，故又称为乳儿期。这是儿童出生后生长发育最迅速的时期。由于生长迅速，小儿对营养素和能量的需要量相对较大，但由于其消化吸收功能尚不够完善，因此容易发生消化功能紊乱和营养障碍性疾病，同时，来自母体的抗体逐渐减少，自身的免疫功能尚未成熟，故易患感染性和传染性疾病。

（四）幼儿期

自1周岁到满3周岁之前称为幼儿期，此时儿童生长速度稍减慢但活动范围增大，接触周围事物增多，故智能发育较快，语言、思维和交往能力增强；膳食从乳汁转换到饭菜，并逐步向成人饮食过渡，应注意防止营养不良和消化紊乱，由于活动范围增大但对各种危险的识别能力不足，故应注意防止意外伤害和中毒。

（五）学龄前期

自3周岁到6~7岁入小学前为学龄前期，在此阶段生长速度较慢，但智能发育更趋完善，好奇心强，模仿性强。由于该时期的小儿具有较大的可塑性，因此要注意培养其良好的道德品质和生活习惯。学龄前儿童易罹患免疫性疾病，如急性肾炎、风湿热等。

（六）学龄期

自6~7岁起到青春期前称为学龄期，此期儿童体格生长稳步增长，除生殖系统以外的其他器官发育到本期末已接近成人水平，智能发育更加成熟，可以接受系统的科学文化教育。

（七）青春期

从第二性征出现到生殖功能基本发育成熟、身高停止增长的时期称为青春期。女孩一般从11~12岁到17~18岁，男孩从13~14岁开始到18~20岁，但个体差异较大，也有种族的差异。在此阶段中由于性激素的作用使生长发育速度明显加快、性别差异显著，此期由于神经内分泌调节不够稳定，可出现良性甲状腺肿、贫血等，女孩出现月经不规则、痛经等。由于与社会接触增多，外界环境对其影响越来越大，常可引起心理、行为、精神等方面的不稳定。

二、各年龄期儿童的保健重点 微课

（一）胎儿期

胎儿的生长发育与孕母的身心健康、营养和环境等密切相关，此期保健主要通过对孕母的保健来实现。

1. 预防遗传性和先天性疾病　应大力提倡和普及婚前检查及遗传咨询；应避免接触物理和化学毒物；应避免孕母吸烟、酗酒；管理慢性疾病孕妇的用药指导；对孕产妇需定期产前检查。

2. 保证孕母孕期充足营养　妊娠中后期应加强铁、锌、钙、维生素D和蛋白质等重要营养素的补充。但应防止营养摄入过多而导致巨大儿，不但影响分娩，甚至深远影响成年后的健康。

3. 预防感染　孕母孕中和产时均应避免各种病原体感染。

4. 良好的生活环境和孕母心理健康　注意劳逸结合，减少精神负担和心理压力。

（二）新生儿期

新生儿期是病死率最高的时期。

1. 尽量防止新生儿产伤　尽力提高助产技术，防止新生儿窒息、产伤和感染。

2. 加强新生儿期护理和喂养　加强出生时护理，注意保暖，保持呼吸道通畅，注意保持新生儿皮肤清洁和脐带残端清洁干燥，注射维生素K，避免出血；正常新生儿出生后半小时回到母亲身边，高危儿送入新生儿重症监护室；提倡母婴同室，尽早母乳喂养。

3. 新生儿期加强疾病预防和筛查 按时接种卡介苗和乙肝疫苗；做好新生儿听力筛查和疾病筛查（常规筛查先天性甲状腺功能减退症和苯丙酮尿症）；基层卫生服务中心健全新生儿家庭访视，以降低新生儿的发病率和死亡率；重视新生儿居家保健，指导母亲正确的哺乳方法，根据室温选择合适的衣服与尿布，尽量避免过多的外来人员接触。

（三）婴儿期

婴儿期的体格生长十分迅速，需要大量各种营养素以满足其生长所需；但是各系统器官发育不成熟，来自母体的抗体逐渐减少，消化功能和抗感染能力均较弱。

1. 合理喂养 0～6月龄建议纯母乳喂养，6月龄后逐渐有计划的添加辅食。

2. 坚持活动 在条件允许和安全保证的情况下，根据小儿神经心理发育过程，为小儿提供适宜的翻身、爬行和行走等大运动训练，户外进行空气浴、日光浴，被动和主动体操，以利婴儿生长发育。

3. 促进运动、语言、认知、情绪的发展 父母或陪伴者应多与婴儿说话、抚摸、拥抱和陪伴婴儿均有利于情感交流，有利于婴儿心理健康发育。

4. 预防接种 1岁内按时完成国家规定的基础免疫疫苗接种，提高机体免疫能力，减少传染病的发生率。

5. 定期健康检查 我国对0～6岁的小儿提供免费体检服务，1月龄、3月龄、6月龄、8月龄和1周岁各体检一次，监测生长发育，做好常见病、多发病和传染病的防治工作。

（四）幼儿期

幼儿期是社会心理发育最为迅速的时期，语言、思维、动作和社会交往能力发育较快，但是对危险的识别和自我保护能力尚不足，易发生各种意外伤害。

1. 合理喂养和安排生活 此期需要提供丰富、平衡的膳食，保证小儿的体格发育；此期孩子乐于模仿，故应加强培养幼儿良好的进餐习惯、卫生习惯和独立生活能力。

2. 语言培养 此期是语言发展的关键期，重视与幼儿的语言交流，有目的、有计划地帮助儿童语言发展。

3. 定期体检和预防接种 1周岁～3周岁每半年体检一次，实时监测生长发育情况；按时免疫接种，提高机体免疫力，以降低幼儿期常见病、多发病、传染病的发病率。

4. 注意安全 此期由于小儿好奇心增强和行走能力具备，活动范围扩大，但是自身危险意识不足，照料者特别要注意防止意外发生。

（五）学龄前期

学龄前期的儿童是在幼儿园的阶段，此期儿童与外界环境的接触增多，智能发育更加趋于完善，是性格形成的关键时期。

1. 平衡膳食，加强体格锻炼 合理平衡膳食，促进儿童健康成长，此阶段的儿童饮食应多样化，保证乳制品的摄入，以满足生长发育所需；加强体育锻炼，增强儿童体质。

2. 生活技能、性格行为培养 此阶段是幼儿性格形成的关键时期，此阶段幼儿基本入幼儿园，家庭和幼儿园应注重培养孩子健康的生活和卫生习惯，培养基本的生活技能和独立性；通过户外活动、游戏、讲故事、跳舞、唱歌等培养儿童兴趣爱好、遵守规则和与人交往的能力；注意培养儿童的想象力和创造力。

3. 防止意外伤害 此阶段小儿危险识别能力仍然不完善，特别要注意防止溺水、外伤、误服药物、食物中毒等意外伤害的发生。

4. 定期体检和预防接种　每年进行至少1次体格检查，开展弱视、斜视、弱听、龋齿、缺铁性贫血等常见病的防治工作；按时预防接种，减少传染病的发病率。

（六）学龄期

学龄期体格生长速度相对缓慢，除生殖系统外，各系统器官外形已接近成人，智能发育也接近成人，是获取知识的最重要的时期，可以接受系统的科学文化教育。

1. 保证足够的营养和充足的睡眠　学龄儿童体格生长发育相对缓慢，但是仍然需要平衡膳食、提供丰富营养；学龄儿童基本处于小学阶段，学业负担较重，需要合理安排学习和作息时间，保证每天10小时以上的睡眠时间，每天应该保证足够时间的身体活动或户外活动。

2. 培养良好的学习、生活和卫生习惯　安排有规律的生活、学习和锻炼，端正坐、立、行走姿势；严控电视、电脑、手机或平板等的使用时间，预防近视的发生；注意口腔卫生，养成早晚刷牙和进食后漱口的习惯，预防龋齿的发生。

3. 预防疾病和意外事故　每年进行至少1次体格检查，监测生长发育，预防贫血和肥胖等常见病的发生；学习交通规则和意外伤害的防范知识，避免意外事故的发生。

（七）青春期

青春期体格生长再次加速，出现第二次高峰，生殖系统的发育加速，并渐趋成熟；同时，求知欲强，是获取知识最重要的时期。此期个体差异大，容易发生心理行为异常。

1. 合理营养　青春期是体格发育的第二个高峰时期，合理充足的营养对生长发育特别是体格的生长非常重要，青春期对钙和优质蛋白的需求量大，钙的需求量达1000mg/d，应每日保证700～1000ml纯牛奶的摄入。正确引导青春期女孩认识身体第二性征的发育，避免盲目追求消瘦身材，从而导致营养不良以及厌食症，影响最终的生长发育。

2. 参加体育或户外活动　每天至少45～60分钟的中高强度体育活动，充分的体育或户外活动更有利于体格的生长和避免近视的发生；严控电视、电脑、手机或平板等的使用时间，多让儿童参加户外活动，以防近视眼的发生。

3. 加强心理健康的教育　此期的青少年逐步有自己的人生观和价值观，但是由于心理发育不成熟，所以在处理一些问题时不成熟，并且此期是青春叛逆高峰期，家长及老师避免简单粗暴地说教或打骂教育，要善于与青少年做知心朋友，特别是家长要多多陪伴和交流，安全度过此期。青少年由于生殖系统的加速发育，逐步对性充满好奇，学校和家庭要正确地对青少年进行性教育，把过多的时间和精力引导到学习和体育户外活动中，避免早恋及过早发生性行为，从而影响生长发育和学业发展。

PPT

第二节　儿童保健的具体措施

一、护理

对儿童的护理是儿童保健和医疗工作的基础，年龄越小的儿童越需要合适的护理。

1. 居室　应阳光充足、通风良好，冬季室内温度尽可能达到18～20℃，湿度为55%～60%。对哺乳期婴儿，主张母婴同室，便于母亲哺乳和照料婴儿。患病者不应进入小儿居室，尤其是新生儿、早产儿的居室。

2. 衣着（尿布）　应选择浅色柔软、便于穿脱的纯棉织物，少接缝，避免穿着纽扣衣服。存放新生儿衣物的衣柜不宜放置樟脑丸，以免发生新生儿溶血。新生儿应衣着宽松，保持双下肢屈曲姿势，有利于髋关节的发育。婴儿最好穿连衣裤或背带裤，不用松紧腰裤，以利胸廓发育。

3. 皮肤 新生儿应注意保持脐带残端清洁和干燥。婴儿尿布应勤换，注意外阴和肛门的清洁，应防止红臀、尿布疹或感染性疾病的发生。避免颈部、腋下、腹股沟和臀部等部位皮肤潮红。

二、营养

充足和平衡的营养是保证儿童生长发育及健康的先决条件，必须对家长、照顾者进行有关母乳喂养、婴儿辅食添加、幼儿期正确的进食行为培养、学龄前及学龄期儿童的膳食安排等内容的健康宣教和营养指导（见本章第三节）。

三、计划免疫

计划免疫是根据小儿的免疫特点和传染病发生的情况而制定的免疫程序，通过有计划地使用生物制品进行预防接种，以提高人群的免疫水平达到控制和消灭传染病的目的。按照我国卫健委规定，婴儿必须在 1 岁内完成卡介苗，脊髓灰质炎三价混合疫苗，百日咳、白喉、破伤风类毒素混合制剂，麻疹减毒疫苗及乙型肝炎病毒疫苗接种的基础免疫（表 3－1），我国基础性免疫疫苗总计 15 种。根据流行地区和季节，或根据家长和监护人的自愿原则，有时也进行乙型脑炎疫苗、流行性脑脊髓膜炎疫苗、风疹疫苗、流感疫苗、腮腺炎疫苗、甲型肝炎病毒疫苗、水痘疫苗、流感杆菌疫苗、肺炎疫苗、轮状病毒疫苗等的接种。

表 3－1 国家免疫规划疫苗免疫程序表（2021 版）

接种年龄	疫苗名称		
出生	卡介苗		乙肝疫苗
1 月龄			乙肝疫苗
2 月龄	脊髓灰质炎三价疫苗		
3 月龄	脊髓灰质炎三价疫苗	百白破混合制剂	
4 月龄	脊髓灰质炎三价疫苗	百白破混合制剂	
5 月龄		百白破混合制剂	
6 月龄	A 群流脑疫苗		乙肝疫苗
8 月龄	麻疹疫苗	乙脑减毒活疫苗或乙脑灭活疫苗	
9 月龄	A 群流脑疫苗		
18 月龄	甲肝减毒活疫苗或甲肝灭活疫苗		
1.5～2 岁	麻腮风疫苗或麻腮疫苗（麻疹疫苗）	百白破混合制剂	
2 岁	乙脑减毒活疫苗或乙脑灭活疫苗		
2～2.5 岁	甲肝减毒活疫苗或甲肝灭活疫苗		
3 岁	流脑 A＋C 群疫苗		
4 岁	脊髓灰质炎三价混合疫苗复种		
6 岁	麻疹疫苗	百白破混合制剂	流脑 A＋C 群疫苗 乙脑减毒活疫苗或乙脑灭活疫苗

预防接种在个别儿童可能引起不同程度的局部或全身反应。①卡介苗接种后 2 周左右局部可出现红肿浸润，8～12 周后结痂。若化脓形成小溃疡，腋下淋巴结肿大，可局部处理以防感染扩散，但不可切开引流；②脊髓灰质炎三价混合疫苗接种后有极少数婴儿会发生腹泻，但多数可以不治自愈；③百日咳、白喉、破伤风类毒素混合制剂接种后局部可出现红肿、疼痛或伴低热、疲倦等，偶见过敏性皮疹、

血管性水肿，若全身反应严重，应及时到医院诊治；④麻疹疫苗接种后，局部一般无反应，少数小儿可在6～10日内出现轻微的麻疹，可给予对症处理；⑤乙型肝炎病毒疫苗接种后个别小儿可有发热或局部轻痛，不必处理。

素质提升

“糖丸爷爷”——顾方舟

1955年，我国爆发了严重的脊髓灰质炎疫情，也就是人们熟知的小儿麻痹症，在很短的时间内，造成了许多儿童瘫痪甚至死亡。当时中国医疗条件落后，国内根本没有相关疫苗。1959年顾方舟从苏联学成回国，带领团队扎进云南深山，开始寻找研制疫苗的方法，先后研制出三批小儿麻痹活疫苗。为验证疫苗的安全性，他们反复在动物身上做实验，最终，动物都安然无恙。可顾方舟仍不放心，为了检验疫苗对人体是否安全，在没有志愿者的情况下，冒着瘫痪的风险，顾方舟干脆用自己的身体试药，结果证明非常安全。对此，顾方舟确定，疫苗对成人是安全的；可儿童是否安全？毕竟小孩的免疫力较成人低，可又不能拿儿童来做试验，顾方舟情急之下，决定拿自己不满一周岁的孩子来当试验对象，结果验证，脊髓灰质炎活疫苗对儿童也是安全的。1960年，我国第一批500万人的疫苗在全国11个城市进行推广，使得脊髓灰质炎患者数量大大降低。但是顾方舟并没有因此放松警惕，他又开始研究疫苗的服用方法，改成口服防疫，经过多次实验，我们熟知的“糖丸”诞生了，从此糖丸陪伴了几代人的成长。2000年，我国成为了无脊髓灰质炎的国家。

顾方舟的事迹充分体现了医学研究者的大无畏精神及医者的仁爱与担当。我们要学习他勇于探索的科研精神；学习他初心不改，一生做好一件事的精神；学习他医者大仁之心。

四、定期健康检查

0～6岁的散居儿童和托幼机构的集体儿童应进行定期的健康体检，系统动态观察小儿的生长发育、营养状况，及早发现异常，采取相应干预措施，指导小儿生长发育和促进小儿健康成长。

1. 新生儿访视 基层负责妇幼保健的医务人员在新生儿出生28天内家庭访视3～4次，高危儿应适当增加家庭访视次数。家庭访视内容包括：①了解新生儿出生情况；②回家后的生活情况；③预防接种情况；④喂养与护理指导；⑤体重测量；⑥体格检查，重点应注意有无产伤、黄疸、畸形、皮肤与脐部感染等；⑦咨询及指导。

2. 儿童保健门诊 应按照各年龄期保健原则，定期到居住地就近的固定的社区卫生服务中心或乡镇卫生院儿童保健科进行健康检查，通过连续的纵向观察可获得个体儿童的体格生长和社会心理发育趋势，给予正确的健康指导。定期检查的时间为：1月龄、3月龄、6月龄、8月龄和1周岁各体检一次，1周岁～3周岁每半年体检一次，3岁以上每年1次。定期检查的内容是：①体格测量及评价，3岁后每年测视力、血压1次；②全身各系统体格检查；③常见病的定期实验室检查，如血常规检查，对临床可疑的疾病，如佝偻病、微量元素缺乏、发育迟缓等应进行相应地进一步检查或建议到上级儿童医院或儿科专科检查或治疗。

五、体格锻炼

1. 户外活动 每日充足的户外活动可提高儿童的机体免疫力；接受充足的日光照射还能预防佝偻病。从婴儿期开始就可以每日到人少、空气新鲜的地方户外活动，每天至少1～2小时，学龄期儿童及青少年应该保证每天至少60分钟以上的身体活动；户外活动要注意避免人多嘈杂地方，以免接触传染病；冬季户外活动时注意保暖；恶劣天气应避免外出发生意外。

2. 皮肤锻炼

（1）婴儿抚触　新生儿期可以开始做抚触，每日早晚进行，每次15分钟以上，抚触可刺激皮肤，有益于循环、呼吸、消化功能及肢体肌肉的放松与活动；同时也是父母与婴儿之间最好的情感交流。

（2）温水浴　可提高皮肤适应冷热变化的能力，还可促进新陈代谢，增加食欲。冬季应注意室温、水温，避免受凉。

（3）擦浴　7～8个月以后的婴儿可进行身体擦浴。水温32～33℃，待婴儿适应后，水温可逐渐降至26℃。先用毛巾浸入温水，拧至半干，然后在婴儿四肢做向心性擦浴，擦毕再用干毛巾擦至皮肤微红即可，每次擦浴时间5～6分钟。

（4）淋浴　适用于3岁以上儿童，效果比擦浴更好。淋浴时室温保持在18～20℃，每日1次，每次冲淋身体20～40秒钟（不可直冲小儿头部和面部），水温35～36℃，浴后用干毛巾擦至全身皮肤微红。待儿童适应后，每隔2～3日降1℃，可逐渐将水温降至26～28℃。

3. 身体活动

（1）婴儿被动操　被动操是指由成人给婴儿做四肢伸屈运动，可促进婴儿大运动的发育。适用于2～6个月的婴儿，每日1～2次为宜。

（2）婴儿主动操　7～12个月婴儿的体育运动可逐渐由婴儿被动操改为婴儿主动操，父母或照料者可以刻意有规律的训练婴儿坐、爬、仰卧起身、扶站、扶走、双手取物等动作，以促进婴儿运动的发育和智力的发展。

（3）幼儿体操　适用于18～36个月的幼儿，该年龄儿童模仿性强，可在成人带领下，配合音乐做模仿操，以增强儿童体质，促进儿童智能发展。

（4）儿童广播体操　儿童广播体操可锻炼儿童动作协调性，有益于儿童肌肉骨骼的发育。托幼机构和学校可每日按时进行，四季不可间断，根据天气情况选择室内或户外运动场地进行。

（5）游戏、田径与球类等　在学龄期儿童进行游戏、田径、球类、体操、舞蹈、跳绳等体育运动，有助于培养儿童勇敢坚强、自信乐观、机智灵活等品质，促进儿童体格和心理行为的健康发展。

六、儿童心理卫生

世界卫生组织（WHO）给健康的定义是：不仅是没有疾病和病痛，而且是个体在身体上、精神上、社会上的完满状态。由此可知，心理健康和身体健康同等重要，而心理健康也应是从小培养。

（一）培养良好的习惯

1. 睡眠习惯　良好的睡眠是保证儿童身心健康成长的必要条件，睡眠习惯应注意以下五点：①应从新生儿开始培养有规律的睡眠习惯；②居室应安静，光线应柔和，睡前避免过度兴奋；③婴儿可利用固定乐曲催眠入睡，不拍、不摇、不抱，不可用喂哺催眠；④保证充足的睡眠时间，儿童需要的睡眠时间与年龄成反比，年龄越小，睡眠时间越长；⑤培养独自睡觉。

2. 进食习惯　从婴儿期起就应开始刻意训练儿童进食习惯，建立规律的生活作息制度，以保证儿童得到充分而丰富的营养，满足体格生长发育所需。①0～6月龄按需喂哺，最好是纯母乳喂养；②6月龄开始有规律有计划的添加辅食；③进食量根据小儿的自愿，不要强行喂食；④培养定时、定位（位置）、专心进餐习惯，1岁后开始训练独立用餐；⑤不偏食、不挑食、不吃零食、不浪费；⑥进食前洗手，进食后漱口；⑦培养基本用餐礼貌。

3. 卫生习惯　从婴儿期就培养良好的卫生习惯，定时洗澡、勤剪指甲、勤换衣裤，不随地大小便。

3 岁以后培养小儿自己早晚刷牙、饭后漱口、食前便后洗手的习惯。儿童应养成不喝生水、不食掉在地上的食物和未洗净的瓜果、不随地吐痰、不乱扔瓜果纸屑的良好卫生习惯。

（二）社会适应性的培养

儿童的社会适应性行为是各年龄阶段相应神经心理发展的综合表现，与家庭环境、育儿方式、儿童性别、年龄性格等密切相关。从小培养儿童良好地适应社会的能力，是促进儿童健康成长的重要内容。

1. 独立能力 应在日常生活中刻意培养婴幼儿的独立能力，如自行进食、控制大小便、独自睡觉、自己穿衣鞋等。年长儿则应培养其独立分析和解决问题的能力。

2. 控制情绪 儿童控制情绪的能力与语言、思维的发展和父母的教育有关。婴幼儿的生活需要依靠成人的帮助，父母及时应答儿童的需要，有助于儿童心理的正常发育。儿童常因要求不能满足而不能控制自己的情绪，或发脾气，或发生侵犯行为，故成人对儿童的要求与行为应按社会标准或予以满足，或加以约束，或预见性地处理问题，减少儿童产生消极行为的机会。用诱导和鼓励方法而不用强制方法处理儿童的行为问题可以减少对立情绪发生。

3. 意志力 在日常生活、游戏、学习中，应该刻意地培养儿童克服困难的意志，增强其自觉、坚持、果断和自制的能力。

4. 社交能力 从小给予儿童积极愉快的感受，如喂奶时不断抚摸孩子；与孩子目光对视微笑说话；多拥抱孩子，和其说话、唱歌；孩子会走后，常与孩子做游戏、讲故事，这些都会增强孩子与周围环境和谐一致的生活能力。注意培养儿童之间的相互友爱，鼓励孩子帮助朋友，倡导善良的品德。在游戏中学习遵守规则，团结友爱，互相谦让，学习与人和谐相处。

5. 创造能力 人的创造能力与想象能力密切相关，启发式地向儿童提问题，引导儿童自己去发现问题和探索问题，可促进儿童思维能力的发展。通过游戏、讲故事、绘画、听音乐、表演、自制小玩具等，可以培养儿童的想象能力和创造能力。

6. 适应能力 儿童从家庭进入幼儿园和学校，是儿童生活中的一个重大转折，尽快培养儿童适应幼儿园和学校生活的能力，对儿童身心健康发展和顺利完成学业均具有重要的作用。在培养儿童适应集体生活的能力时，应注意以下几个方面。①生活自理是儿童适应集体生活的基础，父母应在日常生活中培养儿童独立进食、大小便、睡觉、自己穿脱衣服和鞋子的能力；②训练儿童听、说、读、写、算的能力；③培养儿童热爱集体生活，形成规律的生活和学习习惯；④发展儿童社交能力，鼓励孩子帮助朋友，克服自我中心，养成关心集体和互助友爱的良好品德；⑤训练儿童遵守交通规则和遇到紧急情况求救的能力。

七、儿童意外伤害的预防

儿童意外伤害已成为 5 岁以下儿童死亡的首位原因，预防儿童伤害的发生是儿童保健的重要任务之一。

1. 预防窒息和异物吸入 较小婴儿应注意防止各种原因导致的窒息，较大的婴幼儿应防止食物或其他物体等异物吸入气管导致窒息。

2. 预防中毒 避免进食变质食物导致中毒，防止误食有毒、有害食物或其他非食物液体或固体物品，防止儿童误服或过量服用药物。

3. 预防外伤 婴幼儿时期防止各种高处跌落，防止开水、高温烫伤，防止室内电器导致电击伤害，防火、防煤气等意外伤害，防止儿童溺水和交通事故等意外伤害。

4. 教会孩子基本自救知识 学龄前期孩子会拨打 110、119、120 等急救电话，学会基本的自我保护知识。

第三节　儿童营养与喂养

PPT

一、儿童营养基础

营养是指人体获得和利用食物维持生命活动的整个过程。食物中经过消化、吸收和代谢能够维持生命活动的物质称为营养素。营养素分为能量、宏量营养素（蛋白质、脂类、碳水化合物）、微量营养素（矿物质和维生素）和其他膳食成分（水、膳食纤维和其他生物活性物质）。

（一）儿童能量代谢

能量是维持机体新陈代谢所必需的物质，主要由食物中的碳水化合物、脂肪和蛋白质供给，儿童能量消耗量包括5个方面。能量单位是千卡（kcal），或以千焦耳（kJ）为单位，1kcal = 4.184kJ，1kJ = 0.239kcal。

1. 基础代谢　儿童基础代谢所需能量较成人高，随年龄增长而逐渐减少。婴幼儿基础代谢的能量消耗占总能量的50%～60%，而成人仅25%。婴幼儿约为55kcal（230.12kJ）/(kg·d)，7岁时44kcal（184.10kJ）/(kg·d)，12岁时30kcal（125.52kJ）/(kg·d)，成人时为25kcal（104.6kJ）～30kcal（125.52kJ）/(kg·d)。

2. 食物热力作用　食物热力作用是指食物在消化、吸收、利用过程中产生的能量消耗。与食物成分有关：蛋白质的食物热力作用为30%，脂肪和碳水化合物分别为4%和6%。以奶类为主要食物的婴儿因食物含蛋白质较多，该部分能量消耗占总能量的7%～8%；年长儿的膳食为混合食物，约占5%。

3. 生长所需　为儿童所特有，与生长发育速度成正比，随年龄增长逐渐减少。婴儿期生长发育最快，这项能量的需要占总能量的25%～30%，以后逐渐减少，至青春期体格发育再次加速，能量需要量又增多。

4. 活动消耗　儿童活动所需的能量与活动强度、活动时间、活动类型有关，并随年龄的增加而增加。爱哭闹、活动多的儿童此项能量需要比安静的儿童可高出3～4倍。婴儿每日需15～20kcal/kg，12～13岁时每日需30kcal/kg。当能量摄入减少时，儿童首先表现为活动减少。

5. 排泄消耗　指每日食物不能完全消化吸收而排出体外的能量。约占总能量的10%，腹泻时增加。

以上五个方面所需能量的总和为儿童能量的总需要量。年龄越小所需总能量相对越多。6月龄以内婴儿每日约需90kcal（376.56kJ）/(kg·d)，7～12月龄以内婴儿每日约需80kcal（334.72kJ）/(kg·d)，以后每3岁减去10kcal（41.84kJ）/(kg·d)。总能量的需要存在个体差异，实际应用时，可根据儿童年龄、体重、体型、活动等进行计算和调整。

（二）宏量营养素

1. 蛋白质　蛋白质是构成人体细胞和组织的基本成分，也是保证生理活动的物质基础。由20种氨基酸组成，其中9种为必需氨基酸（亮氨酸、异亮氨酸、色氨酸、赖氨酸、蛋氨酸、苯丙氨酸、苏氨酸、缬氨酸和组氨酸），需要由食物提供。食物中蛋白质氨基酸的模式与人体蛋白质氨基酸模式接近者，称为优质蛋白质，其生物利用率高，主要来源是动物和大豆蛋白质。儿童优质蛋白质的摄入应占总蛋白的50%以上。儿童生长发育快，对蛋白质的需要量相对较高。1岁以内婴儿蛋白质的推荐摄入量为1.5～3g/(kg·d)。1岁以后，蛋白质需要量逐渐减少，至青春期又增加。蛋白质所供能量占每日总能量的8%～15%。

2. 脂类　脂类是脂肪（甘油三酯）、胆固醇和磷脂的总称，是机体的第二供能营养素。构成脂肪的基本单位是脂肪酸，其中最重要的两种脂肪酸是 n－3 型的 α－亚麻酸和 n－6 型的亚油酸，人体不能合成，必须由食物供给，称为必需脂肪酸。亚油酸可衍生成花生四烯酸，主要存在于植物油、坚果类食物；亚麻酸存在于绿叶蔬菜、鱼类脂肪和坚果类食物中。母乳含有丰富的必需脂肪酸。这些必需脂肪酸对细胞膜功能、基因表达、防治心脑血管疾病和生长发育都有重要作用，其中 n－3 型多不饱和脂肪酸对脑、视网膜、皮肤和肾功能的健全十分重要。婴幼儿每日需脂类 4～6g/kg，儿童为 3g/kg，成人需 1.0～1.5g/kg。脂肪所供能量约占每日总能量的 35%，每克脂肪在体内实际产能为 9kcal。

3. 碳水化合物 包括单糖（葡萄糖）、双糖（麦芽糖、蔗糖和乳糖）和多糖（主要为淀粉），是机体最主要的供能来源，各种糖类最终分解为葡萄糖才能被机体吸收利用。婴儿每日约需碳水化合物 12g/kg，儿童需 8～10g/kg。碳水化合物所提供的能量占每日总能量的 55%～65%，每克碳水化合物在体内实际产能亦为 4kcal（与蛋白质相同）。

（三）微量营养素

1. 矿物质 包括常量元素和微量元素。元素的重量占人体总重量 0.01% 以上者称为常量元素，有钙、钠、磷、硫、镁、钾、氯 7 种，其中钙和磷接近人体总重量的 6%，二者构成人体的牙齿、骨骼等组织。但钙摄入过量可能造成一定危害，需特别注意，钙的补充控制在可耐受最高摄入量以下（例如 0～6 月龄：1000mg/d；7～12 月龄：1500mg/d）。乳类是钙的最好来源，大豆是钙的较好来源。元素的重量占体重 0.01% 以下者称为微量元素。人体必需的微量元素主要有 14 种：碘、硒、铁、锌、铜、锰、钼、铬、钴、氟、镍、矾、硅、锡。其中铁、碘、锌缺乏症是全球最主要的微量营养素缺乏症。各种矿物质是机体调节生理生化功能、维持体液的渗透压和酸碱平衡、维持神经肌肉的兴奋性不可缺少的物质。

2. 维生素 是维持人体正常生理功能和细胞特异代谢反应所必需的营养素。机体对维生素的需求量较少，但多数维生素在体内不能合成或合成量不足，必须靠食物供给，一旦缺乏，代谢过程就会停滞。维生素可分为脂溶性和水溶性两大类。脂溶性维生素不溶于水，通过胆汁缓慢排出体外，缺乏时症状出现较迟，过量易致中毒，包括维生素 A、维生素 D、维生素 E、维生素 K；水溶性维生素包括 B 族维生素和维生素 C，易溶于水，其多余部分能迅速从尿液、汗液排出，不易发生中毒，但需每天通过膳食供给，当供给不足时可出现缺乏症状。对儿童来说维生素 A、D、C、B、K、叶酸是容易缺乏的维生素。

（四）其他膳食成分

1. 水 儿童水的需要量与能量摄入、食物种类、肾功能成熟度和年龄等因素有关。婴儿新陈代谢旺盛，需水量相对多，每日需水量约为 150ml/kg，以后每增长 3 岁减少 25ml/(kg·d)。

2. 膳食纤维 指一大类重要的而不能被小肠消化吸收，可进入结肠发酵的碳水化合物，至少包括五种构成物，即纤维素、半纤维素、果胶、黏胶和木质素。主要作用是吸收大肠水分，软化大便，促进肠蠕动，也能吸收胆酸、降解胆固醇、改善肝代谢等。新鲜蔬菜、水果和谷类食物均含有膳食纤维。小婴儿的膳食纤维主要来源是乳汁中未完全被消化吸收的乳糖、低聚糖或食物中未消化吸收的淀粉。

二、婴儿喂养

婴儿喂养方法有母乳喂养、部分母乳喂养和人工喂养三种，其中以母乳喂养最为理想。

（一）母乳喂养

母乳喂养是最自然、最理想的喂养方法，对婴儿的生长发育有不可替代的作用。一般健康母亲的乳汁能提供足月儿正常生长到 6 个月所需的营养素、能量和液体量。

1. 母乳喂养的优点

（1）营养成分合理　母乳的生物效价高，易被婴儿吸收利用。母乳中宏量营养素：蛋白质、脂肪、碳水化合物的比例适宜（1∶3∶6），适合婴儿生长发育的需要。①蛋白质为乳清蛋白，所含酪蛋白少，遇胃酸时凝块较小，利于婴儿消化。乳清蛋白中含大量乳铁蛋白、免疫球蛋白和溶菌酶蛋白，具有抗微生物作用，其氨基酸构成比牛奶更适合于婴儿利用。母乳喂养的婴儿很少产生过敏。②含不饱和脂肪酸较多，初乳中更高，并含脂肪酶，易于消化吸收。脂肪中含丰富的亚油酸、卵磷脂、鞘磷脂以及牛磺酸等，对婴儿大脑发育十分有利。③乳糖中90%为乙型乳糖，利于脑发育；能促进双歧杆菌和乳酸杆菌的生长而抑制大肠埃希菌繁殖，产生B族维生素；利于促进肠蠕动；有利于小肠对钙的吸收；减少腹泻的发生。④电解质浓度低，蛋白质分子小，适于婴儿不成熟的肾发育水平。母乳中钙磷比例适宜（2∶1），易于吸收，较少发生低血钙。⑤含微量元素锌、铜、碘较多，尤以初乳中含量高，对生长发育有利。母乳中铁含量虽与牛乳相似，但母乳中铁吸收率（约49%）高于牛乳（约4%）。

（2）含不可替代的免疫活性成分（营养性被动免疫）　母乳中含有较多的免疫球蛋白，尤其以分泌型IgA（SIgA）为多，初乳中最多；SIgA黏附于肠黏膜上皮细胞表面，封闭病原菌，保护消化道黏膜，抵抗病原微生物的侵袭；乳铁蛋白对铁有强大螯合力，能抑制大肠埃希菌、大多数需氧菌和白色念珠菌的生长。母乳中含有大量的免疫活性细胞，85%～90%为巨噬细胞，10%～15%为淋巴细胞，以及补体、溶菌酶及双歧因子等免疫活性物质。因此，母乳喂养儿患腹泻、呼吸道疾病和传染病相对较少。

（3）哺喂方便、经济　母乳的温度适宜，不需加热，随时直接哺喂，不易被污染和变质，有利于婴儿的健康；乳汁量随儿童的生长而增加，既方便又经济。

（4）有利于增进母婴感情　母乳喂养时，婴儿与母亲皮肤直接接触，通过母亲的抚摸、对视、温言细语，亲密母子关系，使婴儿获得安全感、信任感和愉悦感，增强母婴间依恋情结，有利于婴儿心理和智力发育。

（5）有利于母亲健康　哺乳可刺激产生催乳素，促进子宫收缩，加快产后子宫复原；可抑制排卵，减少受孕机会；降低乳腺癌和卵巢癌的发生率。

2. 各期母乳的成分　分娩后4～5天以内的乳汁为初乳，量较少，每日15ml～45ml，质稍稠而呈微黄色，含蛋白质多，以免疫球蛋白为主而脂肪少，微量元素和免疫物质丰富，非常适合新生儿的需要；分娩后5～14天的乳汁为过渡乳，脂肪含量最高而蛋白质、矿物质含量逐渐减少；分娩后14天以后的乳汁为成熟乳，分泌量随婴儿的增长而增加，每日泌乳总量可达700ml～1000ml，蛋白质含量减少。10个月以后的乳汁，分泌量逐渐减少，各种营养成分下降，已不能满足婴儿的成长需要。

3. 正确的母乳喂养方法

（1）哺乳准备　需要孕前、孕中和产后孕妇身心两方面的准备，促进成功的母乳喂养。①产前准备：保证孕母营养，孕期体重适当增加（12kg～14kg），使母体贮存足够能量，供哺乳时能量的消耗。熟悉母乳喂养的优点，做好孕妇产后哺喂的心理准备。②乳头保健：在妊娠后期，每日用清水擦洗乳头并按摩乳房；乳头内陷者，每日用手指牵拉乳头一至数次，做好哺乳前的准备工作；哺喂前先湿热敷乳房，以促进乳房血液循环，2～3分钟后再从乳房外侧向乳晕方向轻拍或按摩乳房，以利于乳汁分泌。③产后准备：保证乳母睡眠充足、心情愉快，进食含有营养价值较高的食物，一日4～5餐为宜，经常给一些汤汁以利泌乳，同时摄入足够的新鲜蔬菜、水果和海藻类食物。

（2）尽早开奶，按需哺乳　正常新生儿生后半小时内就可哺乳（产后15分钟～2小时内），将婴儿裸体置于母亲胸前进行皮肤接触，同时吸吮乳头，刺激母乳分泌，可减轻婴儿生理性黄疸、生理性体重下降和低血糖的发生。

（3）正确的哺喂技巧　①哺乳的时候婴儿应是清醒状态，有饥饿感，已更换尿布。母亲洗手，清洁乳头。抱起婴儿，最好取坐姿，使婴儿头、肩部枕于母亲一侧手臂的肘弯部，让婴儿用鼻推压或舔乳房，哺乳时婴儿的气味、身体的接触都可刺激乳母的泌乳反射。②哺喂时使婴儿口含乳头及大部分乳晕而不至堵鼻，母亲一手拇指和其余四指分别放在乳房上、下方，哺喂时将整个乳房托起，并注意婴儿吸吮及吞咽情况。每次尽量使一侧乳房排空，再喂另一侧。下次哺喂时，先吃未排空的一侧。喂后将婴儿竖抱，头靠在母亲肩上，轻拍背部，使空气排出，然后让婴儿保持右侧卧位，以防溢乳。③哺乳时间：0～2个月小婴儿每日哺喂多次，按需哺乳，不可定时。

（4）不宜哺乳的情况　凡是母亲感染HIV、患严重疾病（如慢性肾炎、糖尿病、恶性肿瘤、精神病、癫痫、心功能不全、肝炎、结核等）、接受化疗或放疗等不宜哺乳。母亲乙肝表面抗原阳性，若婴儿已常规注射乙肝免疫球蛋白和乙肝疫苗，乙型肝炎病毒携带者并非哺乳的禁忌证；母亲感染结核病，经治疗无临床症状时可继续哺乳。

（二）部分母乳喂养

同时采用母乳与配方奶或兽乳喂养婴儿为部分母乳喂养，有两种方法。

1. 补授法　母乳喂养的婴儿体重增长不满意时，提示母乳不足。补授时，母乳喂哺次数一般不变，每次先哺母乳，将两侧乳房吸空后再以配方奶或兽乳补足母乳不足部分，适合6个月内的婴儿，这样有利于刺激母乳分泌。补授的乳量由小儿食欲及母乳量多少而定，即“缺多少补多少”。

2. 代授法　用配方奶或兽乳替代一次母乳量，为代授法。母乳喂养婴儿准备断离母乳开始引入配方奶或兽乳时宜采用代授法。即在某一次母乳哺喂时，有意减少哺喂母乳量，增加配方奶量或兽乳，逐渐替代此次母乳量，依此类推直到完全替代所有的母乳。

（三）人工喂养

由于各种原因不能进行母乳喂养时，完全采用配方奶或其他兽乳，如牛乳、羊乳、马乳等喂哺婴儿，称为人工喂养。配方奶粉是以牛乳为基础的改造奶制品，使宏量营养素成分尽量“接近”于母乳。使之适合于婴儿的消化能力和肾功能，如降低其酪蛋白、无机盐的含量等；添加一些重要的营养素，如乳清蛋白、不饱和脂肪酸、乳糖；强化婴儿生长所需要的微量营养素如核苷酸、维生素A、维生素D、β胡萝卜素和微量元素铁、锌等。使用时按年龄选用。在不能进行母乳喂养时，配方奶应作为优先选择的乳类来源。

1. 正确的喂哺方法　与母乳喂养一样，人工喂养喂哺婴儿亦需要有正确的喂哺技巧，包括正确的喂哺姿势、婴儿完全清醒状态，还应注意选用适宜的奶嘴和奶瓶、奶液的温度、喂哺时奶瓶的位置。喂养时婴儿的眼睛尽量能与父母（或喂养者）对视交流。

2. 摄入量估计　婴儿的体重、推荐摄入量、以及配方制品规格是估计婴儿配方摄入量的必备资料，应该按照配方奶的说明进行正确配制。市售婴儿配方100g供能约500kcal，以<6月龄婴儿为例，能量需要量为90kcal/(kg·d)，故需婴儿配方奶粉约18g/(kg·d)或135ml/(kg·d)。

（四）婴儿食物转换

婴儿期随着生长发育的逐渐成熟，需要进入到由出生时的纯乳类向固体食物转换的换乳期。换乳期的泥状食物是人类生态学发展中不可逾越的食物形态，它不仅提供营养素，对儿童消化功能发育以及进食能力和行为的养成还有重要促进作用，应引起儿科医师、家长或照料者重视。

1. 不同喂养方式婴儿的食物转换　婴儿喂养的食物转换过程是让婴儿逐渐适应各种食物的味道，培养婴儿对其他食物感兴趣，逐渐由乳类为主要食物转换为进食固体食物为主的过程。母乳喂养婴儿的食物转换问题是帮助婴儿逐渐用配方奶或兽乳完全替代母乳，同时引入其他食物；部分母乳喂养和人工喂养婴儿的食物转换是逐渐引入其他食物。

2. 转乳期食物（也称辅助食品） 转乳期食物是除母乳或配方奶（兽乳）外，为过渡到成人固体食物所添加的富含能量和各种营养素的半固体食物（泥状食物）和固体食物（表3-2）。给婴儿引入食物的时间和过程应适合婴儿的接受能力，保证食物的结构、风味等能够被婴儿接受。

应根据婴儿体格生长、神经发育、摄食技能、社交技能几方面发育状况决定引入其他食物。一般应在婴儿体重达6.5~7kg，能保持姿势稳定、控制躯干运动、扶坐、用勺进食等，此时年龄多为4~6月龄。

表3-2　转入期食物引入

月龄	食物性状	种类	餐数		进食技能
			主要营养源	辅助食品	
4~6月	泥状食物	菜泥、水果泥、含铁配方米粉、配方奶	6次奶（断夜间奶）	逐渐加至1次	用勺喂
7~9月	末状食物	稀（软饭）、配方奶、肉末、菜末、蛋、鱼泥、豆腐、水果	4次奶	1餐饭、1次水果	学用杯
10~12月	碎食物	软饭、配方奶、碎肉、碎菜、鱼肉、豆制品、水果	3次奶	2餐饭、1次水果	抓食、断奶瓶、自用勺

3. 辅助食品引入的原则

（1）从少到多　即在哺乳后立即给予婴儿少量含强化铁的米粉，用勺进食，6~7月龄后可代替1次乳量。

（2）从细到粗　从泥（茸）状过渡到碎末状可帮助学习咀嚼，增加食物的能量密度。

（3）从软到硬　随着婴儿年龄增长，其食物有一定硬度可促进孩子牙齿萌出和咀嚼功能形成。

（4）从一种到多种　如蔬菜或水果的引入，应每种菜或水果泥尝试喂养1~2次/日，直至3~4日婴儿习惯后再换另一种，以刺激味觉的发育。单一食物引入的方法可帮助了解婴儿是否出现食物过敏。

（5）注意进食技能培养　尽量让孩子主动参与进食，同桌进餐增加孩子对食物的兴趣，如7~9个月孩子可抓食，1岁后可自己用勺进食，既可增加婴儿进食的兴趣，又有利于眼手动作协调和培养独立能力。不宜使用强迫、粗暴的被动喂养方式导致婴幼儿产生厌倦和恐惧进食的心理反应。

（五）幼儿营养

1. 营养特点 体格生长速度减慢，但仍处于快速生长发育的时期，且活动量加大，仍需保证充足的能量和优质蛋白质的摄入。咀嚼和胃肠消化吸收能力尚未健全，喂养不当易发生消化紊乱。心理上逐渐向个性化发展，自我进食的意识强烈，能逐渐自己使用杯子、汤匙进食，但容易出现与进食相关的逆反心理。

2. 膳食安排 幼儿膳食中各种营养素和能量的摄入需满足该年龄阶段儿童的生理需要。蛋白质每日40g左右，其中优质蛋白（动物性蛋白质和豆类蛋白质）应占总蛋白的1/2。蛋白质、脂肪和碳水化合物产能占比为10%~15%、30%~35%、50%~60%。

3. 进食技能培养 幼儿进餐应有规律，包括定时、定点、适量进餐，每日4~5餐为宜，即早、中、晚正餐、点心1~2次，进餐时间20~25分/次为宜。培养儿童自我进食技能的发展，不规定进食方法（手抓、勺、筷），不强迫进食，2岁后应独立自由进食。

第四节　儿科病史采集和体格检查

PPT

儿科学的研究和服务对象是儿童，其病史采集、记录和体格检查的内容、程序、方法以及分析判断等方面有别于成人，具有其自身特点，故在要求上与成年人有一定差异。熟练掌握有关的方法和技巧，是开展儿科诊疗工作的基础；实施准确全面的病史采集和体格检查，是正确诊断疾病的基础，病历记录则是最重要的医疗证据。在实际临床工作中，如果遇到急诊或危重患者，应在简要评估病情的前提下，先抢救患者，待患者病情稳定后再进行完整的病史采集和全面的体格检查。

一、病史采集和记录

病史采集要准确。在病史询问过程中态度要和蔼亲切，语言通俗易懂，要注重与家长的沟通，避免使用晦涩难懂的医学术语，不能用暗示的言语或语气来诱导家长做出主观期望的回答。要关心家长与孩子，以取得家长和孩子的信任。患儿或家长叙述时，要专心倾听、重点询问，从叙述提供的信息中发现对诊断有用的线索。要尊重家长和孩子的隐私并为其保密。病史采集内容包括：

1. 一般内容 记录患儿的姓名、性别、年龄（采用实际年龄，新生儿记录为日龄，婴儿记录为月龄，1 岁以上记录为几岁几月）、种族、籍贯、家庭住址、联系方式，父母或抚养人的姓名、年龄、职业、文化程度，病史叙述者与患儿的关系以及病史的可靠程度、入院时间及记录时间等。

2. 主诉 用病史提供者的语言简要概括病史中主要症状或体征及其持续时间。例如：“持续发烧 5 天”或“间断腹痛 3 天”。

3. 现病史 为病历的主要部分。详细描述此次患病的情况，包括主要症状、病情发展和诊疗经过。要特别注意以下五点。①病情的发生、演变过程，如主要症状的特征、出现时间及演变，有何伴随症状等；②有鉴别意义的症状包括阴性症状，也要询问并记录在病史中；③已经做过的检查和结果；④已进行治疗的患儿治疗情况，具体用药情况应详细，如药物名称、剂量、给药方式、时间、治疗效果及有无不良反应等；⑤发病后患儿的一般情况，如精神状态、吃奶或食欲情况、大小便、睡眠等以及其他系统的症状。

4. 个人史 包括出生史、喂养史、生长发育史，不同年龄、不同疾病在询问时各有侧重。

（1）出生史 母孕期的情况、胎次产次，出生体重、是否足月、生产方式、出生时有无窒息或产伤，Apgar 评分情况等。新生儿和小婴儿、疑中枢神经系统有发育问题的患儿应详细了解围生期有关情况。

（2）喂养史 包括喂养方式、喂哺的量和种类、人工喂养奶量的配制、断奶时间、添加辅助食物的情况、大小便情况等。年长儿需注意有无挑食、偏食等不良饮食习惯。

（3）生长发育史 包括体格生长和神经心理发育两方面。如体重和身高增长情况，前囟闭合及乳牙萌出的时间等，语言、运动发育的具体情况。学龄儿童学习成绩和行为表现等。

5. 既往史 包括以往疾病史和预防接种史。

（1）既往疾病史 既往患过的疾病、患病时间和治疗结果，重点了解传染病史；有无药物或食物过敏史。

（2）预防接种史 对基础及非基础免疫程序接种的疫苗，均应逐一询问并记录接种疫苗的种类、时间、次数，有无不良反应。

6. 家族史 家族中有无遗传性、过敏性、急慢性传染病患者；如有，则应详细了解与患儿接触的情况。父母是否近亲结婚、同胞的健康情况（死亡者应了解死亡原因和死亡年龄）。父母或抚养人及家庭成员的健康状况、家庭经济情况、居住环境、父母对患儿的关爱程度和对患儿所患疾病的认识等。

7. 传染病接触史 疑为传染性疾病患儿，应详细了解其接触史，包括患儿与疑诊或确诊传染病患者的关系、接触方式和时间等，该患者的治疗经过和转归等。

二、体格检查

为了获得准确无误的体格检查资料，检查时要创造一种自然轻松的气氛，以尽可能取得患儿和家长（或照顾者）的合作。

（一）体格检查的注意事项

1. 与患儿和家长（或照顾者）建立良好的关系 开始询问病史时和患儿微笑，呼唤患儿的名字或乳名，用语言表扬鼓励患儿，或用手轻轻抚摸患儿使其消除或减少紧张、恐惧心理，取得患儿的信任和合作。同时观察患儿的精神状态、对外界的反应及智力情况。检查时态度和蔼，动作轻柔，全面仔细，注意患儿的舒适度，如保暖、听诊器胸件的温度。对年长儿还要照顾他们的害羞心理和自尊心。

2. 增加患儿的安全感 检查时应尽量让患儿与家长（或照顾者）在一起，婴幼儿可坐或躺在家长（或照顾者）的怀里，检查者顺应患儿的体位。

3. 检查顺序可根据患儿情况灵活安排 在患儿较安静时，先进行心肺听诊和腹部触诊等易受哭闹影响的检查。容易观察的部位随时查，如四肢、躯干、骨骼、全身浅表淋巴结等；对患儿有刺激不易接受的部位，如口腔、咽部以及有疼痛的部位放在最后检查。

4. 急症或危重抢救病例 应先重点检查生命体征或与疾病有关的部位，全面的体检安排在病情稍稳定后进行，也可边抢救边检查。

5. 注意消毒及卫生 小儿免疫功能差。为防止交叉感染，检查前应先清洗双手，使用消毒后的一次性压舌板，检查用具及工作衣要勤消毒。

（二）检查项目与方法

1. 一般状况 询问病史的同时注意观察小儿的营养发育情况、神志、表情、对周围事物的反应、皮肤颜色、体位、行走姿势和语言能力等。

2. 一般测量 包括体温、呼吸、脉搏、血压、身长、体重、头围、胸围等。

（1）体温 可根据患儿的年龄和病情选用测温的方法。①腋测法：安全、方便，最常用，但测量的时间较长。将消毒的体温计水银头置于小儿腋窝深处，将上臂紧压腋窝，保持至少 5 分钟以上，36～37℃为正常。②肛测法：测温时间短、准确。小儿取侧卧位，下肢屈曲，将已涂满润滑油的肛表水银头轻轻插入肛门内 3～4cm，测温 3～5 分钟，36.5～37.5℃为正常，1 岁以内小儿、不合作的儿童以及昏迷、休克患儿可采用此方法。③口测法：准确方便，将体温计水银头置于小儿舌下，保持至少 3 分钟，37.0℃为正常，适用于神志清楚且配合的 6 岁以上的小儿。④耳内测温法：准确、快速，不会造成交叉感染，也不会激惹患儿，该方法目前在临床或家庭使用已较为普遍。

（2）呼吸、脉搏 应在小儿安静时进行。小儿呼吸频率可通过听诊或观察腹部起伏而得。需同时观察呼吸的节律和深浅。对年长儿一般选择较浅的动脉如桡动脉来检查脉搏，婴幼儿最好检查股动脉或通过心脏听诊来检测。应注意脉搏的速率、节律、强弱及紧张度。各年龄组小儿呼吸脉搏正常值（表 3-3）。

表 3-3 各年龄小儿呼吸、脉搏（次/分）

年龄	呼吸	脉搏	呼吸：脉搏
新生儿	40～45	120～140	1：3
<1 岁	30～40	110～130	1：3～1：4
1～3 岁	25～30	100～120	1：3～1：4
4～7 岁	20～25	80～100	1：4
8～14 岁	18～20	70～90	1：4

（3）血压　测量血压时应根据不同的年龄选择不同宽度的袖带，袖带的宽度应为上臂长度的1/2～2/3。年龄越小，血压越低。不同年龄小儿血压的正常值可用公式推算：收缩压（mmHg）=80+（年龄×2），舒张压为收缩压的2/3（mmHg 测定值÷7.5=kPa）。

3. 皮肤和皮下组织　在自然光线下仔细观察身体各部位皮肤有无苍白、黄染、发绀、潮红、皮疹、瘀点（斑）、脱屑、色素沉着，毛发有无异常，触摸皮肤的弹性、皮下组织及脂肪的厚度、有无水肿及水肿的性质。

4. 淋巴结　包括浅表淋巴结的大小、数目、活动度、质地、有无粘连及压痛等。正常情况下各部位可触及单个质软的黄豆大小的淋巴结，活动，无压痛。

5. 头部

（1）头颅　观察大小、形状，必要时测量头围；前囟大小及紧张度、有无凹陷或隆起；小婴儿要观察有无枕秃和颅骨软化、血肿或颅骨缺损等。

（2）面部　有无特殊面容，眼距宽窄，鼻梁高低，注意双耳位置和形状等。

（3）眼、耳、鼻　有无眼睑水肿、下垂、眼球突出、斜视、结膜充血、眼分泌物、角膜混浊、瞳孔大小、形状和对光反应。检查双外耳道有无分泌物、局部红肿及外耳牵拉痛；观察鼻形、鼻腔分泌物及通气情况，注意有无鼻翼扇动。

（4）口腔　口唇有无苍白、发绀、干燥、口角糜烂、疱疹。口腔黏膜有无充血、溃疡、黏膜斑、鹅口疮，腮腺开口处有无红肿及分泌物，牙齿数目及龋齿数。舌苔颜色，有无地图舌、杨梅舌等。咽部检查时医生一手固定小儿头部使其面对光源，一手持压舌板，在小儿张口时进入口腔，压住舌后根部，利用小儿反射性恶心暴露咽部的短暂时间，迅速观察双侧扁桃体是否肿大，有无充血、分泌物、脓点、假膜及咽部有无溃疡、充血、滤泡增生、咽后壁脓肿等情况。

6. 颈部　颈部是否软，有无斜颈、短颈或颈蹼等畸形，颈椎活动情况；甲状腺有无肿大，气管位置是否居中；颈静脉充盈及搏动情况，有无颈肌张力增高或弛缓等。

7. 胸部

（1）胸廓　注意有无胸廓畸形，胸廓两侧是否对称，是否桶状胸，心前区有无隆起，有无肋间隙饱满、凹陷、增宽或变窄、鸡胸、漏斗胸、肋骨串珠等。

（2）肺　视诊应注意呼吸频率和节律，有无呼吸困难和呼吸深浅改变，吸气性呼吸困难时可出现“三凹征”，呼气性呼吸困难时可出现呼气延长。触诊在年幼儿可利用啼哭或说话时进行。小儿胸壁薄，叩诊反响比成人清，故叩诊时用力要轻或用直接叩诊法（用两个手指直接叩击胸壁）。听诊时尽量保持小儿安静，正常小儿呼吸音较成人响，呈支气管肺泡呼吸音，应注意听腋下、肩胛间区及肩胛下区有无异常。小儿啼哭后深吸气时容易闻及细湿啰音。

（3）心脏　视诊观察心前区是否隆起，心尖搏动强弱和搏动范围，正常小儿心尖搏动范围在2～3cm^2之内。触诊主要检查心尖搏动的位置及有无震颤，并应注意出现的部位和时相。通过叩心界估计心脏大小、形状及其在胸腔的位置，3岁以内婴幼儿一般只叩心脏左右界；叩左界时从心尖搏动点左侧起向右叩，听到浊音改变即为左界；叩右界时先叩出肝浊音界，然后在其上一肋间自右向左叩，有浊音改变时即为右界（各年龄小儿心界参考值见表3-4）。心脏听诊应在安静环境下进行，听诊器的胸件要小。小婴儿第一心音与第二心音响度几乎相等；随年龄的增长，心尖部第一心音较第二心音响亮，而心底部第二心音超过第一心音。小儿时期肺动脉瓣区第二心音比主动脉瓣区第二心音响。学龄前期及学龄期儿童常于肺动脉瓣区或心尖部听到生理性收缩期杂音或窦性心律不齐。

8. 腹部　视诊是否平坦、膨隆或凹陷，有无脐疝、腹壁静脉曲张，有无肠型及蠕动波。新生儿应注意脐部有无分泌物、出血、炎症。触诊可让其躺在母亲怀里或在哺乳时进行，哭闹不止的小儿可利用其吸气时做快速扪诊，观察小儿表情反应判断有无压痛。正常婴幼儿肝脏可在肋缘下 1 ~ 2cm 处扪及，柔软无压痛；6 ~ 7 岁后不应在肋下触及。小婴儿偶可触及脾脏边缘。叩诊检查内容与成人相同。小儿腹部听诊有时可闻及肠鸣音亢进。

表 3-4 各年龄小儿心界参考值

年龄	左界	右界
<1 岁	左乳线外 1 ~ 2cm	沿右胸骨旁线
1 ~ 4 岁	左乳线外 1cm	右胸骨旁线与右胸骨线之间
5 ~ 12 岁	左乳线上或乳线内 0.5 ~ 1cm	接近右胸骨线
>12 岁	左乳线内 0.5 ~ 1cm	右胸骨线

9. 脊柱和四肢 注意有无畸形、躯干与四肢比例和佝偻病体征；观察手、足指（趾）有无杵状指、多指（趾）畸形等。

10. 会阴、肛门和外生殖器 观察有无畸形（如肛门闭锁、尿道下裂、两性畸形）、肛裂；女孩有无阴道分泌物、畸形；男孩有无隐睾、包皮过长或过紧、鞘膜积液和腹股沟疝等。

11. 神经系统 根据病种、病情、年龄等选择必要的检查。①神经反射：新生儿期特有的反射如吸吮反射、拥抱反射、握持反射等是否存在；有些神经反射有其年龄特点，如新生儿和小婴儿期提睾反射、腹壁反射较弱或不能引出，但跟腱反射亢进，并可出现踝阵挛；2 岁以下的小儿 Babinski 征可呈双侧阳性，但一侧阳性，另一侧阴性则有临床意义。②脑膜刺激征：如颈部有无抵抗、Kernig 征和 Brudzinski 征是否阳性。正常小婴儿屈肌张力高，Kernig 征可为阳性。由于小儿不配合，要反复检查才能正确判定。

PPT

第五节 儿科疾病治疗原则

儿童处于不断的生长发育过程中，疾病特点与成年人不同，又有不同年龄的差异。因而在疾病诊治方面须充分考虑患儿年龄因素。由于小儿起病急，变化快，一处病变容易波及多处甚至影响全身，故治疗方案要及时、全面、突出重点，治疗措施要准确、得当，治疗过程中更需要爱心、耐心、细心和医术精湛。这就要求儿科临床工作者必须熟练掌握护理、饮食、心理、用药及操作等各方面的治疗技术，使患儿身心顺利康复。

一、儿科护理

护理是患儿康复过程中极为重要的一个环节，许多治疗操作均通过护理工作来实施。良好的护理对促进患儿康复有着重要作用。儿科医师应熟悉护理工作，体现医护密切协作，提高治疗效果。

1. 细致的临床观察 儿童疾病多起病急、进展快、变化多，常不典型，细致的、密切的临床观察，容易及时发现病情变化和患儿的细微表现，以利于判断病情进展和调整治疗方案。如通过细致的观察，方能鉴别婴儿哭闹是正常的生理要求还是疾病的表现，细致的观察是鉴别两者的关键。

2. 合理的病室安排 病室要整洁安静，舒适温馨，空气新鲜流通，温湿度适宜，阳光充足。为提高治疗和护理的质量，可按年龄、病种、病情和护理要求合理安排病房及病区。

3. 规律的病房生活 保证患儿充足的睡眠和休息，定时进餐。观察病情应尽量不影响患儿的睡眠，尽可能集中时间进行护理、诊断和治疗操作。

4. 预防医源性疾病 ①防止交叉感染：医护人员在接触患儿前、后均应洗手，病室要定时清扫消毒；②防止医源性感染：正确规范进行各种医护操作，严格执行无菌操作及隔离制度；③加强安全管理，防止意外的发生（如坠床、误服药物、器械损伤等）；喂奶和喂药要将婴儿抱起，避免呛咳、呕吐引起窒息。

二、饮食治疗

根据病情选择适当的饮食有助于治疗和康复；不恰当的饮食可使病情加重，甚至危及生命。母乳是婴儿最佳食品，在患病期间，母乳喂养儿应继续母乳喂养。

1. 一般膳食

（1）普通饮食　采用易消化、营养丰富、热能充足的食物。

（2）软食　要求食物烹调细、软、烂，介于普通饮食和半流质饮食之间，如稠粥、烂饭、面条、馒头、肉末、鱼羹等，供消化功能尚未完全恢复或咀嚼能力弱的患儿。

（3）半流质饮食　呈半流体状或羹状，如牛乳、豆浆、稀粥、烂面、蒸蛋羹等组成，可另加少量饼干、面包，适用于消化功能弱、不能咀嚼吞咽大块固体食物的患儿。

（4）流质饮食　全部为液体，如牛乳、豆浆、米汤、蛋花汤、果汁、肉汤等，适用于高热、急性感染、消化系统疾病、胃肠道手术后患儿，也可作为鼻饲食品。

（5）乳品　①各种婴儿或早产儿配方奶：供新生儿、早产儿食用；②脱脂奶：半脱脂或全脱脂奶，供腹泻或消化功能差者短期食用；③酸奶：蛋白凝块小、易消化，供腹泻及消化功能差的患儿食用；④豆奶：适用于乳糖不耐受和牛乳过敏的小儿；⑤无乳糖奶粉：长期腹泻、有乳糖不耐受的婴儿使用；⑥低苯丙氨酸奶粉：用于确诊为苯丙酮尿症的婴儿；⑦氨基酸配方奶或深度水解奶：用于牛奶蛋白过敏的患儿食用。

2. 特殊膳食　①少渣饮食：纤维素含量少，易于消化，适用于胃肠感染、肠炎患儿；②无盐及低盐饮食：低盐饮食每日食物中含盐量在3g以下，膳食中不另外加食盐或酱油等，供心力衰竭和肝、肾疾病导致的水肿患儿食用；③贫血饮食：适用于贫血患儿，每日增加含铁食物，如动物血、肝及各种肉类等；④高蛋白膳食：适用于营养不良、消耗性疾病患儿，在一日三餐中添加富含蛋白质的食物，如鸡肉、鸡蛋、瘦肉或豆制品等；⑤低脂肪饮食：适用于肝病患儿，膳食中不用或禁用油脂、肥肉等；⑥低蛋白饮食：适用于尿毒症、肝性脑病和急性肾炎少尿期患儿，膳食中减少蛋白质含量，以碳水化合物类食物补充能量；⑦低热能饮食：一日三餐中普通饮食减少脂肪和糖类的含量，又要保证蛋白质和维生素的需要量，适用于单纯性肥胖症患儿；⑧检查前饮食：某些辅助检查之前对饮食有特别要求，如潜血膳食、胆囊造影膳食、干膳食等。

3. 禁食　对于消化道出血或术后等不能进食的患儿，采取禁食。但应注意静脉供给足够热量、水、电解质和维生素等。

三、药物治疗

小儿因器官功能发育不成熟，不同年龄期对药物的敏感性、耐受性及不良反应不同，对药物的毒副反应比成人敏感。例如，吗啡对新生儿的呼吸中枢抑制作用明显高于年长儿，巴比妥类、吗啡、四环素在幼儿脑中浓度明显高于年长儿等。因此，选择药物必须充分掌握药物适应证、禁忌证以及用药方法，做到慎重确切，剂量恰当。

（一）药物选择

1. 合理使用抗生素　儿童感染性疾病常见，儿科工作中既要掌握抗生素的药理作用和用药指征，也要重视其毒副作用；过量使用抗生素容易引起肠道菌群失衡，体内微生态紊乱；滥用广谱抗生素，容易产生微生物对药物的耐受性；不同病原体感染、不同组织器官感染选择抗生素的种类不同，用药方法、途径、剂量、疗程等均不同。

2. 肾上腺皮质激素 短疗程常用于过敏性疾病、重症感染性疾病等；长疗程则用于治疗肾病综合征、血液病、自身免疫性疾病等。哮喘、某些皮肤病则提倡局部用药。在使用中必须注意适应证，重视其副反应，不可滥用或盲目大剂量使用。短期大量使用可掩盖病情，故诊断未明确时一般不用。水痘患儿禁用激素，以防加重病情。

3. 退热药 一般使用对乙酰氨基酚和布洛芬，剂量不可过大。3 个月以内的婴儿多用物理降温，慎用退热药。婴儿不宜使用阿司匹林，以免发生瑞氏综合征（Reye）。

4. 镇咳止喘药 婴幼儿一般不用镇咳药，多用祛痰药口服或雾化吸入，使呼吸道分泌物稀释、易于咳出。哮喘病儿提倡局部吸入 β_2 受体激动剂类药物，必要时也可用茶碱类（新生儿、小婴儿慎用）。

5. 止泻药与泻药 对腹泻患儿不主张用止泻药，除防治脱水和电解质紊乱外，可适当使用保护肠黏膜的药物，或辅以含双歧杆菌或乳酸杆菌的制剂，调节肠道的微生态环境。小儿便秘一般不用泻药，多采用调整饮食和松软大便的通便法。

6. 镇静止惊药 在患儿高热、烦躁不安、惊厥时，可选用镇静止惊药，如苯巴比妥、水合氯醛、地西泮等。

7. 乳母用药 阿托品、苯巴比妥、水杨酸盐等药物可经母乳影响哺乳婴儿，应慎用。

8. 新生儿、早产儿用药 因肝、肾等代谢功能极不成熟，不少药物易引起毒副反应，如磺胺类药、维生素 K 可引起高胆红素血症，氯霉素可引起“灰婴综合征”等，故用药时必须慎重。

（二）给药方法

根据年龄、疾病及病情选择给药途径、药物剂型和用药次数，给药途径应尽量选用患儿及家长可以接受的方式。

1. 口服法 是最常用的给药方法。婴幼儿用糖浆、冲剂较合适，也可将药片捣碎后加糖水吞服，年长儿可用片剂或药丸。给婴儿喂药时要注意正确方法，避免引起呛咳、窒息。病重者可采用鼻饲给药。

2. 注射法 比口服法奏效快，常用肌内注射和静脉注射，其次为皮下注射、鞘内注射等。肌内注射次数过多可造成臀肌挛缩，影响下肢功能。静脉推注多在抢救时应用；静脉滴注应根据年龄大小、病情严重程度控制滴速。注射法适用于病情较重、口服药物不能奏效或有困难（如昏迷），或药物剂型用法有特殊要求者。

3. 外用软膏 多用，也可用水剂、混悬剂、粉剂等。要防止小儿用手抓摸药物，误入眼、口引起意外。

4. 其他方法 常用雾化吸入法，有时采用灌肠法。含剂、漱剂年长儿可采用。

（三）药物剂量计算

1. 按体重计算 是最常用、最基本的计算方法，可计算出每日或每次需要量。每日（次）剂量 = 患儿体重（kg）× 每日（次）每千克体重所需药量。患儿体重应以实际测得值为准。临时对症用药如退热、催眠药等，常按每次剂量计算；需连续应用数日的药（如抗生素等）按每日剂量计算，然后再根据药物的半衰期每日内分次使用。年长儿按体重计算如已超过成人量则以成人量为上限。

2. 按体表面积计算 此法更为准确，但因计算繁琐而不便应用，且许多药物没有按体表面积提供剂量。儿童体表面积计算公式为：

≤30kg 者，体表面积（m^2）= 体重（kg）×0.035 +0.1；

>30kg 者，体表面积（m^2）=［（体重（kg）−30）］×0.02 +1.05

3. 按年龄计算 剂量幅度大、不需十分精确的药物，如营养类药物等可按年龄计算，比较简单易行。

4. 按成人剂量折算 对于未提供小儿剂量的药物，可用此法。小儿剂量 = 成人剂量 × 小儿体重(kg)/50，所得剂量易偏小，故不常用。

无论哪种方法计算的用药剂量，均不能机械应用，须结合患儿年龄、病情、用药目的等综合考虑，体现用药剂量的个体化。如：新生儿或小婴儿肾功能较差，一般药物剂量宜偏小；但对新生儿耐受较强的药物如苯巴比妥，则可适当增大用量；重症患儿、通过血 - 脑屏障发挥作用的药物，剂量也应相应增大。

四、心理治疗

随着社会的发展，医学模式已由生物医学模式转变为生物 - 心理 - 社会医学模式，心理问题对儿科疾病治疗和康复的影响越来越重要。儿童在患病期和疾病治疗期，常会出现焦虑、紧张、退缩、抑郁和恐惧等心理、情绪障碍，可能因此导致病情加重，成为治疗效果不佳的原因之一。因此，儿科临床工作者在疾病的诊治过程中，应重视各种心理因素，学习并掌握临床心理治疗和心理护理的基本方法。应遵循以下基本原则开展心理治疗。

（1）不同年龄儿童的心理需求及心理问题不同。应掌握儿童心理发育的规律和各年龄段儿童心理特点，对患有不同疾病的患儿采取相应的心理治疗和心理干预。

（2）患病儿童易产生心理负担，又进入陌生的医院环境，容易产生焦虑、紧张甚至恐怖。常见症状为哭闹、失眠、情绪低落或缄默，有的患儿拒绝交流、拒绝诊疗。应对患儿细心了解、观察，及时发现心理问题，及时给予疏导和治疗。

（3）运用语言与非语言沟通技巧，了解患儿的内心需要，给患儿介绍医院环境及其他患儿，尽快让患儿减轻陌生感。对患儿入院后出现的反抗、哭闹等，应予以理解，并以暗示方法和循循善诱帮助患儿疏泄内心的压抑，激发其情绪释放。还可根据患儿病情安排适当游戏，让患儿通过游戏表达情感、发泄恐惧和焦虑情绪，从而促进患儿的身心康复。

五、伦理学原则

近十余年来，伦理问题受到高度重视。儿科患者同样应当享有治疗权、知情权、不受伤害权、自主权和隐私权，保护和实现这些权利是医学道德和伦理学基本要求。儿科医务人员必须考虑儿科工作的特点和患儿及其家属的心理、社会需要，在医疗过程中注意与成人治疗的区别，需要加强伦理学的视角，在工作中不断地学会站在患儿的角度多为患儿着想，并且配合护理工作者开展医疗工作，以规范化的医疗服务于临床，以人性化的服务让患儿满意，本着为患儿终身负责的精神，做好每项医疗护理工作。

答案解析

目标检测

一、单选题

1. 新生儿期是指

   A. 脐带结扎到生后 28 天　　B. 生后 1 个月内

   C. 生后 7 天内　　D. 28 周胎龄至生后 7 天

   E. 出生到未满 1 个月

2. 儿童意外伤害率最高发生在

A. 胎儿期　　B. 新生儿期　　C. 婴儿期

D. 幼儿期　　E. 学龄期

3. 婴儿期是指

A. 出生至不满 1 周

B. 胎龄 28 周至出生后 1 周

C. 出生至 3 周岁

D. 受精后至生后 1 周

E. 出生至不满 2 岁

4. 儿童体格生长第二个高峰期是

A. 新生儿期　　B. 婴儿期　　C. 幼儿期

D. 青春期　　E. 学龄期

5. 新生儿期的保健重点不包括

A. 保暖　　B. 母乳喂养　　C. 保持脐部清洁

D. 多与人接触　　E. 保持皮肤清洁

6. 婴儿期的预防接种正确程序是

A. 2～3 个月接种卡介苗

B. 2 个月开始口服脊髓灰质炎疫苗

C. 6～8 个月接种百日咳疫苗

D. 8～10 个月接种流脑疫苗

E. 4～5 个月接种麻疹疫苗

7. 关于纯母乳喂养的描述，不正确的是

A. 3 月龄前按需哺乳　　B. 不必补钙

C. 不必补维生素 D　　D. 餐间不可加水

E. 4～6 个月前不加其他食物

8. 关于母乳的描述，不正确的是

A. <4 日的母乳称初乳

B. 母乳中含有多种生物活性物质

C. 母乳中含较多不饱和脂肪酸

D. 母乳中乳糖含量高，对钙吸收有利

E. 母乳中矿物质含量高于牛奶

9. 0～2 个月婴儿母乳喂养的正确做法是

A. 开奶时间不宜太早　　B. 加糖水　　C. 不定时哺乳

D. 不补充维生素 D　　E. 不喂夜间奶

10. 我国 1 岁内小儿基础计划免疫中不包括

A. 乙型脑炎疫苗

B. 脊髓灰质炎疫苗

C. 麻疹疫苗

D. 百日咳－白喉－破伤风混合疫苗

E. 卡介苗

二、思考题

1. 儿童保健的具体方法有哪些？
2. 母乳喂养的优点有哪些？

（苏　琼）

书网融合……

本章小结

微课

题库

第四章　营养障碍性疾病

学习目标

1. 通过本章学习，重点把握营养障碍性疾病的临床表现、诊断、预防和治疗。

2. 学会对营养障碍性疾病患儿的病史采集、体格检查，并能做出诊疗方案，能指导家长正确预防营养障碍性疾病，能与患儿及其家长进行有效沟通。

情境导入

情境描述　男孩，11 个月。因近 2 个月烦躁多汗、睡眠不安来院就诊。患儿系足月顺产，人工喂养，6 个月来添加米粉、蛋黄、肉汤、菜汤等辅食，尚不能站立，乳牙未出。平时易激惹。

查体：T 36℃，R 32 次/分，P 110 次/分。面色苍白，方颅，枕秃，胸廓可见肋膈沟，心肺正常，腹软，肝在肋缘下 1cm，质软，肌张力低，其余未见异常。

辅助检查：血生化检查血钙 2.0mmol/L，血磷 1.0mmol/L，碱性磷酸酶增高。X 线示骨干骺端增宽，呈毛刷状、杯口状改变，临时钙化带消失。

讨论　1. 该患儿的初步诊断是什么？诊断依据有哪些？

2. 应采取哪些治疗措施？

第一节　蛋白质 - 能量营养不良

PPT

儿童的营养状况是衡量儿童健康水平的灵敏指标。蛋白质 - 能量营养不良（PEM）是由于缺乏能量和（或）蛋白质所致的一种慢性营养缺乏症，主要见于 3 岁以下婴幼儿。临床上以体重明显减轻、皮下脂肪减少和皮下水肿为特征，较重者生长发育停滞，常伴有各器官系统的功能紊乱，引起各种并发症。急性发病者常伴有水、电解质紊乱，慢性者常有多种营养素缺乏。临床常见三种类型：以能量供应不足为主的消瘦型；以蛋白质供应不足为主的水肿型以及介于两者之间的消瘦 - 水肿型。据世界卫生组织和联合国儿童基金会专家估计，发展中国家约 1/3 的儿童患有营养不良。在我国，随着经济水平的提高和卫生知识的普及，当前营养不良患病率，特别是重度营养不良患病率已明显下降。

一、病因

（一）喂养不当

由于婴幼儿生长发育迅速，需要营养物质较多，而消化功能发育不成熟，故在喂养不当的情况下容易引起营养不良。例如母乳不足或无母乳，牛乳调配过稀或单纯以米、面糊或奶糕等淀粉类食物喂养，缺乏蛋白质、脂肪等其他营养物质；人工或母乳喂养者，未及时添加辅食、或突然断奶；多吃零食，饥饱不均或偏食等不良的饮食习惯。

（二）疾病影响

某些疾病使患儿长期摄食不足或食物不能充分消化、吸收、利用，以及代谢消耗过多，均可促使营养不良发生。多见于消化系统疾病，如婴儿腹泻、双糖酶缺乏、肠吸收不良症等；先天性畸形如唇裂、腭裂、幽门狭窄等；急慢性疾病如麻疹、肝炎、慢性细菌性痢疾、结核病的恢复期等；糖尿病、甲状腺功能亢进、发热类疾病、恶性肿瘤等因消耗过多导致营养不良。

（三）其他因素

双胎或多胎、先天不足、早产等的追赶生长，因需要量增多引起营养相对缺乏。护理不当，睡眠不足，活动过度及精神因素均可影响食欲。有研究表明，儿童营养不良与其家庭的社会经济状况、父母的文化程度、饮食习惯、家庭子女的数量、居住环境、饮用水安全等有非常密切的关系。较重的营养不良往往是多种因素所致。

二、发病机制

（一）新陈代谢异常

1. 蛋白质代谢　蛋白质摄入不足或蛋白质丢失过多，使体内蛋白质代谢处于负氮平衡。当血清总蛋白 <40g/L、白蛋白 <20g/L 时，可发生低蛋白性水肿。

2. 脂肪代谢　能量摄入不足时，体内脂肪大量消耗以维持生命活动，故血清胆固醇下降。肝脏是脂肪代谢的主要器官，当体内脂肪消耗过多，超过肝脏的代谢能力时可造成肝脏脂肪浸润及变性。

3. 糖代谢　由于食入不足和消耗增多，故糖原不足和血糖偏低，轻度时症状并不明显，重者可引起低血糖昏迷甚至猝死。

4. 水盐代谢　由于脂肪大量消耗，细胞外液增加，低蛋白血症可进一步加剧而呈现水肿；同时 ATP 合成减少可影响细胞膜上钠，钾 - ATP 酶的运转，钠在细胞内潴留，细胞外液一般为低渗状态，易出现低渗性脱水、酸中毒、低钾、低钠、低钙和低镁血症。

（二）各系统功能低下

1. 消化系统　由于消化液和酶的分泌减少、酶活力降低，肠蠕动减弱，菌群失调，致消化功能低下，易发生腹泻。

2. 循环系统　心肌收缩力减弱，心搏出量减少，血压偏低，脉细弱。

3. 泌尿系统　肾小管重吸收功能减低，尿量增多而尿比重下降。

4. 神经系统　精神抑郁但时有烦躁，表情淡漠、反应迟钝、记忆力减退，条件反射不易建立。

5. 免疫功能　特异性免疫和非特异性免疫功能均明显降低。患儿结核菌素试验可呈假阴性。易并发各种感染。

三、临床表现

体重不增是本病的早期表现，后逐渐消瘦，身高增长渐缓，重者生长发育停滞。患儿皮肤干燥苍白，渐失去弹性，额部出现皱纹如老人，毛发枯黄细脆；肌张力降低，肌肉松弛萎缩呈“皮包骨”状，精神萎靡反应差；消化功能紊乱，食欲差，体温低，可出现凹陷性水肿（血浆白蛋白下降所致）。出现各脏器功能减退，易继发感染。消瘦是由于皮下脂肪减少或消失，晚期也有肌肉及各器官的萎缩。皮下脂肪厚度是判断营养不良程度的重要指标，减少或消失有一定的顺序：先腹部、胸部，继之背部、臀部、四肢，面颊部脂肪最后消失。

根据临床表现不同，对 5 岁以下儿童采用以下分型和分度方法。

（一）体重低下

体重低于同年龄、同性别参照人群值的均值 -2SD 以下为体重低下。如低于同年龄、同性别参照人群值的均值－2SD～3SD为中度；低于均值－3SD为重度。此指标反映慢性或急性营养不良。

（二）生长迟缓

身长（高）低于同年龄、同性别参照人群值的均值－2SD以下为生长迟缓。如低于同年龄、同性别参照人群值的均值－2SD～3SD为中度；低于均值－3SD为重度。此指标反映慢性长期营养不良。

（三）消瘦

体重低于同性别、同身高参照人群值的均值－2SD以下为消瘦。如低于同性别、同身高参照人群值的均值－2SD～3SD为中度；低于均值－3SD为重度。此指标反映近期、急性营养不良。

临床上常综合应用以上指标判断营养不良患儿的类型和程度，3项指标可同时存在，也可仅符合其中1项，符合1项即可诊断。

四、并发症

1. 营养性贫血 以小细胞低色素性贫血最为常见，贫血与缺乏铁、叶酸、维生素 B_{12}、蛋白质等造血原料有关。

2. 维生素缺乏 以脂溶性维生素A缺乏最常见。在营养不良时，维生素D缺乏的症状不明显，当恢复期生长发育加快时症状比较明显。

3. 感染 由于免疫功能低下，故易患各种感染，如反复呼吸道感染、鹅口疮、肺炎、结核病、中耳炎、尿路感染等。婴儿腹泻常迁延不愈而加重营养不良，形成恶性循环。

4. 自发性低血糖 营养不良患儿最严重的并发症，常于清晨发生，表现为面色灰白、神志不清、脉搏减慢、呼吸暂停、体温不升但无抽搐，若不及时诊治，可致死亡。

五、辅助检查

血清白蛋白浓度降低是最重要的改变，但其半衰期较长，故不够灵敏。视黄醇结合蛋白、前白蛋白、甲状腺结合前白蛋白和转铁蛋白等代谢周期较短的血浆蛋白具有早期诊断价值。胰岛素样生长因子1（IGF－1）不仅反应灵敏且受其他因素影响较小，是诊断蛋白质营养不良的较好指标。牛磺酸和必需氨基酸浓度降低，而非必需氨基酸变化不大；血清淀粉酶、脂肪酶、胆碱酯酶、转氨酶、碱性磷酸酶、胰酶和黄嘌呤氧化酶等活力均下降，经治疗后可迅速恢复正常；胆固醇、各种电解质及微量元素含量下降；生长激素水平升高。

六、诊断

根据小儿年龄及喂养史，有体重下降、皮下脂肪减少、全身各系统功能紊乱及其他营养素缺乏的临床症状和体征，典型病例的诊断并不困难。轻度患儿易被忽略，需通过定期生长监测、随访才能发现。诊后还需详细询问病史和进一步检查，以确定病因。

七、治疗

治疗原则是积极处理各种危及生命的并发症，去除病因，调整饮食，促进消化功能。

（一）处理危及生命的并发症

如腹泻导致的严重脱水和电解质紊乱、酸中毒、休克、肾衰竭，自发性低血糖、继发感染及维生素A缺乏所致的眼部损害等。有真菌感染的患儿，除积极给予支持治疗外，要及时进行抗真菌治疗及其他相应的处理。

（二）去除病因

在查明病因的基础上，积极治疗原发病，如纠正消化道畸形，控制感染性疾病，根治各种消耗性疾病，改进喂养方法等。

（三）调整饮食

PEM 患儿的消化道因长期摄入过少，已适应低营养的摄入，过快增加摄食量易出现消化不良、腹泻，故饮食调整的量和内容应根据实际的消化能力和病情逐步完成。轻度营养不良可从每日 334.72～418.4kJ/kg（80～100kcal/kg）开始，逐渐增至每日 627.6～711.28kJ/kg（150～170kcal/kg），中度从每日 251.04～334.72kJ/kg（60～80kcal/kg）开始，1 周后增加至 502.08kJ（120kcal/kg），以后按轻度营养不良步骤调整；重度从每日 165～230kJ/kg（40～55kcal/kg）开始，逐步少量增加；若消化吸收能力较好，可逐渐加到每日 500～727kJ/kg（120～170kcal/kg），待体重接近正常时，再调整恢复到正常生理需要量。

母乳喂养儿可根据患儿的食欲哺乳，按需哺喂；人工喂养儿从给予稀释奶开始，适应后逐渐增加奶量和浓度。除乳制品外，可给予蛋类、肝泥、肉末、鱼粉等高蛋白食物，必要时也可添加酪蛋白水解物、氨基酸混合液或要素饮食。蛋白质摄入量从每日 1.5～2.0g/kg 开始，逐步增加到 3.0～4.5g/kg，过早给予高蛋白食物，可引起腹胀和肝大。食物中应含有丰富的维生素和微量元素。

（四）促进消化

可给予 B 族维生素和胃蛋白酶、胰酶等助消化。蛋白质同化类固醇制剂如苯丙酸诺龙能促进蛋白质合成，并能增加食欲，每次肌内注射 10～25mg，每周 1～2 次，连续 2～3 周，用药期间应供给充足的热量和蛋白质。对食欲差的患儿可给予胰岛素注射，降低血糖，增加饥饿感以提高食欲，通常每日一次皮下注射胰岛素 2～3 单位，注射前先服葡萄糖 20～30g，每 1～2 周为一疗程。锌制剂可提高味觉敏感度，有增加食欲的作用，每日可口服元素锌 0.5～1mg/kg。

中药参苓白术散能调整脾胃功能，改善食欲；针灸、推拿、抚触、捏脊等也有一定疗效。

（五）支持疗法

病情严重、伴明显低蛋白血症或严重贫血者，可考虑成分输血。静脉点滴高能量脂肪乳剂、多种氨基酸、葡萄糖等也可酌情选用。此外，充足的睡眠、适当的户外活动、纠正不良的饮食习惯和良好的护理亦极为重要。

八、预后和预防

预后取决于营养不良的发生年龄、持续时间及其程度，其中尤以发病年龄最为重要，年龄愈小，其远期影响愈大，尤其是认知能力和抽象思维能力易发生缺陷。本病的预防应采取综合措施。

（一）合理喂养

大力提倡母乳喂养，对母乳不足或不宜母乳喂养者应及时给予指导，采用混合喂养或人工喂养并及时添加辅助食品；纠正偏食、挑食、吃零食的不良习惯，小学生早餐要吃饱，午餐应保证供给足够的能量和蛋白质。

（二）合理安排生活作息制度

坚持户外活动，保证充足睡眠，纠正不良的卫生习惯。

（三）防治传染病和先天畸形

按时进行预防接种；对患有唇裂、腭裂及幽门狭窄等先天畸形者应及时手术治疗。

（四）推广应用生长发育监测图

定期测量体重，并将体重值标在生长发育监测图上，如发现体重增长缓慢或不增，应尽快查明原因，及时予以纠正。

第二节 儿童单纯性肥胖

儿童单纯性肥胖是由于长期能量摄入超过人体的消耗，使体内脂肪过度积聚，体重超过同性别、同身高儿童平均体重20%以上的一种慢性营养障碍性疾病。可发生在任何年龄，多见于婴儿期、5～6岁及青春期。儿童肥胖症在我国呈逐步增多趋势，肥胖不仅影响儿童健康，有的甚至可延续至成人，导致成人高血压、糖尿病、冠心病、胆石症、痛风等疾病，因此对本病的防治应引起社会及家庭的重视。

一、病因

（一）摄入过多

摄入的营养超过机体代谢需要，多余的能量转化为脂肪贮存体内，导致肥胖。

（二）活动量过少

肥胖儿童大多不喜爱运动，活动过少和缺乏体育锻炼是发生肥胖的重要因素，即使摄食不多也可引起肥胖。

（三）遗传因素

肥胖有高度的遗传性，目前认为肥胖的家族性与多基因遗传有关。肥胖双亲的后代发生肥胖者高达70%～80%；双亲之一肥胖者，后代肥胖发生率为40%～50%；双亲正常的后代发生肥胖者仅10%～14%。

（四）出生体重

出生体重≥4000g的儿童中有1/3以上超重或肥胖，提示高出生体重是儿童肥胖的一个重要危险因素，尤其是糖尿病母亲所生的巨大儿。

（五）其他因素

饮食习惯如进食过快，或饱食中枢和饥饿中枢调节失衡以致多食；精神创伤（如亲人病故或学习成绩低下）以及心理异常等因素亦可致儿童过量进食。环境因素，儿童所处的环境是父母营造的，父母不良的饮食习惯直接导致儿童不良的饮食习惯和行为养成。

二、病理生理

引起肥胖的原因为脂肪细胞数目增多或体积增大。人体脂肪细胞数量的增多主要在出生前3个月、生后第一年和11～13岁三个阶段，若肥胖发生在这三个时期，即可引起脂肪细胞数目增加，治疗较困难且易复发；而不在此脂肪细胞增殖时期发生的肥胖，脂肪细胞体积增大而数目正常，则治疗较容易。肥胖患儿可有下列代谢及内分泌改变。

（一）体温调节与能量代谢

肥胖儿对外界温度的变化反应不敏感，用于产热的能量消耗较正常儿少，使肥胖儿有低体温倾向。

（二）脂类代谢

肥胖儿常伴有血浆甘油三酯、胆固醇、极低密度脂蛋白（VLDL）及游离脂肪酸增加，但高密度脂蛋白（HDL）减少。故以后易并发动脉硬化、冠心病、高血压、胆石症等疾病。

（三）蛋白质代谢

肥胖者嘌呤代谢异常，血尿酸水平增高，易发生痛风症。

（四）内分泌变化

1. 甲状腺功能的变化　肥胖症患儿下丘脑－垂体－甲状腺轴正常，但发现三碘甲状腺原氨酸（T_3）受体减少，被认为是产热减少的原因。

2. 甲状旁腺激素及维生素 D 代谢　肥胖儿血清甲状旁腺激素（PTH）水平升高，25－羟胆骨化醇［25－(OH)D］及 1,25－二羟胆骨化醇［1,25－$(OH)_2D$］水平也增高，可能与肥胖的骨质病变有关。

3. 生长激素水平的变化　肥胖儿血浆生长激素减少；睡眠时生长激素分泌高峰消失；在低血糖或精氨酸刺激下，生长激素分泌反应迟钝。但肥胖儿胰岛素样生长因子 1（IGF_1）分泌正常，胰岛素分泌增加，对生长激素的减少起到了代偿作用，故患儿无明显生长发育障碍。

4. 性激素的变化　女性肥胖患者雌激素水平增高，可有月经不调和不孕；男性患者因体内脂肪将雄激素芳香化转变为雌激素，雌激素水平增高，可有轻度性功能低下、阳痿，但不影响睾丸发育和精子形成。

5. 糖皮质激素　肥胖患儿尿 17－羟类固醇、17－酮类固醇及皮质醇均可增加，但血浆皮质醇正常或轻度增加，昼夜规律存在。

6. 胰岛素与糖代谢的变化　肥胖者有高胰岛素血症的同时又存在胰岛素抵抗，致糖代谢异常，可出现糖耐量减低或糖尿病。

只有有效地预防肥胖症的发生，才能杜绝与肥胖症有关的高血压、冠心病、糖尿病、痛风、胆石症等并发症。

三、临床表现

1. 好发年龄　可发生于任何年龄，常见于婴儿期、5～6 岁和青春期。男童多于女童。

2. 症状

（1）患儿食欲旺盛，偏爱甜食、高脂类食物。

（2）明显肥胖者易疲乏、腿痛，活动后气促。

（3）过度肥胖患儿，由于脂肪堆积限制了胸廓和膈肌的运动，导致肺通气量不足，甚至造成低氧血症，表现为气急发绀、红细胞增多，心脏扩大或充血性心力衰竭甚至死亡，称肥胖－换气不良综合征。

（4）肥胖小儿性发育常较早，故最终身高常略低于正常小儿。由于怕被别人讥笑而不愿与其他小儿交往，可有心理障碍，如自卑、胆怯、孤独等。

3. 体征

（1）体脂丰满，分布均匀，腹部膨隆下垂。

（2）严重肥胖者可因皮下脂肪过多，使胸腹、臀部及大腿皮肤呈现紫纹或白纹。

（3）因体重过重，走路时两下肢负荷过重可致扁平足、膝内翻或膝外翻、髋内翻、关节损伤等。

（4）男性肥胖儿因大腿内侧和会阴部脂肪堆积，阴茎可隐匿在阴阜脂肪垫中而被误诊为阴茎发育不良；乳房部位因脂肪过多似女性。

四、辅助检查

肥胖儿血糖、糖耐量、甘油三酯、胆固醇大多增高；常有高胰岛素血症，血生长激素水平减低，生长激素刺激试验的峰值也较正常小儿低。肝脏超声波检查常有脂肪肝。

五、诊断

（一）体重与身高的比值（国内最常用的标准）

1. 标准 体重超过同性别、同身高正常儿均值20%以上。

2. 分度

（1）超重 体重超过均值10%～19%；

（2）轻度 体重超过均值20%～29%；

（3）中度 体重超过均值30%～39%；

（4）重度 体重超过均值40%～59%；

（5）极重度 体重超过均值60%以上。

（二）体质指数（BMI，国际上常用标准）

指体重与身高的平方比。

$$\text{体质指数(BMI)} = \text{体重(kg)}/\text{身高的平方}(\text{m}^2)$$

1. 标准 当BMI≥同年龄、同性别的第95百分位数或BMI＞30可诊断肥胖。

2. 若BMI在同年龄、同性别的第85～95百分位数或BMI＝30，应辅助测肱三头肌皮褶厚度，当大于同性别、同年龄的第85百分位数时，有助于诊断，并进行肥胖风险评估。

儿童单纯性肥胖确诊时需与引起继发性肥胖的疾病鉴别。

六、鉴别诊断

（一）伴肥胖的遗传性疾病

1. Prader－Willi综合征 呈周围型肥胖体态、身材矮小、智能低下、手脚小、肌张力低、外生殖器发育不良。

2. Laurence－Moon－Biedl综合征 周围型肥胖、智能轻度低下、视网膜色素沉着、多指（趾）、性功能减低。

3. Alstrom综合征 中央型肥胖，视网膜色素变性、失明、神经性耳聋、糖尿病。

（二）伴肥胖的内分泌疾病

1. 肥胖生殖无能症 本症继发于下丘脑及垂体病变，其体脂主要分布在颈、颏下、乳房、下肢、会阴及臀部，手指、足趾显得纤细、身材矮小，第二性征延迟或不出现。

2. 其他内分泌疾病 如肾上腺皮质增生症、甲状腺功能减退症、生长激素缺乏症等虽有皮脂增多的表现，但均各有特点，故不难鉴别。

七、治疗

减少产热能性食物的摄入和增加机体对热能的消耗，使体内脂肪不断减少，体重逐步下降。饮食疗法和运动疗法是两项最主要的措施，药物或外科手术治疗均不宜用于小儿。

1. 饮食疗法

（1）选用高蛋白、低脂肪、低碳水化合物食物。鉴于小儿正处于生长发育阶段以及肥胖治疗的长期性，故推荐低脂肪、低碳水化合物和高蛋白食谱。

（2）选用体积大的食物。食物的体积在一定程度上会使患儿产生饱腹感，故应鼓励其多吃体积大而热能低的蔬菜类食品，其纤维还可减少糖类的吸收和胰岛素的分泌，并能阻止胆盐的肠－肝循环，促进胆固醇排泄，且有一定的通便作用。萝卜、胡萝卜、青菜、黄瓜、番茄、莴苣、苹果、柑橘、竹笋等均可选择。

（3）保证维生素及矿物质的供给。

（4）培养良好的饮食习惯。良好的饮食习惯对减肥具有重要作用，如避免晚餐过饱，不吃夜宵，不吃零食，少食多餐，细嚼慢咽等。

2. 运动疗法　以运动后感觉轻松、愉快为原则。适当的运动能促使脂肪分解，减少胰岛素分泌，使脂肪合成减少，蛋白质合成增加，促进肌肉发育。肥胖小儿常因动作笨拙和活动后易累而不愿锻炼，可鼓励和选择患儿喜欢且易于坚持的运动，如晨间跑步、散步、做操等，每天坚持至少运动 30 分钟，活动量以运动后轻松愉快、不感到疲劳为原则。运动要循序渐进，不要求之过急。如果运动后疲惫不堪，心慌气促以及食欲大增均提示活动过度。

3. 心理治疗　避免歧视，给予鼓励，解除精神负担，帮助患儿树立信心，多参加集体活动和锻炼，自觉接受和坚持治疗。

4. 药物治疗　苯丙胺类和马吲哚等食物抑制剂，甲状腺素等增加消耗类药物在儿童慎用，一般不主张。

5. 儿童肥胖症治疗　禁止饥饿/半饥饿或变相饥饿疗法；禁止短期（3 个月内）快速“减肥”或“减重”；禁止服用减肥药品、减肥食品或饮料；禁止使用手术或物理疗法。

八、预防

1. 改善饮食结构及喂养方法

（1）妊娠后期　避免摄入过多高脂食物。孕妇在妊娠后期要适当减少摄入脂肪类食物，防止胎儿体重过重；宣传肥胖儿不是健康儿的观点，使家长摒弃“越胖越健康”的陈旧观念；父母肥胖者更应定期监测小儿体重。

（2）婴幼儿期　强调母乳喂养，正确添加辅食。

（3）学龄前期　养成良好的进食习惯，不偏食糖类、高脂、高热卡食物。

（4）青春早期及青春期　加强营养学知识普及和正确选择食物的教育。

2. 养成参加各种体力活动、劳动的习惯

3. 定期监测小儿体重

PPT

第三节　维生素 D 缺乏性佝偻病 微课

维生素 D 缺乏性佝偻病是婴幼儿较常见的一种慢性营养缺乏性疾病。临床上以钙、磷代谢异常，骨样组织钙化不良，骨骼生长发育障碍为特征，严重者可引起骨骼畸形。是我国儿童重点防治的“四病”之一。

一、维生素 D 的代谢与功能

（一）维生素 D 的体内代谢

维生素 D 是一组具有生物活性的脂溶性类固醇衍生物，包括维生素 D_2（麦角骨化醇）和维生素 D_3（胆骨化醇），前者存在于植物中，后者系由人体或动物皮肤中的 7－脱氢胆固醇（7－HDC）经日光中紫外线的光化学作用转变而成。维生素 D_2 和 D_3 在人体内均无生物活性，它们被摄入血液循环后即与血浆中的维生素 D 结合蛋白结合后被转运，贮存于肝脏、脂肪、肌肉等组织内。维生素 D 在体内必须经过两次羟化作用后方能发挥生物效应。首先经肝细胞中的 25－羟化酶作用生成 25－羟维生素 D_3，再与球蛋白结合运到肾脏，在 1－羟化酶的作用下再次羟化，生成有很强生物活性的 1,25－二羟维生素 D_3，即 1,25－$(OH)_2D_3$。

（二）维生素 D 的生理功能

1,25－$(OH)_2D_3$ 是维持钙、磷代谢平衡的主要激素之一，主要通过作用于靶器官（肠、肾、骨）而发挥其抗佝偻病的生理功能。①增加肠道钙磷的吸收。②增加肾小管对钙、磷的重吸收。③促进成骨细胞的增殖和破骨细胞分化，直接作用于骨的矿物质代谢（沉积与重吸收）。

二、维生素 D 的来源

婴幼儿体内维生素 D 来源有三个途径。

（一）母体－胎儿的转运

胎儿可通过胎盘从母体获得维生素 D，以满足生后一段时间的需要。早期新生儿体内维生素 D 的量与母体的维生素 D 营养状况及胎龄有关。

（二）食物中的维生素 D

食物中的维生素 D 是维生素 D 的外源性来源。天然食物中，包括母乳，维生素 D 含量较少，谷物、蔬菜、水果几乎不含维生素 D。肉和鱼中维生素 D 含量也不多。随强化食物的普及，婴幼儿可从强化食物中获得。

（三）皮肤的光照合成

皮肤的光照合成是人类维生素 D 的主要来源。人类皮肤中的 7－脱氢胆固醇，经日光中紫外线照射（290～320nm 波长），变为胆骨化醇，即内源性维生素 D_3。皮肤产生维生素 D_3 的量与日照时间、波长、暴露皮肤的面积有关。

三、病因

（一）日光照射不足

人体所需要的维生素 D，主要是通过日光照射产生的内源性维生素 D_3。日光紫外线不能透过普通玻璃，如果小儿经常没有户外活动，或居住在寒带或多烟雾的环境中，则影响内源性维生素 D_3 的获得。城市高大建筑、大气污染如烟雾、尘埃可吸收部分紫外线。气候的影响，如冬季日照短，紫外线较弱，均可影响内源性维生素 D 的生成。

（二）摄入不足

母乳及其他乳类含维生素 D 的量极少，远远不能满足其生理需要，婴儿若不晒太阳，又不补充含维生素 D 的食物，易患佝偻病。母乳的钙、磷比例适宜（2∶1），钙的吸收率较高，牛乳的钙、磷含量虽较人乳高，但钙、磷比例不适宜（1.2∶1），钙的吸收率较低，故牛乳喂养的小儿比母乳喂养者更易患佝偻病。此外，谷类食物中因含植酸，可与钙结合成不溶性钙盐，影响钙的吸收。慢性腹泻时，肠道对钙、磷的吸收减少。

（三）需要量增多

婴儿期生长发育迅速，维生素 D 需要量相对较多，若不及时供给则易发病。双胎及早产儿生长发育更快，且体内维生素 D 及钙磷贮备少，更容易发生缺乏。

（四）疾病和药物的影响

如肝肾疾病时，维生素 D 羟化可发生障碍，分别使 25 -（OH）D_3和 1,25 -（OH）$_2D_3$生成减少。长期服用抗惊厥药物可使体内维生素 D 不足，如苯妥英钠、苯巴比妥，使维生素 D 和 25 -（OH）D_3加速分解为无活性的代谢产物。糖皮质激素对抗维生素 D 对钙的转运作用。维生素 D 是脂溶性物质，故肝、胆疾病影响维生素 D 的吸收。

四、发病机制

当维生素 D 缺乏时，肠内钙、磷吸收障碍，以致血清钙、磷降低，引起甲状旁腺功能代偿亢进，甲状旁腺分泌增加，加速骨质脱钙以维持血清钙的水平。甲状旁腺素分泌增加又使肾排磷增加，排钙减少，结果使血清钙维持正常或接近正常，而血清磷下降，钙磷乘积降低（图 4 -1）。细胞外液钙、磷浓度不足破坏了软骨细胞正常增殖、分化和凋亡的程序；钙化带消失；骨基质不能正常矿化，成骨细胞代偿增生，碱性磷酸酶分泌增加，骨样组织堆积于干骺端，骺端增厚。骨膜下骨矿化不全，骨皮质被骨样组织替代，骨膜增厚，骨质疏松，临床出现一系列佝偻病症状和血生化改变。

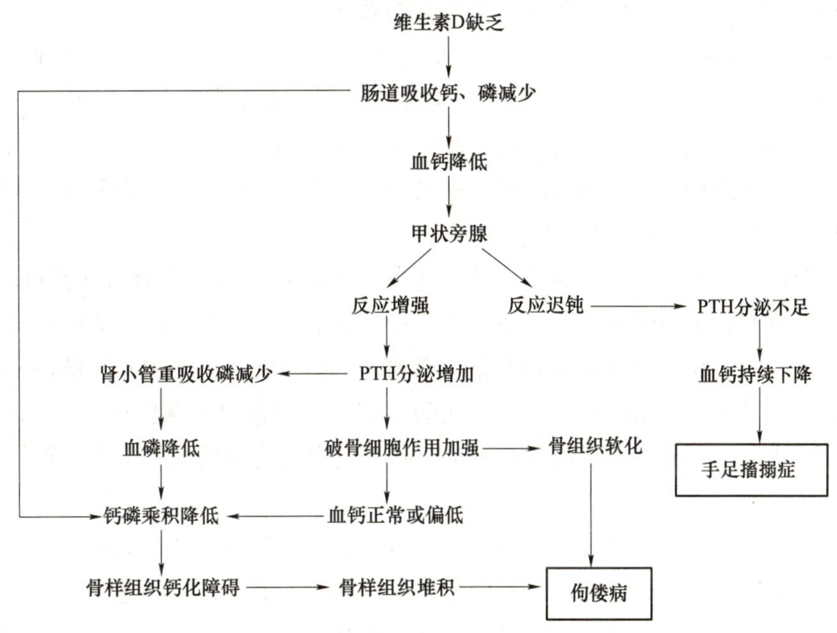

图 4 -1 维生素 D 缺乏性佝偻病和手足搐搦症的发病机制

五、临床表现

不同年龄骨骼生长速度不同，因此不同年龄临床表现不同。多见于婴幼儿，特别是 3 个月以下的小婴儿。一般先出现神经精神症状，继而出现骨骼改变，并可影响肌肉发育，重症佝偻病患儿还可有消化和心肺功能障碍，并影响行为发育和免疫功能。临床可分为活动早期（初期）、活动期（激期）、恢复期及后遗症期。

（一）活动早期（初期）

多自生后 3 个月左右发病，主要表现为神经精神症状，小儿易激惹、烦躁、不活泼、睡眠不安、夜惊、多汗（与室温、季节无关）。由于烦躁出汗的刺激，常摇头擦枕，致使后枕部脱发（枕秃）。此期骨骼改变轻微，病期可持续数周或数月。

血清钙正常或稍低，血清磷降低，碱性磷酸酶增高。骨骼 X 线检查，无明显变化或骨钙化线模糊，骨干骨质轻度稀疏。

素质提升

科学认识疾病，摒弃迷信思想

在学习了维生素 D 缺乏性佝偻病的内容后，我们就懂得了多汗激惹、夜惊夜啼，是疾病的临床表现，需要正确的补充维生素 D 才会好转。但在我们身边的一些家长，尤其一些爷爷奶奶辈的老年人，对孩子夜惊夜啼认识不足，延误孩子的病情，会进一步出现骨骼症状，严重的甚至导致骨骼畸形，给孩子造成终生痛苦。因此，我们要科学认识疾病，用医学知识解决问题，加大宣教力度，科学就医，让更多的人认清疾病真相。

（二）活动期（激期）

除早期症状外，主要表现为骨骼改变，其次为全身肌肉松弛。

1. 骨骼系统改变 主要表现为骨样组织增生和骨质软化，以生长快的部位最明显。小儿身体各部骨骼生长速度随年龄而不同，故不同年龄有不同的骨骼表现。

（1）头部 ①颅骨软化：多发生于 3～6 个月的患儿，轻压顶、枕骨有乒乓球样感觉。但 3 个月内的小儿特别是早产儿，囟缘或骨缝处有软化，不可视为病态。②方颅：多见于 8～9 个月以上的患儿，额骨和顶骨骨样组织堆积，致两侧头颅对称性隆起。③出牙延迟：1 岁以上婴儿尚未出牙，有时顺序颠倒，牙齿缺少釉质，易发生龋齿。④囟门晚闭：指前囟在出生 18 个月后尚未闭合。囟门扩大及骨缝增宽程度与病变的轻重一致。

（2）胸部 6 个月后各种胸廓畸形逐渐明显。①肋骨串珠：肋骨与肋软骨交界处，骨样组织增生，可触及或看到半球状隆起，多见于第 4 肋以下，以 7～10 肋最显著。上下排列成串珠样，向胸腔内隆起更为显著，重者可压迫肺组织，引起局部肺不张。②鸡胸或漏斗胸：由于肋骨骺部内陷，致使胸骨向外突出，形成鸡胸，如胸骨剑突部向内凹陷，可形成漏斗胸。③肋膈沟（郝氏沟）：膈肌附着处的肋骨软化，吸气时被膈牵拉内陷，形成一条横沟称肋膈沟，检查时以仰卧位明显。上述畸形均可影响小儿呼吸功能，使肺活量减少。

（3）四肢畸形 ①腕踝畸形：多见于 1 岁左右小儿，手腕、脚踝处因骺端肥厚，形成钝圆形环状隆起，称为佝偻病手镯或脚镯；②下肢畸形：由于骨质软化和肌肉关节韧带松弛，小儿学站、走时受重力影响易致下肢弯曲，可出现膝内翻（“O”形腿）或膝外翻（“X”形腿）。临床上以“O”形腿多见。

（4）其他 小儿学坐后，因躯干重力作用，加上肌肉韧带松弛，可致脊柱后凸或侧弯，骨盆前后径变短，形成扁平骨盆或形成三角骨盆，女婴成年后可致难产。

2. 全身肌肉松弛 佝偻病时血磷降低妨碍肌糖原的代谢致全身肌张力降低和肌肉韧带松弛，可见头颈软，坐、立、行均较正常小儿晚。腹肌张力低致腹部膨隆如蛙形腹，肝脾下垂，且易发生脐疝。

3. 其他 大脑皮质兴奋性降低，条件反射形成慢，患儿表情淡漠，记忆力理解力差，语言发育迟缓，但经过治疗后可恢复。严重佝偻病患儿轻微受伤即容易骨折，常见于腓骨、尺骨、桡骨等。

血清钙、磷均降低，后者尤为显著，钙磷乘积明显降低，碱性磷酸酶增高。骨骼 X 线检查，干骺端增宽，临时钙化带消失，呈毛刷样、杯口状改变，骨骺软骨明显宽厚，骨骺与干端的距离加大。骨质普遍稀疏，密度降低。可有骨干弯曲或骨折。

（三）恢复期

经适当治疗后，临床症状逐渐减轻或接近消失，血清钙磷逐渐恢复正常，碱性磷酸酶恢复稍慢，约需1～2个月降至正常水平。X线表现2～3周后即有改善，可见临时钙化带重新出现，致密增厚，骨干密度增浓。

（四）后遗症期

多见于3岁以后的小儿，临床症状消失，血生化及骨骼X线检查正常，仅遗留不同程度的骨骼畸形。

六、诊断

早期诊断，及时治疗，避免发生骨骼畸形。诊断必须依据维生素D缺乏的病因、临床表现、血生化及骨骼X线检查。应注意早期的神经兴奋性增高的症状无特异性，如多汗、枕秃、烦躁等。因此仅根据临床表现的诊断准确率较低。以血清25-(OH)D_3水平测定为最可靠的诊断标准，血清25-(OH)D_3在早期明显降低，但在一般医院无条件进行该项测定，故多数以血生化与骨骼X线的检查来进行诊断。

七、鉴别诊断

（一）黏多糖病

黏多糖代谢异常时，常多器官受累，可出现多发性骨发育不全，如头大、头型异常、脊柱畸形、胸廓扁平等体征。除临床表现外，主要依据骨骼的X线变化及尿中黏多糖的测定作出诊断。

（二）软骨营养不良

软骨营养不良是一种遗传性软骨发育障碍，出生时即可见四肢短、头大、前额突出、腰椎前突、臀部后凸。根据特殊的体态（短肢型矮小）及骨骼X线作出诊断。

（三）与其他病因所致佝偻病进行鉴别

1. 低血磷维生素D佝偻病　本病多为性连锁遗传，亦可为常染色体显性或隐性遗传，也有散发病例。为肾小管重吸收磷及肠道吸收磷的原发性缺陷所致。佝偻病的症状多发生于1岁后，因而2～3岁后仍有活动性佝偻病表现；血钙多正常，血磷明显降低，尿磷增加。用一般剂量维生素D治疗佝偻病无效时应与本病鉴别。

2. 远端肾小管性酸中毒　为远曲小管泌氢不足，从尿中丢失大量钠、钾、钙，继发甲状旁腺功能亢进，骨质脱钙，出现佝偻病体征。患儿骨骼畸形显著，身材矮小，有代谢性酸中毒，多尿，碱性尿（尿pH不低于6），除低血钙、低血磷之外，血钾亦低，血氨增高，并常有低血钾症状。

3. 维生素D依赖性佝偻病　为常染色体隐性遗传，可分二型：Ⅰ型为肾脏1-羟化酶缺陷，使25-(OH)D_3转变为1,25-$(OH)_2D_3$发生障碍，血中25-(OH)D_3浓度正常；Ⅱ型为靶器官1,25-$(OH)_2D_3$受体缺陷，血中1,25-$(OH)_2D_3$浓度增高。两型临床均有严重的佝偻病体征，低钙血症、低磷血症，碱性磷酸酶明显升高及继发性甲状旁腺功能亢进，Ⅰ型患儿可有高氨基酸尿症；Ⅱ型患儿的一个重要特征为脱发。

4. 肾性佝偻病　由于先天或后天原因所致的慢性肾功能障碍，导致钙磷代谢紊乱，血钙低，血磷高，甲状旁腺继发性功能亢进，骨质普遍脱钙，骨骼呈佝偻病改变。多于幼儿后期症状逐渐明显，形成侏儒状态。

5. 肝性佝偻病　肝功能不良可能使25-(OH)D_3生成障碍。若伴有胆道阻塞，不仅影响维生素D吸收，而且由于钙皂形成，进一步抑制钙的吸收。急性肝炎、先天性肝外胆管缺乏或其他肝脏疾病时，循环中25-(OH)D_3可明显降低，出现低血钙性抽搐和佝偻病的体征。

八、治疗

目的在于控制活动期，防止骨骼畸形。治疗的原则应以口服为主，一般剂量为每日维生素 D 50～100μg（2000～4000IU），或 1,25-(OH)$_2$D$_3$ 0.5～2.0μg，1 个月后改预防量维生素 D 400IU/d。

当重症佝偻病有并发症或无法口服者可大剂量肌内注射维生素 D$_3$ 20 万～30 万 IU 一次，3 个月后改预防量。治疗 1 个月后应复查，如临床表现、血生化与骨骼 X 线改变无恢复征象，应与抗维生素 D 佝偻病鉴别。大剂量维生素 D 与治疗效果无正比关系，不缩短疗程，与临床分期无关；且采用大剂量治疗佝偻病的方法缺乏可靠的指标来评价血中维生素 D 代谢产物浓度、维生素 D 的毒性、高钙血症的发生以及远期效果。因此大剂量治疗应有严格的适应证。

除采用维生素 D 治疗外，应注意加强营养，及时添加其他食物，坚持每日户外活动。如果膳食中钙摄入不足，应补充适当钙剂。

九、预防

有研究证实日光照射和生理剂量的维生素 D（400IU）可治疗佝偻病。因此，确保儿童每日获得维生素 D 400IU 是预防和治疗的关键。

（一）围生期

孕母应多户外活动，食用富含钙、磷、维生素 D 以及其他营养素的食物。妊娠后期适量补充维生素 D（800IU/d）有益于胎儿贮存，以满足生后一段时间生长发育所需。

（二）婴幼儿期

预防的关键在日光浴与适量维生素 D 的补充。生后 2～3 周后即可让婴儿户外活动，冬季也要注意保证每日 1～2 小时户外活动时间。有研究显示，每周让母乳喂养的婴儿户外活动 2 小时，仅暴露面部和手部，可维持婴儿血 25-(OH)D$_3$浓度在正常范围的低值（>11ng/dl）。

早产儿、低出生体重儿、双胎儿生后 2 周开始补充维生素 D 800IU/d，3 个月后改预防量。足月儿生后 2 周开始补充维生素 D 400IU/d，至 2 岁。夏季户外活动多，可暂停服用或减量。一般可不加服钙剂。

第四节 维生素 D 缺乏性手足搐搦症

PPT

维生素 D 缺乏性手足搐搦症又称佝偻病性低钙惊厥，是维生素 D 缺乏性佝偻病的伴发症状之一，多见于 6 个月以内的小婴儿。目前因预防维生素 D 缺乏工作的普遍开展，维生素 D 缺乏性手足搐搦症已较少发生。

一、病因和发病机制

维生素 D 缺乏时，血钙下降而甲状旁腺不能代偿性分泌增加；血钙继续降低，当总血钙低于1.75～1.88mmol/L（7.0～7.5mg/dl），或离子钙低于 1.0mmol/L（4mg/dl）时可引起神经、肌肉兴奋性增高，出现抽搐。维生素 D 缺乏时机体出现甲状旁腺功能低下的原因尚不清楚，推测当婴儿体内钙营养状况较差时，维生素 D 缺乏的早期甲状旁腺急剧代偿分泌增加，以维持血钙正常；当维生素 D 继续缺乏，甲状旁腺功能反应过度而疲惫，以致出现血钙降低。因此维生素 D 缺乏性手足搐搦症的患儿，同时存在甲状旁腺功能亢进所产生的佝偻病的表现和甲状旁腺功能低下引起低血钙的临床表现。

二、临床表现

主要为惊厥、喉痉挛和手足搐搦，并有程度不等的活动期佝偻病的表现。

（一）典型发作

血清钙低于 1.75mmol/L 时可出现惊厥、喉痉挛和手足搐搦。

1. 惊厥　突然发生四肢抽动，两眼上窜，面肌颤动，神志不清，发作时间可短至数秒，或长达数分钟以上，发作时间长者可伴口周发绀。发作停止后，意识恢复，精神萎靡而入睡，醒后活泼如常，发作次数可数日 1 次或 1 日数次，甚至多至 1 日数十次。一般不发热，发作轻时仅有短暂的眼球上窜和面肌抽动，神志清楚。

2. 手足搐搦　可见于较大婴儿、幼儿，突发手足痉挛呈弓状，双手呈腕部屈曲状，手指伸直，拇指内收掌心，强直痉挛；足部踝关节伸直，足趾同时向下弯曲。

3. 喉痉挛　婴儿多见，喉部肌肉及声门突发痉挛，呼吸困难，有时可突然发生窒息，严重缺氧甚至死亡。

三种症状以无热惊厥为最常见。

（二）隐匿型

血清钙多在 1.75 ~ 1.88mmol/L，没有典型发作的症状，但可通过刺激神经肌肉而引出体征。

1. 面神经征　以手指尖或叩诊锤骤击患儿颧弓与口角间的面颊部（第 7 脑神经孔处），引起眼睑和口角抽动为面神经征阳性，新生儿期可呈假阳性。

2. 腓反射　以叩诊锤骤击膝下外侧腓骨小头上腓神经处，引起足向外侧收缩者即为腓反射阳性。

3. 陶瑟征　以血压计袖带包裹上臂，使血压维持在收缩压与舒张压之间，5 分钟之内该手出现痉挛症状属阳性。

三、诊断与鉴别诊断

突发无热惊厥，且反复发作，发作后神志清醒无神经系统体征，同时有佝偻病症状，总血钙低于 1.75mmol/L 或钙离子低于 1.0mmol/L，应首先考虑本病，并与下列疾病鉴别。

（一）其他无热惊厥性疾病

1. 低血糖症　常发生于清晨空腹时，有进食不足或腹泻史，重症病例惊厥后转入昏迷，一般口服或静脉注射葡萄糖液后立即恢复，血糖常低于 2.2mmol/L。

2. 低镁血症　常见于新生儿或年幼婴儿，多伴有触觉、听觉过敏，引起肌肉颤动，甚至惊厥、手足搐搦，血镁常低于 0.58mmol/L（1.4mg/dl）。

3. 婴儿痉挛症　起病于 1 岁以内，呈突然发作，头及躯干、上肢均屈曲，手握拳，下肢弯曲至腹部，伴点头状搐搦和意识障碍，发作数秒至数十秒自停，伴智力异常，脑电图有高幅异常节律。

4. 原发性甲状旁腺功能减退　表现为间歇性惊厥或手足搐搦，间隔几天或数周发作 1 次，血磷升高超过 3.2mmol/L（10mg/d），血钙降至 1.75mmol/L（7mg/dl）以下，碱性磷酸酶正常或稍低，颅骨 X 线可见基底节钙化灶。

（二）中枢神经系统感染

脑膜炎、脑炎、脑脓肿等患者大多伴有发热和感染中毒症状，精神萎靡，食欲差。年幼体弱儿反应低下，有时可不发热。有颅内压增高体征及脑脊液改变。

（三）急性喉炎

大多伴有上呼吸道感染症状，也可突然发作，声音嘶哑伴犬吠样咳嗽及吸气困难，无低血钙症状，钙剂治疗无效。

四、治疗

首先是控制惊厥或解除喉痉挛，其次是补充钙剂，使血清钙迅速上升，随之给予维生素 D，使钙、磷代谢恢复正常。

（一）急救处理

惊厥和喉痉挛均有生命危险，应迅速控制。可用止痉剂：地西泮每次 0.1 ~0.3mg/kg 肌内或静脉缓慢注射，或苯巴比妥钠每次 5 ~8mg/kg 肌内注射，亦可水合氯醛每次 40 ~50mg/kg 保留灌肠。同时保持呼吸道通畅，必要时给氧，有喉痉挛者，立即将舌尖拉出口外，进行人工呼吸或加压给氧，必要时行气管插管术。

（二）钙剂疗法

采用止痉措施后，应立即给予钙剂。

1. 静脉注射法 用 10% 葡萄糖酸钙 5 ~ 10ml，加等量 10% ~25% 葡萄糖稀释后，缓慢静脉注射（需 10 分钟以上）或静脉点滴，如注射太快可使血钙骤升，引起心跳骤停的危险。重症反复发作者，每日可重复 2 ~3 次，直至发作停止。

2. 口服法 轻症或在惊厥和喉痉挛控制后可口服氯化钙，此药易于吸收，且有酸化作用，能促进钙离子化。剂量为 10% 氯化钙每次 5 ~ 10ml，每日 3 次，服时宜用水稀释 3 ~5 倍，以免刺激胃黏膜，氯化钙不宜久服，以免发生高氯性酸中毒，一般在 3 ~5 天后改用葡萄糖酸钙。钙剂勿混在牛奶中或喂奶前服，因可产生奶块，影响钙的吸收。

（三）维生素 D 疗法

钙剂治疗开始后，即可同时加用维生素 D，一般口服 2000 ~5000IU/d，重症可肌内注射，用法同佝偻病，1 个月后改为预防剂量。但最初几日不宜给大剂量，以防血钙下降。

目标检测

答案解析

一、单选题

1. 预防佝偻病应着重强调
   A. 母乳喂养　B. 及早添加辅食　C. 经常晒太阳
   D. 及早口服鱼肝油　E. 加强锻炼
2. 3 ~6 个月小儿患佝偻病时骨骼系统改变较易出现
   A. 手镯、脚镯征　B. 胸廓畸形　C. 下肢畸形
   D. 颅骨软化　E. 方颅
3. 佝偻病时骨样组织堆积的表现是
   A. 肋缘外翻　B. “O” 形腿
   C. 手镯征　D. 颅骨用手压有压乒乓球的感觉
   E. 鸡胸

4. 佝偻病激期的主要表现是

A. 睡眠不安、夜惊　　B. 烦躁好哭、多汗　　C. 抽搐

D. 动作、语言发育迟缓　　E. 骨骼改变

5. 女婴，5 个月。母乳喂养不足，未及时添加辅食。4.5 公斤，腹部皮下脂肪 0.3cm，皮肤弹性差，肌肉松弛，双眼角外侧可见结膜干燥斑，最可能的诊断是

A. 中度营养不良伴维生素 A 缺乏

B. 轻度营养不良伴维生素 A 缺乏

C. 中度营养不良伴维生素 C 缺乏

D. 重度营养不良伴维生素 C 缺乏

E. 重度营养不良伴维生素 A 缺乏

6. 婴儿手足搐搦病因是

A. 维生素 D 缺乏，使体内钙磷代谢异常

B. 维生素 D 缺乏，甲状旁腺反应迟钝，使血钙浓度明显下降

C. 饮食中缺少钙

D. 肝功能异常

E. 肾远曲小管功能异常

7. 男婴，10 个月。出生后牛奶喂养，经常出现多汗、烦躁，近一周加重，偶有腹泻、呕吐。查体：枕秃，前囟大，方颅。实验室检查：血钙稍低，血磷降低，碱性磷酸酶增高。X 线示干骺端临时钙化带呈毛刷样。最合适的治疗措施是

A. 维生素 D 400 ~ 800IU/d，口服　　B. 维生素 D 2000 ~ 4000IU/d，口服

C. 补充钙剂　　D. 补充磷酸盐

E. 维生素 D，30 万 IU，肌内注射

（8 ~ 10 题共用备选答案）

A. 消瘦　　B. 生长迟缓　　C. 体重低下

D. 精神萎靡　　E. 皮下脂肪消失

8. 提示慢性营养不良的指标是

9. 提示急性营养不良的指标是

10. 提示急性或慢性营养不良的指标是

二、思考题

1. 如何解释维生素 D 缺乏性佝偻病和维生素 D 缺乏性手足搐搦症的一因两病？

2. 如何理解营养缺乏性疾病预防大于治疗？请举例说明。

（李玉波）

书网融合……

本章小结

微课

题库

第五章　新生儿与新生儿疾病

学习目标

1. 通过本章学习，重点把握新生儿常见疾病的临床表现、诊断和治疗，新生儿生理性黄疸和病理性黄疸的鉴别，新生儿呼吸窘迫综合征辅助检查，新生儿窒息的临床表现和诊断。

2. 学会运用临床思维对新生儿常见疾病进行初步的诊断分析，提出治疗方案，具有爱护新生儿、与家长有效沟通、与同行协作的职业素养。

情境导入

情境描述　6天女婴，反应差、不吃12小时。患儿孕35周，自然分娩，无窒息，出生体重1750g。查体：T 36℃，R 32次/分，P 110次/分。反应差，全身皮肤黄染，面色灰暗，方颅，枕秃，前囟平软，胸廓可见肋膈沟，肺部听诊正常，心音稍钝，腹软，脐周红肿，脐窝有少许脓性分泌物，肝右肋下约3.0cm，质软，肌张力低，原始反射弱。余未见异常。辅助检查：WBC 25×10^9/L，杆状核细胞/中性粒细胞比值0.2，经皮胆红素测定15mg/dl。

讨论　1. 该患儿的初步诊断是什么？诊断依据有哪些？

2. 应采取哪些治疗措施？

第一节　新生儿的特点及护理

PPT

一、新生儿概述

微课

新生儿（neonate，newborn）系指从脐带结扎到生后28天内的婴儿。围生期（perinatal period）是指产前、产时和产后的一个特定时期，我国目前采用的定义是：自妊娠满28周至生后足7天。围生期内的婴儿称围生儿，因其处于宫内向宫外环境转换的关键阶段，故发病率和死亡率均居小儿各时期之首。新生儿分类方法如下。

（一）根据出生时的胎龄分类

胎龄（gestational age，GA）是从最后1次正常月经第1天起至分娩时为止，通常以周表示。①足月儿：37周≤GA<42周的新生儿；②早产儿：GA<37周的新生儿；③过期产儿：GA≥42周的新生儿。

（二）根据出生体重分类

出生体重（birth weight，BW）指出生1小时内的体重。①正常出生体重儿：2500g≤BW≤4000g新生儿。②低出生体重儿：BW<2500g的新生儿，其中BW<1500g称极低出生体重儿，BW<1000g称超低出生体重儿。低出生体重儿大多是早产儿，也有足月或过期小于胎龄儿。③巨大儿：BW>4000g的新生儿。

（三）根据出生体重和胎龄的关系分类

（1）适于胎龄儿（appropriate for gestational age，AGA） 婴儿的 BW 在同胎龄儿平均出生体重的第 10 至 90 百分位之间。

（2）小于胎龄儿（small for gestational age，SGA） 婴儿的 BW 在同胎龄儿平均出生体重的第 10 百分位以下。

（3）大于胎龄儿（large for gestational age，LGA） 婴儿的 BW 在同胎龄儿平均出生体重的第 90 百分位以上。

（四）根据出生周龄分类

早期新生儿指生后 1 周以内的新生儿。晚期新生儿指出生后第 2 周至第 4 周末的新生儿。

（五）高危儿

指已发生或可能发生危重疾病而需要监护的新生儿。常见于以下情况。①孕母疾病史：孕母有感染、糖尿病、心肺疾患、吸烟、吸毒或酗酒史，母亲为 Rh 阴性血型，过去有死胎、死产或性传播病史等。②母孕史：母年龄 >40 岁或 <16 岁，孕期有阴道流血、妊娠期高血压疾病、先兆子痫、子痫、羊膜早破、胎盘早剥、前置胎盘等。③分娩史：急产、滞产、胎位不正、分娩过程中使用镇静和止痛药物等。④新生儿：窒息、多胎、早产儿、小于胎龄儿、巨大儿、宫内感染和先天畸形等。

二、正常足月儿和早产儿的特点与护理

正常足月儿是指 37 周≤GA <42 周，2500g≤出生体重≤4000g，无畸形或疾病的活产婴儿。早产儿又称未成熟儿。

（一）正常足月儿和早产儿的外观特点

正常足月儿和早产儿的外观特点如下（表 5 –1）。

表 5 –1 正常足月儿和早产儿的外观特点

	足月儿	早产儿
皮肤	红润、皮下脂肪丰满、毳毛少	绛红、薄嫩、水肿发亮、毳毛多
头部	头大（占全身比例 1/4），头发分条清楚	头更大（占全身比例 1/3），头发细而乱
耳壳	软骨发育好、耳舟成形、直挺	软、缺乏软骨、可折叠、耳舟不清
指/趾甲	达到或超过指（趾）端	未达指（趾）端
跖纹	足纹遍及整个足底	足底纹理少
乳腺	结节 >4mm，平均 7mm	无结节或结节 <4mm
外生殖器		
男婴	睾丸已降至阴囊，阴囊皱襞已形成	睾丸未降或未完全降至阴囊，阴囊少皱襞
女婴	大阴唇可遮盖小阴唇	大阴唇不能遮盖小阴唇

（二）正常足月儿和早产儿的生理特点

1. 呼吸系统 胎儿肺内充满液体（足月儿 30 ~ 35ml/kg），分娩时各种内外环境刺激，出现第一次吸气，接着啼哭，肺泡张开，出生时经产道挤压，约 1/3 肺液由口鼻排出，其余在建立呼吸后由肺间质内毛细血管和淋巴管吸收，如吸收延迟，则出现湿肺症状（剖宫产多见）。新生儿呼吸主要靠膈肌的升降，呈腹式呼吸，呼吸频率较快，安静时约为 40 次/分，如持续超过 60 ~ 70 次/分呼吸急促，常由呼吸或其他系统疾病所致。呼吸道管腔狭窄，黏膜柔嫩，血管丰富，纤毛运动差，易致气道阻塞、感染、呼吸困难及拒乳。

早产儿呼吸浅快不规则，易出现周期性呼吸及呼吸暂停或青紫。呼吸暂停是指呼吸停止>20秒，伴心率<100次/分及发绀。其发生率与胎龄有关，胎龄愈小发生率愈高，且常于生后第1天出现。因肺泡表面活性物质（pulmonary surfactant，PS）少，易发生呼吸窘迫综合征。由于肺发育不成熟，易感高气道压力、高容量、高浓度氧以及炎性损伤而致支气管肺发育不良（bronchopulmonary dysplasia，BPD）。

2. 循环系统 出生后血液循环动力学发生重大变化。①胎盘－脐血循环终止；②肺循环阻力下降，肺血流增加；③回流至左心房血量明显增多，体循环压力上升；④卵圆孔、动脉导管功能上关闭。严重肺炎、酸中毒、低氧血症时，肺血管压力升高，当压力等于或超过体循环时，可致卵圆孔、动脉导管重新开放，出现右向左分流，称持续胎儿循环，即新生儿持续肺动脉高压（persistent pulmonary hypertension of newborn，PPHN）。新生儿心率波动范围较大，通常为90～160次/分。足月儿血压平均为70/50mmHg。早产儿心率偏快，血压较低，部分可伴有动脉导管开放。

3. 消化系统 足月儿出生时吞咽功能完善，但贲门括约肌松弛，胃呈水平位，幽门括约肌较发达，易溢乳甚至呕吐。消化道面积相对较大，管壁薄、通透性高，有利于大量的流质及乳汁中营养物质的吸收，但肠腔内毒素和消化不全产物也容易进入血循环，引起中毒症状。除淀粉酶外，消化道已能分泌充足的消化酶，因此不宜过早喂淀粉类食物。胎便由胎儿肠道分泌物、胆汁及咽下的羊水等组成，呈糊状，为墨绿色。足月儿在生后24小时内排胎便，2～3天排完。若生后24小时仍不排胎便，应排除肛门闭锁或其他消化道畸形。肝内尿苷二磷酸葡萄糖醛酸基转移酶的量及活力不足，是生理性黄疸的主要原因，同时对多种药物处理能力（葡萄糖醛酸化）低下，易发生药物中毒。

早产儿吸吮力差，吞咽反射弱，胃容量小，常出现哺乳困难或乳汁吸入引起吸入性肺炎。消化酶含量接近足月儿，但胆酸分泌少，脂肪的消化吸收较差。缺氧或喂养不当等不利因素易引起坏死性小肠结肠炎。由于胎粪形成较少及肠蠕动差，胎粪排出常延迟。肝功能更不成熟，生理性黄疸程度较足月儿重，持续时间更长，且易发生胆红素脑病。肝脏合成蛋白能力差，糖原储备少，易发生低蛋白血症、水肿和低血糖。

4. 泌尿系统 足月儿肾小球滤过率低，浓缩功能差，故不能迅速有效地处理过多的水和溶质，易发生水肿或脱水。新生儿一般在生后24小时内开始排尿，少数在48小时内排尿，一周内每日排尿可达20次。

早产儿肾浓缩功能更差，肾小管对醛固酮反应低下，易出现低钠血症。葡萄糖阈值低，易发生糖尿。碳酸氢根阈值极低和肾小管排酸能力差，由于普通牛乳中蛋白质含量及酪蛋白比例均高，可使内源性氢离子增加，超过肾小管排泄能力，引起晚期代谢性酸中毒，表现为面色苍白、反应差、体重不增和代谢性酸中毒。因此早产儿应采用人乳或早产儿配方奶粉。

5. 血液系统 足月儿出生时血红蛋白为170g/L（140～200g/L），由于刚出生时入量少、不显性失水等原因使血液浓缩，血红蛋白值上升，生后24小时达峰值，约于第1周末恢复至出生时水平，以后逐渐下降。血红蛋白中胎儿血红蛋白占70%～80%，5周后降至55%，随后逐渐被成人型血红蛋白取代。白细胞数生后第1天为（15～20）$\times 10^9$/L，3天后明显下降，5天后接近婴儿值；分类中以中性粒细胞为主，4～6天与淋巴细胞相近，以后淋巴细胞占优势。血小板数与成人相似。由于胎儿肝脏维生素K储存量少，凝血因子活性低，易发生新生儿出血症。

早产儿白细胞和血小板稍低于足月儿。由于早产儿红细胞生成素水平低下、先天铁储备少、血容量迅速增加，“生理性贫血”出现早，而且胎龄越小，贫血持续时间越长，程度越严重。维生素K储存较低，更容易发生出血。

6. 神经系统 新生儿脑相对大，脊髓相对长，其末端在3、4腰椎下缘，故腰穿时应在第4、5腰椎间隙进针。足月儿大脑皮层兴奋性低，睡眠时间长，觉醒时间一昼夜仅为2～3小时，大脑对下级中枢抑制较弱，且锥体束、纹状体发育不全，常出现不自主和不协调动作。出生时已具备多种暂时性原始反射，如觅食反射、吸吮反射、握持反射、拥抱反射，以上反射出生后不存在，或数月后仍不消失，常提示有神经系统疾病。

早产儿神经系统成熟度与胎龄有关，胎龄愈小，原始反射愈难引出或反射不完全。此外，早产儿尤其极低出生体重儿脑室管膜下存在着发达的胚胎生发层组织，易发生脑室周围－脑室内出血及脑室周围白质软化。

7. 体温　新生儿体温调节中枢功能尚不完善，皮下脂肪薄，体表面积相对较大，皮肤表皮角化层差，易散热，早产儿尤甚。寒冷时无寒战反应而靠棕色脂肪化学产热。生后环境温度显著低于宫内温度，散热增加，如不及时保温，可发生低体温、低氧血症、低血糖和代谢性酸中毒或寒冷损伤。若环境温度过高、进水少、散热不足，可使体温增高，发生脱水热。新生儿正常体表温度为36.0～36.5℃，正常核心（直肠）温度为36.5～37.5℃。不显性失水过多可增加热的消耗，适宜的环境湿度为50%～60%。中性温度是指使机体维持体温正常所需的代谢率和耗氧量最低的环境温度。出生体重、生后日龄不同，中性温度也不同（表5－2）。

表5－2　不同出生体重和日龄新生儿的中性温度

出生体重（g）	中性温度			
	35℃	34℃	33℃	32℃
<1000	初生10内	10天以后	3周以后	5周以后
1001～1500	—	出生10天内	10天以后	4周以后
1501～2000	—	出生2天内	2天以后	3周以后
>2000～2500	—	—	出生2天内	2天以后

早产儿棕色脂肪少，产热能力差，寒冷时更易发生低体温，甚至硬肿症。汗腺发育差，环境温度过高时体温亦易升高。

8. 能量及体液代谢　新生儿基础热量消耗为209kJ/kg，每日总热量需418～502kJ/kg。体内含水量占体重的70%～80%，且与出生体重及日龄有关，出生体重越低，日龄越小，含水量越高，故新生儿需水量因出生体重、胎龄、日龄及临床情况而异。足月儿钠需要量为1～2mmol/(kg·d)，<32周早产儿为3～4mmol/(kg·d)；初生婴儿10天内一般不需补钾，以后需要量为1～2mmol/(kg·d)。

早产儿吸吮力弱，消化功能差，在生后数周内常不能达到上述需要量，因此需肠道外营养。

9. 免疫系统　新生儿非特异性和特异性免疫功能均不成熟。免疫球蛋白IgG虽可通过胎盘，初生婴儿对某些疾病有一定的免疫力，但与胎龄相关，胎龄愈小，IgG含量愈低；IgA和IgM不能通过胎盘，同时分泌型IgA缺乏，易发生呼吸道和消化道感染。尤其是革兰阴性杆菌感染。新生儿血清补体含量、T细胞免疫功能和中性粒细胞趋化能力均低下，易致感染扩散。

10. 常见的几种特殊生理状态　①生理性黄疸：参见本章第五节。②“马牙”和“螳螂嘴”：在口腔上腭中线和齿龈部位，有黄白色、米粒大小的小颗粒，是由上皮细胞堆积或黏液腺分泌物积留形成，俗称“马牙”，数周后可自然消退；两侧颊部各有一隆起的脂肪垫，有利于吸吮乳汁。两者均属正常现象，不可挑破，以免发生感染。少数初生婴儿在下切齿或其他部位有早熟齿，称新生儿齿或诞生牙，多数活动易脱落而吸入呼吸道，故需拔除。③乳腺肿大和假月经：男女新生儿生后4～7天均可有乳腺增大，如蚕豆或核桃大小，2～3周消退，切忌挤压，以免感染；部分女婴生后5～7天阴道流出少许血性分泌物，或大量非脓性分泌物，可持续1周。上述现象均由于来自母体的雌激素中断所致。④新生儿红斑及粟粒疹：生后1～2天，在头部、躯干及四肢常出现大小不等的多形性斑丘疹，称为“新生儿红斑”，1～2天后自然消失。也可因皮脂腺堆积在鼻尖、鼻翼、颜面部形成小米粒大小黄白色皮疹，称为

“新生儿粟粒疹”，脱皮后自然消失。

（三）足月儿及早产儿护理

1. 保暖 生后应立即用预热的毛巾擦干新生儿，并采取各种保暖措施，使婴儿处于中性温度中。早产儿、尤其体重<2000g或低体温者，应置于暖箱中和自控式辐射抢救台上，并根据体重、日龄选择中性温度，注意湿度控制（50%~70%）。无条件者可采取其他保暖措施，如用热水袋（应注意避免烫伤）和母体取暖等。

2. 喂养 正常足月儿生后半小时即可抱至母亲处哺乳，以促进乳汁分泌和预防低血糖，提倡按需哺乳。无母乳或不能母乳喂养者可给配方乳，一般每3小时一次，奶量从小渐增，以喂养后安静、无腹胀和理想的体重增长（15~30g/d，生理性体重下降期除外）为标准。

早产儿也提倡尽早母乳喂养。早产儿的母乳含有更多的蛋白质、必需脂肪酸、能量、矿物质、微量元素和IgA，可使早产儿在较短期恢复到出生体重。对吸吮能力差、吞咽功能不协调的小早产儿或有病者可由母亲挤出乳汁经管饲喂养。也可暂行人工喂养，但需应用早产儿配方奶。哺乳量因人而异，原则上是胎龄愈小，出生体重愈低，每次哺乳量愈少，喂奶间隔时间也愈短，并且根据奶后有无腹胀、呕吐、胃内残留（管饲喂养）及体重增长情况（理想的增长为10~15g/d）进行调整。对于出生体重<1500g的小早产儿可试行微量肠道喂养，哺乳量不能满足所需热能者应辅以静脉营养。

新生儿生后应肌注维生素K_1，足月儿1mg，肌注1次，早产儿0.5~1mg连用3天。足月儿生后2周、早产儿生后1周加维生素A 500~1000IU/d，维生素D足月儿400IU/d，早产儿800IU/d，4周后应注意铁的摄入量，足月儿每日给元素铁2mg/kg，极低出生体重儿每日给3~4mg/kg，并同时加用维生素E 25IU和叶酸2.5mg，每周2次。极低出生体重儿出生后可给予重组人类红细胞生成素，每周600~750IU/kg，皮下注射，分3次给药，可减少输血需要。

3. 呼吸管理 保持呼吸道通畅，早产儿仰卧时可在肩下放置软垫，避免颈部弯曲。早产儿不需常规吸氧，更不宜长期、高浓度吸氧，以防发生早产儿视网膜病等，有吸氧指征时，应以维持动脉血氧分压（50~70mmHg）或经皮血氧饱和度85%~92%为宜。呼吸暂停者可经弹、拍打足底或托背等恢复呼吸，无效时给予枸橼酸咖啡因或氨茶碱静脉注入，前者安全性好，首次负荷量为20mg/kg，12小时后给予维持量5mg/(kg·d)，每日1次。根据新生儿情况必要时可给予无创呼吸机甚至有创呼吸机治疗。

4. 皮肤黏膜护理 勤洗澡，保持皮肤清洁，每次大便后用温水清洗臀部，勤换尿布防止红臀或尿布疹发生；保持脐带残端清洁和干燥，一般生后3~7天残端脱落，脱落后如有黏液或渗血，注意消毒处理；口腔黏膜不宜擦洗；衣服宜宽大，质软，不用纽扣，应选用柔软、吸水性强的尿布。

5. 预防感染 严格遵守消毒隔离制度。接触新生儿前应严格洗手；护理和操作时应注意无菌；工作人员或新生儿如患感染性疾病应立即隔离，减少或避免探望，防止交叉感染；避免过分拥挤，防止空气污染；做好乳制品消毒和管理。

6. 预防接种 ①卡介苗：生后3天内接种，早产儿、有皮肤病变或发热等其他疾病者应暂缓接种；对疑有免疫缺陷的新生儿，应绝对禁忌接种卡介苗，以免发生全身感染而危及生命。②乙肝疫苗：生后第1天、1个月、6个月时应各注射重组乙肝病毒疫苗1次，如母亲为乙肝病毒携带者或乙肝患者，婴儿出生后应立即肌注高价乙肝免疫球蛋白0.5ml，同时换部位注射重组乙肝病毒疫苗。

7. 新生儿筛查 生后2~3天应完成先天性甲状腺功能减低症及苯丙酮尿症等先天性代谢缺陷病的筛查。

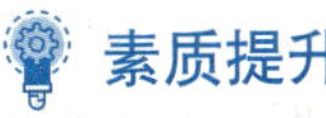

新生儿科的发展

我国从20世纪50年代开始，率先在几个试点城市的试点医院儿科病房内开设了新生儿病室；到了70年代，尤其是在改革开放的1978年后，多数发达省市开设了新生儿病房，目前大部分县级医院已开设新生儿病房。在开创和建设新生儿学科的历程中，诸多新生儿学科的教授专家，如金汉珍、冯树模等，作出了开创性贡献，他们为我国新生儿医学的发展奠定了很好的基础；还有虞人杰、叶鸿瑁、孙庆懿、张宇鸣、邵肖梅等一大批知名专家教授，他们在近30年的新生儿医学快速发展阶段，身体力行，为学科建设做出了很大的贡献。

据国家卫生健康委资料显示，我国新生儿死亡率已从1991年的33.1‰下降到2020年的3.4‰，在有些发达省份地区，其指标已达到发达国家水平。新生儿死亡率的显著降低，为我国提前完成联合国新千年发展目标作出了巨大贡献。

新一代的新生儿学科带头人正努力担负起学科发展的重任，向更高层次发展迈进，终将在践行循证医学、转化医学和精准医学方面做出新的贡献。

第二节　新生儿窒息

PPT

新生儿窒息是指新生儿出生后不能建立正常自主呼吸，导致低氧血症、高碳酸血症、代谢性酸中毒，重者导致全身多脏器损伤，是引起新生儿死亡和儿童伤残的重要原因之一。

一、病因

窒息的本质是缺氧，凡引起胎儿、新生儿气体交换障碍的因素均可引起窒息。可出现于产前、产时或产后。新生儿窒息多为胎儿窒息（宫内窘迫）的延续。

1. 孕母因素　孕母有慢性或严重疾病，如心、肺功能不全、严重贫血、糖尿病、高血压等；妊娠并发症，妊娠高血压综合征等；孕妇吸毒、吸烟或被动吸烟；年龄≥35岁或<16岁及多胎妊娠等。

2. 胎盘因素　前置胎盘、胎盘早剥和胎盘老化等。

3. 脐带因素　脐带脱垂、绕颈、打结、过短或牵拉等。

4. 胎儿因素　早产儿或巨大儿；先天性畸形：食道闭锁、喉蹼、肺发育不全、先天性心脏病等；宫内感染；呼吸道阻塞，羊水、黏液或胎粪吸入等。

5. 分娩因素　头盆不称、宫缩乏力、臀位，使用高位产钳、胎头吸引、臀位抽出术，产程中麻醉药、镇痛药或催产药使用不当等。

二、病理生理

1. 窒息时胎儿向新生儿呼吸、循环的转变受阻　窒息时新生儿未能建立正常呼吸，肺泡不能扩张，肺液不能清除，无法进行气体交换；缺氧、酸中毒使PS生成减少、肺血管阻力增加，动脉导管持续开放，形成持续性肺动脉高压，从而进一步加重缺氧和酸中毒，导致多脏器损伤。

2. 窒息时各器官缺血缺氧改变　窒息开始时，缺氧和酸中毒引起体内血液重新分布，以保证脑、心和肾上腺等生命器官的供血。如缺氧持续，代谢性酸中毒加重，代偿机制丧失，心肌功能受损，心率和血压下降，生命器官供血减少，脑损伤发生。非生命器官血流量则进一步减少而导致各脏器受损。

3. 呼吸改变 胎儿或新生儿缺氧初期，呼吸代偿性加深加快，如缺氧未及时纠正，随即转为呼吸停止、心率减慢，即原发性呼吸暂停。此时患儿肌张力存在，血压稍升高，伴有紫绀。此时及时解除病因，经清理呼吸道和物理刺激即可恢复自主呼吸。若缺氧持续存在，则出现几次喘息样呼吸，继而出现呼吸停止，即继发性呼吸暂停。此时肌张力消失，苍白，心率和血压持续下降，此阶段需正压通气方可恢复自主呼吸，否则将死亡。

临床上有时难以区分原发性和继发性呼吸暂停，为不延误抢救，均可按继发性呼吸暂停处理。

4. 血液生化和代谢改变 窒息可导致低氧血症、混合性酸中毒、高血糖或低血糖、高胆红素血症、低钠血症及低钙血症等生化和代谢异常。

三、临床表现

（一）胎儿宫内窘迫

早期胎动增加，胎心率≥160次/分；晚期则胎动减少，甚至消失，胎心率<100次/分；羊水胎粪污染。

（二）新生儿窒息

Apgar评分可评估新生儿有无窒息和判断窒息程度。

1. 评估时间 分别于生后1分钟、5分钟和10分钟进行，如需继续复苏，15分钟、20分钟仍需评分。

2. 评估内容 皮肤颜色、心率、对刺激的反应、肌张力和呼吸五项指标。

3. 评估标准 每项0~2分，总共10分（表5-3），8~10分为正常，4~7分为轻度窒息，0~3分为重度窒息。

表5-3 新生儿Apgar评分标准

体征	0分	1分	2分
皮肤颜色	青紫或苍白	身体红润，四肢青紫	全身红润
心率（次/分）	无	<100	≥100
弹足底或插鼻管反应	无反应	有些动作，如皱眉	哭，喷嚏
肌张力	松弛	四肢略屈曲	四肢活动
呼吸	无	慢，不规则	正常，哭声响

4. 评估意义 1分钟评分为窒息诊断和分度的依据，5分钟后的评分有助于判断复苏效果及预后。

5. 注意事项 评分易受多种因素影响，如早产儿、孕母应用镇静剂或合并其他严重疾病等，评分应做到快速、客观、准确。

（三）多脏器受损症状

重度窒息可致多脏器受损，但各器官损伤发生的频率和程度各异。

1. 中枢神经系统 最敏感，可致缺氧缺血性脑病和颅内出血。

2. 呼吸系统 羊水或胎粪吸入综合征、肺出血以及急性肺损伤或急性呼吸窘迫综合征等。

3. 心血管系统 持续性肺动脉高压、缺氧缺血性心肌损害（心律失常、心衰、心源性休克等）。

4. 泌尿系统 肾功能不全及肾静脉血栓形成等。

5. 消化系统 应激性溃疡、坏死性小肠结肠炎及黄疸加重或时间延长等。

6. 血液系统 DIC、血小板减少等。

四、辅助检查

对宫内缺氧胎儿，可通过羊膜镜了解羊水胎粪污染程度或胎头露出宫口时取头皮血行血气分析，以评估宫内缺氧程度；生后应检测动脉血气、血糖、电解质、血尿素氮和肌酐等生化指标。

五、诊断

由于 Apgar 评分可受多种因素影响，故目前主张不再以单独的 Apgar 评分作为窒息的唯一指标。根据中华医学会围生医学分会新生儿复苏学组专家共识指出，应用 Apgar 评分结合脐动脉血气 pH 对新生儿窒息做出诊断。

（一）轻度窒息

1 分钟 Apgar 评分≤7 分或 5 分钟 Apgar 评分≤7 分，伴脐动脉血气 pH <7.2。

（二）重度窒息

1 分钟 Apgar 评分≤3 分或 5 分钟 Apgar 评分≤5 分，伴脐动脉血气 pH <7.0。而未取得脐动脉血气结果者，Apgar 评分异常可称之为“低 Apgar 评分”。如伴神经系统表现或多脏器功能不全证据，可确定为重度窒息。

六、治疗

生后应立即进行复苏及评估，而不应延迟至 1 分钟 Apgar 评分后进行，并由产科、儿科医生、助产士（师）及麻醉师共同协作进行。以下均根据 2021 年中国新生儿复苏指南。

（一）复苏方案

采用 ABCDE 复苏方案。A（airway）建立通畅的气道；B（breathing）建立呼吸；C（circulation）维持正常循环；D（drugs）药物治疗；E（evaluation）评估。前三项最重要，其中 A 是根本，B 是关键，评估贯穿于整个复苏过程。呼吸、心率和血氧饱和度是窒息复苏评估的三大指标，并遵循评估→决策→措施程序，如此循环往复，直到完成复苏。

（二）复苏步骤流程

根据 ABCDE 复苏原则，具体复苏步骤和程序如下（图 5－1）。

1. 快速评估　出生后立即用数秒钟快速评估 4 项指标：①是足月吗？②羊水清吗？③肌张力好吗？④呼吸或哭声好吗？任何一项为“否”，则进行以下初步复苏。

2. 初步复苏步骤　须在 30 秒内完成。①保暖：新生儿娩出后立即置于预热的开放式抢救台上。②摆好体位：维持新生儿头部轻度后仰，呈鼻吸气位（图 5－2）。③清理呼吸道：不建议常规进行口鼻咽部及气道吸引，以免增加心动过缓和呼吸抑制的风险。如新生儿气道有较多分泌物且呼吸不畅，可用吸引球或吸痰管清理气道，先口后鼻。应限制吸痰管插入的深度和吸引时间，吸引负压 80～100mmHg。根据我国国情，如羊水粪染时，仍首先评估新生儿有无活力，有活力时，继续初步复苏；无活力（肌张力低、无呼吸或喘息样呼吸、心率 <100 次/分，3 项具备其中 1 项）时，应在 20 秒内完成气管插管及吸引胎粪（图 5－3）。④擦干：用温热干毛巾快速擦干全身，去掉湿毛巾。⑤刺激：用手拍打或手指弹患儿的足底或摩擦背部 2 次以诱发自主呼吸。以上步骤应在 30 秒内完成。

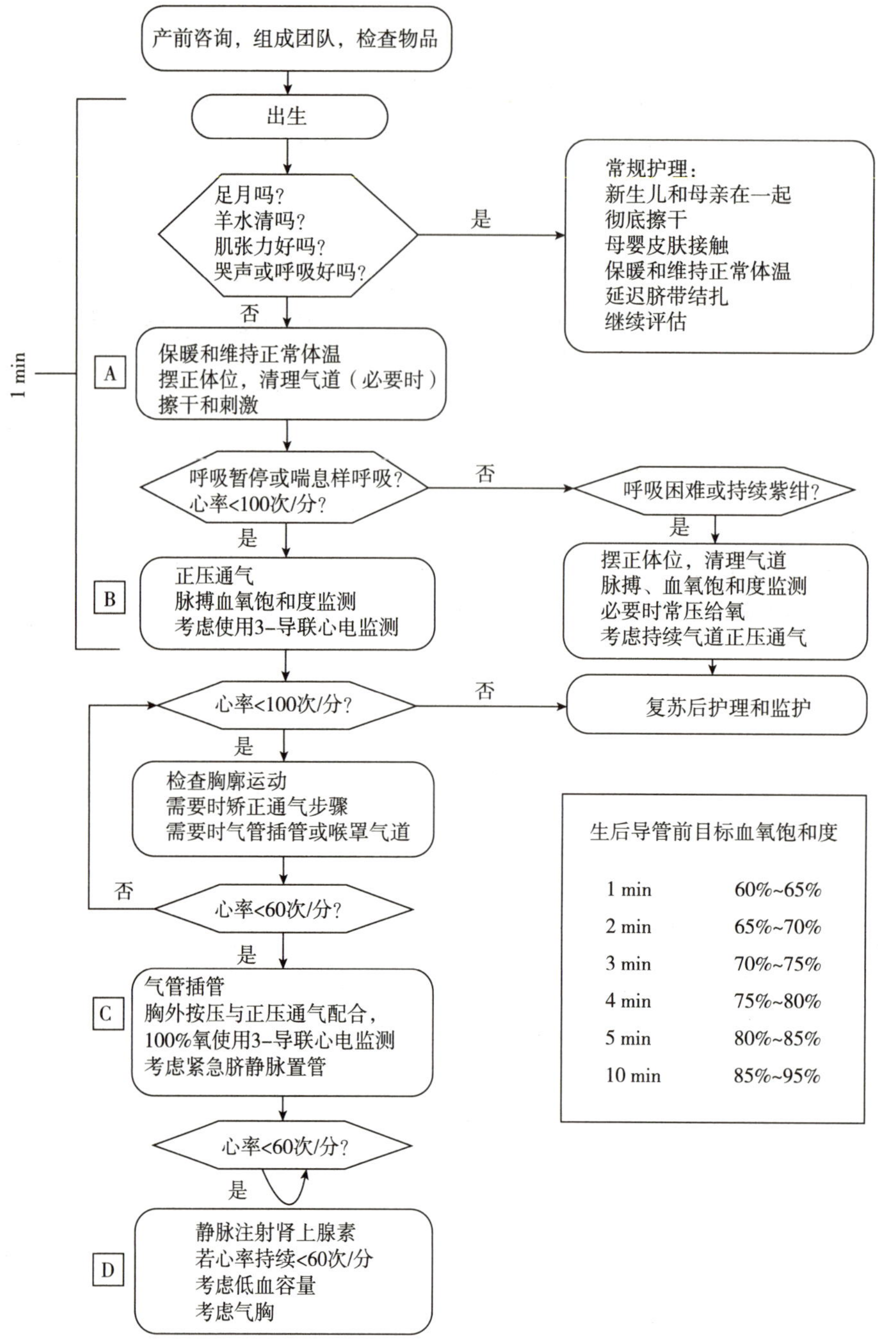

产前咨询，组成团队，检查物品

出生

1 min

足月吗？
羊水清吗？
肌张力好吗？
哭声或呼吸好吗？

是 → 常规护理：
新生儿和母亲在一起
彻底擦干
母婴皮肤接触
保暖和维持正常体温
延迟脐带结扎
继续评估

否 ↓

A
保暖和维持正常体温
摆正体位，清理气道（必要时）
擦干和刺激

呼吸暂停或喘息样呼吸？
心率<100次/分？

否 → 呼吸困难或持续紫绀？
是 ↓
摆正体位，清理气道
脉搏、血氧饱和度监测
必要时常压给氧
考虑持续气道正压通气

是 ↓

B
正压通气
脉搏血氧饱和度监测
考虑使用3-导联心电监测

心率<100次/分？

否 → 复苏后护理和监护

是 ↓

检查胸廓运动
需要时矫正通气步骤
需要时气管插管或喉罩气道

心率<60次/分？

否 → 心率<100次/分？

是 ↓

C
气管插管
胸外按压与正压通气配合，
100%氧使用3-导联心电监测
考虑紧急脐静脉置管

心率<60次/分？

是 ↓

D
静脉注射肾上腺素
若心率持续<60次/分
考虑低血容量
考虑气胸

生后导管前目标血氧饱和度

时间	目标血氧饱和度
1 min	60%~65%
2 min	65%~70%
3 min	70%~75%
4 min	75%~80%
5 min	80%~85%
10 min	85%~95%

图 5－1　中国新生儿复苏流程图（2021）

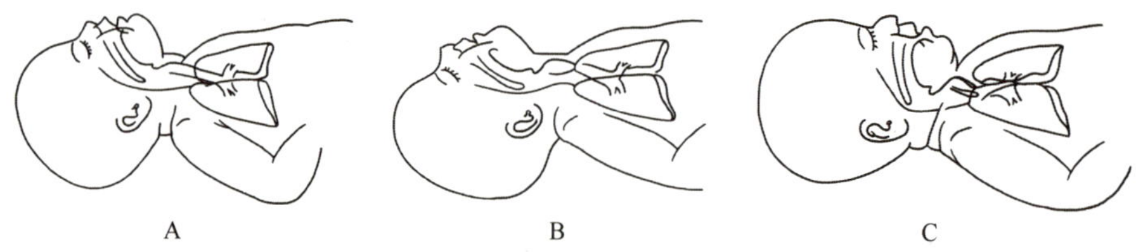

图 5－2　摆正体位

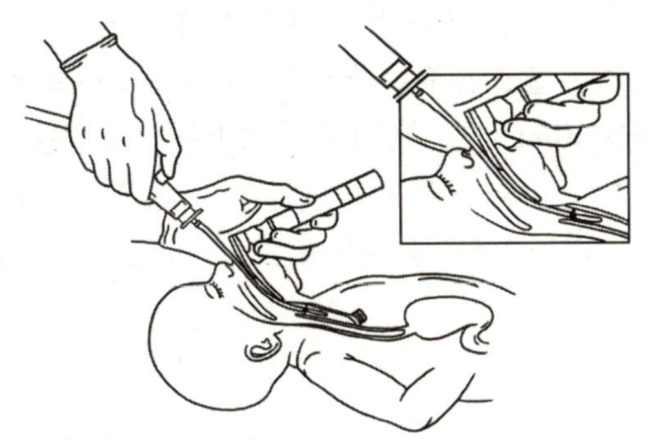

图 5-3　气管插管吸引胎粪

3. 正压通气　如新生儿仍呼吸暂停或喘息样呼吸，心率 <100 次/分，应立即应用复苏气囊面罩正压通气（图 5-4），如有条件右手连接脉搏血氧饱和度仪进行监测指导。①给氧浓度：足月儿开始可用空气复苏，早产儿 21% ~30%，之后用空氧混合仪根据氧饱和度调整，使氧饱和度达到目标值（图 5-1）。②通气频率：频率 40 ~60 次/分（胸外按压时 30 次/分）。③通气压力：20 ~30cmH_2O，必要时可给予 2 ~3 次。④通气有效指征：胸廓起伏良好、心率迅速增加。正压通气开始后，观察胸廓是否起伏，并连接脉搏血氧饱和度仪，考虑使用 3-导联心电监测。

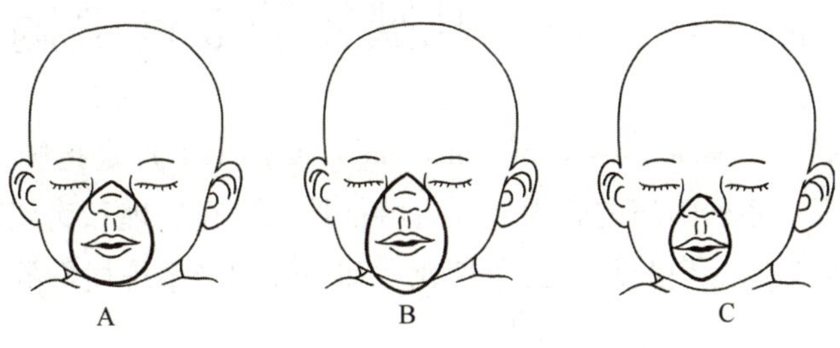

图 5-4　面罩正压通气

4. 矫正通气　如未达到有效通气，需做矫正通气步骤。首先，检查面罩和面部之间是否密闭；其次通畅气道，可调整体位为鼻吸气位、清理气道分泌物、使新生儿口张开；最后，适当增加通气压力。上述步骤无效时，进行气管插管或使用喉罩气道。

5. 胸外心脏按压　如无心率或气管插管正压通气 30 秒后心率持续 <60 次/分，应同时进行胸外心脏按压。①按压手法：用拇指法（首选），或双指法（图 5-5）。②按压位置：按压胸骨体下 1/3 处（两乳头连线中点下方）。③按压深度：胸廓前后径的 1/3。④按压频率：频率为 90 次/分（每按压 3 次，正压通气 1 次）。同时进行脉搏血氧饱和度和 3-导联心电监测，考虑脐静脉置管。

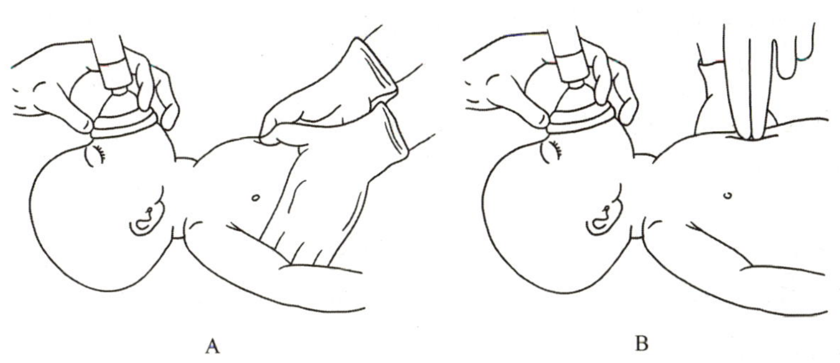

图 5-5　双手按压法

6. 药物治疗　①肾上腺素：经有效的正压通气和胸外按压 60 秒后，心率仍 <60 次/分，应立即给

予 1∶10000 肾上腺素，静脉用量 0.1～0.3ml/kg，脐静脉导管内注入，或气管导管内注入，剂量为 0.5～1ml/kg，5 分钟后可重复一次。②扩容剂：给药 30 秒后，如心率 <100 次/分，并有血容量不足表现时，给予生理盐水，剂量为每次 10ml/kg，于 10 分钟以上静脉缓慢输注。大量失血需输入与新生儿交叉配血阴性的同型血。③碳酸氢钠：在新生儿复苏过程中一般不推荐使用碳酸氢钠，如经上述处理无效，且确定有严重代谢性酸中毒，可给予 5% 碳酸氢钠 3～5ml/kg，加等量 5% 葡萄糖液，缓慢静脉推注（推注时间 >5～10 分钟）。

（三）复苏后监护与转运

复苏后仍需监测体温、呼吸、心率、血压、尿量、肤色及窒息引起的多器官损伤。如并发症严重，需转运到 NICU 治疗，转运中需注意保温、监护生命指标和予以必要的治疗。

七、预防

加强围产期保健，及时处理高危妊娠；加强胎儿监护，避免宫内胎儿缺氧；推广 ABCDE 复苏技术，培训产科、儿科和麻醉科医护人员；各级医院产房和手术室需配备复苏设备，分娩过程都应有掌握复苏技术的人员在场。

PPT

第三节 新生儿缺氧缺血性脑病

新生儿缺氧缺血性脑病（hypoxic - ischemic encephalopathy，HIE）是指围生期窒息引起的脑组织缺氧缺血性损害，临床上出现一系列脑病的表现，并有特征性的神经病理和病理生理改变。严重 HIE 可遗留不同程度的神经系统后遗症，是引起新生儿急性死亡和慢性神经系统损伤的重要原因之一。

一、病因

缺氧是发病的核心，围生期窒息是最主要的病因，故其病因与新生儿窒息相同（见本章第二节）。另外，出生后严重心、肺疾病及严重失血或贫血也可引起 HIE。

二、发病机制

（一）脑血流改变

当缺氧缺血为部分性或慢性时，体内血液代偿重新分配，以保证心、脑、肾上腺的血供。随着缺氧的延续，脑血流最终因心功能受损而锐减，遂出现第二次血流重新分配，以保证代谢最旺盛部位，如基底神经节、脑干、丘脑及小脑的血供。而其他部位则易受损。急性完全性窒息，则上述代偿机制不会发生，脑损伤更易发生在代谢最旺盛的部位，由于脑组织特性不同而具有损害特有的高危性，称为选择性易损区。足月儿在大脑矢状旁区的脑组织，早产儿在脑室周围的白质区。

（二）脑组织代谢改变

脑组织对缺氧缺血非常敏感。缺氧时，脑组织无氧代谢增加，乳酸堆积，能量产生急剧减少，最终因能量衰竭，损害进一步恶化而致脑细胞水肿、凋亡和坏死的“瀑布样反应”。

三、临床表现

根据意识、肌张力、原始反射改变、有无惊厥、脑水肿或颅内高压等，临床上分为轻、中、重度（表 5-4）。

表 5-4 HIE 的临床分度

项目	轻度	中度	重度
意识	过度兴奋（激惹）	嗜睡、迟钝	昏迷
肌张力	正常	减低	松软或间歇性伸肌张力增高
原始反射			
拥抱反射	稍活跃	减弱	消失
吸吮反射	正常	减弱	消失
惊厥	无或肌阵挛	常有	多见，可呈持续状态
中枢性呼吸衰竭	无	无或轻	常有
瞳孔改变	无或扩大	缩小	不等大或扩大，对光反射迟钝
EEG	正常	低电压，可有痫样放电	爆发抑制，等电位
病程及预后	症状在 72 小时内消失，预后好	症状多在 2 周内消失，可能有后遗症	症状可持续数周，病死率高，存活者多有后遗症

严重脑水肿或颅内高压主要表现为前囟隆起、骨缝分离和惊厥等。惊厥最常见的表现形式为轻微发作型或多灶性阵挛型，严重者为强直型，同时有前囟隆起等脑水肿症状体征。其中 50% ~70% 可发生惊厥，特别是足月儿。病变在脑干、丘脑者，可出现中枢性呼吸衰竭、瞳孔缩小或扩大、顽固性惊厥等脑干症状，常在 24 ~72 小时病情恶化或死亡。

四、辅助检查

（一）实验室检查

脑组织受损时，血和脑脊液中磷酸肌酸激酶同工酶（CPK - BB）水平及神经元特异性烯醇化酶（NSE）活性均可升高；通过脐血或新生儿动脉血气分析可了解胎儿宫内缺氧情况。

（二）影像学检查

1. 颅脑 B 超 病程早期（72 小时内）进行，可了解脑水肿、脑室及其周围出血、基底核和丘脑损伤等病变，但对皮质损伤不敏感。可行床旁操作。

2. 头颅 CT 有助于了解颅内出血范围和类型。最适宜检查时间为生后 4 ~7 天，不能床旁检查，且有放射性损伤。

3. 头颅 MRI 在 HIE 的病变性质和程度评价方面优于 CT，对预后评估有一定价值，对脑灰、白质的分辨率异常清晰。分辨率高、无放射性损伤，但费用高。

（三）脑电生理检查

1. 脑电图（EEG） 生后 1 周内检查，可反映脑损害的严重程度及判断预后，协助惊厥诊断。

2. 振幅整合脑电图（aEEG） 为 EEG 的一种简化形式，有条件出生早期即可进行，可对危重新生儿的脑功能进行床旁连续性监测，有助于评估 HIE 的严重程度及判断预后。

五、诊断

临床表现是 HIE 的主要诊断依据。

（1）有明确的可导致胎儿宫内窘迫的异常产科病史，以及严重的胎儿宫内窘迫表现［胎心率 <100 次/分，持续 5 分钟以上和（或）羊水Ⅲ度污染］，或在分娩过程中有明显窒息史。

（2）出生时有重度窒息，指 Apgar 评分 1 分钟≤3 分，并延续至 5 分钟时仍≤5 分；和（或）出生时脐动脉血气 pH≤7。

（3）出生后不久出现神经系统症状，并持续 24 小时以上。

（4）排除电解质紊乱、颅内出血和产伤等原因引起的抽搐，以及宫内感染、遗传代谢性疾病和其他先天性疾病所引起的脑损伤。

同时具备以上 4 条者可确诊，第 4 条暂时不能确定者可作为拟诊病例。目前尚无早产儿 HIE 诊断标准。

六、治疗

1. 支持疗法

（1）维持良好的通气功能是支持疗法的核心，保持 PaO_2、$PaCO_2$ 和 pH 在正常范围。可酌情予以不同方式的氧疗。

（2）维持脑和全身良好的血液灌注是支持疗法的关键措施，避免脑灌注过低或过高。根据病情选用多巴胺、多巴酚丁胺。

（3）维持血糖在正常高值（4.16～5.55mmol/L），以提供神经细胞代谢所需能量。

2. 控制惊厥 首选苯巴比妥，负荷量 20mg/kg，于 15～30 分钟静脉滴入，若不能控制，1 小时后可加 10mg/kg。12～24 小时后给维持量，每日 3～5mg/kg。顽固性抽搐者加用地西泮，每次 0.1～0.3mg/kg 静脉注射；或加用水合氯醛 50mg/kg 灌肠。

3. 治疗脑水肿 控制液体量 60～80ml/(kg·d)。颅内压增高时，首选呋塞米，每次 0.5～1mg/kg，静注；严重者可用 20% 甘露醇，每次 0.25～0.5g/kg，静注，每 6～12 小时 1 次，连用 3～5 天。一般不主张使用糖皮质激素。

4. 亚低温治疗 国内外临床研究已证实，亚低温（维持核心温度 33～35℃）对缺氧缺血性脑损伤有显著保护作用，且安全性好。目前主要应用于足月儿 HIE，一般于发病 6 小时内开始治疗，持续 48～72 小时。

5. 康复治疗 病情稳定后尽早进行智能和体能的康复训练，有利于促进脑功能恢复，减少后遗症。

七、预后和预防

本病预后与病情严重程度、抢救是否正确及时有关。病情严重，惊厥、意识障碍、脑干症状持续时间超过 1 周，血清 CPK－BB 和脑电图持续异常者预后差。幸存者常留有不同程度的运动和智力障碍、癫痫等后遗症。积极推广新法复苏，防止围生期窒息是预防本病的主要方法。

第四节 新生儿颅内出血

PPT

新生儿颅内出血是新生儿期一种严重的脑损伤，病死率高，重者常留神经系统后遗症，主要发生在早产儿及存在各种围生期高危因素的足月儿。

一、病因

1. 早产 胎龄 32 周以下的早产儿，在脑室周围的室管膜下及小脑软脑膜下的颗粒层均留存胚胎生发基质（GM），对缺氧敏感，此处血管易受到血压波动和缺氧、酸中毒等因素的影响而致破裂出血。室管膜下出血向内可穿破室管膜进入脑室引起脑室出血；向外可扩散至脑室周围的白质引起脑实质出血，脑室周围白质损伤后发生局灶性坏死可致脑室周围白质软化。

2. 缺氧缺血 窒息时低氧血症、高碳酸血症可致压力被动性脑血流。血管压力波动导致毛细血管破裂或静脉淤滞、血栓形成，继而发生颅内出血。

3. 外伤 主要为产伤所致。如胎位不正、胎儿过大、产程延长及不适当助产（高位产钳、胎头吸引器）等机械性损伤均可使小脑幕、大脑镰撕裂和脑表浅静脉破裂而导致硬膜下出血。不适当的护理操作可造成头部过分受压，或呼吸机参数调节不当致脑血流异常波动，亦可引起脑血管破裂而出血。

4. 其他 新生儿凝血因子不足或患其他出血性疾病，脑血管畸形，孕母患血小板减少症或孕期使用苯妥英钠、苯巴比妥、利福平等药物可引起新生儿血小板或凝血因子减少；不适当地输入碳酸氢钠、葡萄糖酸钙、甘露醇等高渗溶液，均可导致脑血管破裂出血。

二、临床表现

主要与出血部位和出血量有关，轻者可无症状，大量出血者可在短期内死亡。常见的症状与体征如下。

1. 神志改变 激惹、嗜睡或昏迷。

2. 呼吸改变 增快或减慢，不规则或暂停。

3. 颅内压增高 前囟隆起，抽搐，角弓反张，脑性尖叫等。

4. 眼征 凝视、斜视、眼球震颤等。

5. 瞳孔 不等大、对光反射迟钝或消失。

6. 肌张力 增高、减弱或消失。

7. 原始反射 减弱或消失。

8. 非特异性表现 低体温、不明原因的苍白、贫血、黄疸、频繁呼吸暂停等。

三、分类

根据出血部位分为以下五型。

1. 脑室周围－脑室内出血（periventricular－intraventricular haemorrhage，PVH－IVH） 主要见于GA＜32周、BW＜1500g的早产儿，其发病率可达40%～50%，胎龄愈小，体重愈小，发病率愈高，是早产儿最常见的颅内出血。根据影像学检查分为4级。Ⅰ级：室管膜下出血；Ⅱ级：脑室内出血但无脑室扩大；Ⅲ级：脑室内出血伴脑室扩大；Ⅳ级：脑室扩大伴脑室旁白质损伤或出血性梗死。出血多发生于出生后72小时内，主要后遗症有梗阻性脑积水及智能、运动发育障碍等。

2. 原发性蛛网膜下腔出血（primary subarachoid haemorrhage，SAH） 主要与缺氧、酸中毒、低血糖和产伤有关，足月儿与早产儿均常见。出血原发部位在蛛网膜下腔内。大多数出血量少，无临床症状，预后良好。典型病例表现为生后第2天抽搐，但发作间歇表现正常；极少数病例大量出血常于短期内死亡。主要的后遗症为交通性或阻塞性脑积水。

3. 脑实质出血（intraparenchymal haemorrhage，IPH） 多因小静脉栓塞后使毛细血管压力增高、破裂而出血，足月儿多见。出血量少者一般无症状；如出血部位在脑干，早期可发生瞳孔变化、呼吸不规则和心动过缓等；常见下肢运动障碍。出血部位可液化形成囊肿。主要后遗症为脑性瘫痪、癫痫和智能、运动发育迟缓。

4. 硬膜下出血（subdural hemorrhage，SDH） 多见于有产伤史的足月巨大儿。出血量少者可无症状；出血明显者一般在出生24小时后出现惊厥、偏瘫和斜视等神经系统症状。严重的后颅凹出血可引起脑干压迫症状，可在出生后数小时内死亡。部分患儿数月后发生慢性硬脑膜下积液。

5. 小脑出血（eerebellar hemorrhage，CH） 多见于GA＜32周、BW＜1500g的早产儿，或有产伤史的足月儿。包括原发性小脑出血、脑室内或蛛网膜下腔出血扩散至小脑、静脉出血性梗死及产伤引起小脑撕裂4种类型。严重者除一般神经系统症状外主要表现为脑干压迫症状，可在短时间内死亡。预后较差，尤其是早产。

四、诊断

根据病史、症状和体征，结合头颅影像学检查可确诊。头颅B超为PVH－IVH的首选，生后尽早进行。CT与MRI对蛛网膜下腔、后颅窝和硬膜下出血敏感，MRI是确诊各种颅内出血和评估预后最敏感的检测手段。脑脊液检查可与其他引起中枢神经系统症状的疾病鉴别，颅内出血时显微镜下可见皱缩红细胞，蛋白含量明显升高，严重者在出血后24小时内脑脊液糖含量降低。

五、治疗

1. 综合治疗

（1）支持疗法：保持患儿安静，尽可能避免搬动、刺激性操作，维持正常的PaO_2、$PaCO_2$、pH、渗透压及灌注压。

（2）止血：可选择使用维生素K_1、酚磺乙胺、立止血等。

（3）控制惊厥（见缺血缺氧性脑病节）。

（4）降低颅内压：首选呋塞米，每次0.5～1mg/kg，每日2～3次静注。对中枢性呼吸衰竭者可用小剂量甘露醇，每次0.25～0.5g/kg，每6～8小时一次，静注。

2. 治疗脑积水 乙酰唑胺（acetazolamide）可减少脑脊液的产生，每日10～30mg/kg，分3～4次口服；对脑室内或蛛网膜下腔出血可于病情稳定后（生后2周左右）连续腰椎穿刺，每日或隔日1次，防止粘连和脑积水，但对此法尚存在争议。梗阻性脑积水上述治疗多无效，可行脑室－腹腔分流术。

六、预后和预防

主要与出血部位、出血量、胎龄及其他围生期因素有关。早产儿、Ⅲ～Ⅳ级PVH－IVH、慢性缺氧、顶枕部脑实质出血预后差，幸存者常留有神经系统后遗症。

预防措施是：①防止早产，减少新生儿窒息和产伤；②提高医护质量，避免各种可能导致医源性颅内出血的因素；③对患有出血性疾病的孕妇及时给予治疗。

第五节　新生儿黄疸

PPT

新生儿黄疸是因胆红素在体内积聚引起的皮肤或其他器官黄染，是新生儿期最常见的症状。若新生儿血中胆红素超过5～7mg/dl，即可出现肉眼可见的黄疸。部分高未结合胆红素血症患儿可发生胆红素脑病（核黄疸），一般多留有不同程度的神经系统后遗症，重者甚至死亡。

一、新生儿胆红素代谢特点

（一）胆红素的来源及代谢

胆红素是血红素的分解产物，约80%来源于衰老红细胞破坏释放出的血红蛋白，约20%来源于肝脏和其他组织中的血红素及骨髓中的红细胞前体。由此产生的胆红素为亲脂疏水性，可透过细胞膜或血－脑屏障，称为非结合胆红素（间接胆红素）。游离的非结合胆红素与血浆白蛋白联结后，被运送至肝脏，与肝细胞内的Y、Z蛋白结合成复合物，在光面内质网经UDPGT（尿苷二磷酸葡萄糖醛酸基转移酶）催化，生成水溶性、不能透过细胞膜的结合胆红素（直接胆红素），随胆汁排至肠道。结合胆红素大部分在肠道内经细菌还原成胆素原（粪胆原与尿胆原）随粪便排出，少量被肠道的 β－葡萄糖醛酸酐酶水解或直接与葡萄糖醛酸分离成为非结合胆红素，后者被肠壁重吸收经门静脉回流至肝脏再行处理，此即胆红素的“肠－肝循环”。另有极少量胆素原被肠壁吸收经体循环由肾脏排泄。

（二）新生儿胆红素代谢特点

1. 胆红素生成过多　新生儿每日生成的胆红素明显高于成人（新生儿 8.8mg/kg，成人为 3.8mg/kg），其主要原因是：①胎儿血氧分压低，其红细胞数量代偿性增加，出生后血氧分压升高，大量红细胞破坏；②新生儿红细胞寿命短（早产儿低于 70 天，足月儿约 80 天，成人为 120 天），且血红蛋白的分解速度是成人 2 倍；③其他来源的胆红素生成较多。

2. 血浆白蛋白联结胆红素的能力差　早产儿尤其明显，且胎龄愈小，白蛋白含量愈低，联结胆红素的量也愈少；刚出生的新生儿常有不同程度的酸中毒，也可抑制胆红素与白蛋白的联结。

3. 肝细胞处理胆红素能力差　新生儿出生时肝细胞内 Y 蛋白含量极微（生后 5～10 天达正常），UDPGT 含量低（生后 1 周接近正常）且活性不足，影响胆红素在肝内的摄取与转换；肝细胞将结合胆红素排泄至肠道的能力亦不足，早产儿更甚，可致暂时性肝内胆汁淤积。

4. 肠－肝循环增加　出生时新生儿肠道菌群尚未建立，且肠蠕动差，肠腔内有 β－葡萄糖醛酸苷酶可将结合胆红素转变成未结合胆红素，肠－肝循环增加，导致未结合胆红素的产生和吸收增加。此外，胎粪含有胆红素，若排泄延迟，可使其重吸收增加。当患儿饥饿、缺氧、脱水、酸中毒、头颅血肿及颅内出血时，则更易发生黄疸或使原有黄疸加重。

二、分类

根据临床特点不同，分为生理性黄疸和病理性黄疸。约 85% 的足月儿和绝大多数早产儿可出现不同程度的黄疸或胆红素水平增高。生理性黄疸和病理性黄疸的特点和区别如下（表 5－5）。

表 5－5　新生儿生理性黄疸和病理性黄疸的特点

特点	生理性黄疸		病理性黄疸	
	足月儿	早产儿	足月儿	早产儿
出现时间	2～3 天	3～5 天	生后 24 小时内	
高峰时间	4～5 天	5～7 天		
消退时间	5～7 天	7～9 天	黄疸退而复现	
持续时间	≤2 周	≤4 周	>2 周	>4 周
血清总胆红素（μmol/L）	多低于 220	多低于 256	达光疗干预标准	
每日血清胆红素升高（μmol/L）	<85		≥85	
血清结合胆红素（μmol/L）	≤34		>34	
伴随症状	一般情况良好		常伴相应疾病表现	
病因	新生儿胆红素代谢特点		复杂	

三、病理性黄疸的病因分类

病理性黄疸根据其发病原因分为如下三类。

（一）胆红素生成过多

因过多红细胞的破坏及肠－肝循环增加，使血清未结合胆红素升高。

1. 红细胞增多症 即静脉血红细胞 $>6\times10^{12}/L$，血红蛋白 $>220g/L$，红细胞比容 $>65\%$。常见于母－胎或胎－胎间输血、脐带结扎延迟、宫内慢性缺氧及糖尿病母亲所分娩的胎儿等。

2. 血管外溶血 如较大的头颅血肿、皮下血肿、颅内出血、肺出血和其他部位出血。

3. 同族免疫性溶血 见于血型不合如 ABO 或 Rh 血型不合等，我国以 ABO 溶血病较为多见。

4. 感染 细菌、病毒、螺旋体、衣原体、支原体和原虫等引起的重症感染皆可致溶血，以金黄色葡萄球菌及大肠埃希菌引起的败血症多见。

5. 肠－肝循环增加 先天性肠道闭锁、先天性幽门肥厚、巨结肠、饥饿和喂养延迟等均可使胎粪排出延迟，胆红素吸收增加；母乳性黄疸，可能与母乳中的 β－葡萄糖醛酸苷酶进入患儿肠内，使肠道内未结合胆红素生成增加有关，见于母乳喂养儿，黄疸于生后 3～8 天出现，1～3 周达高峰，6～12 周消退，停喂母乳 3～5 天，黄疸明显减轻或消退有助于诊断。

6. 红细胞酶缺陷和膜结构异常 葡萄糖－6－磷酸脱氢酶、丙酮酸激酶和己糖激酶缺陷均可影响红细胞正常代谢，使红细胞膜僵硬，变形能力减弱，滞留和破坏于单核－吞噬细胞系统。遗传性球形红细胞增多症、遗传性椭圆形红细胞增多症、遗传性口形红细胞增多症、婴儿固缩红细胞增多症等均由于红细胞膜结构异常使红细胞在脾脏破坏增加。维生素 E 缺乏和低锌血症等，使红细胞膜结构改变导致溶血。

7. 血红蛋白病 α－地中海贫血，血红蛋白 F－Poole 和血红蛋白 Hasharon 等，由于血红蛋白数量和质量缺陷而引起溶血。

（二）肝脏胆红素代谢障碍

由于肝细胞摄取和结合胆红素的功能低下，使血清未结合胆红素升高。

1. 窒息、缺氧、感染、酸中毒 均可抑制肝脏 UDPGT 的活性，酸中毒还可影响非结合胆红素和白蛋白的联结而加重黄疸。

2. 药物 某些药物如磺胺、水杨酸盐、维生素 K_3、吲哚美辛、毛花苷丙等，可与胆红素竞争 Y、Z 蛋白的结合位点。

3. Crigler－Najjar 综合征 即先天性 UDPGT 缺乏。属常染色体显性遗传病，分为Ⅰ型、Ⅱ型属，酶活性低下，酶诱导剂治疗有效。

4. Gilbert 综合征 即先天性非溶血性未结合胆红素增高症，属常染色体显性遗传，由于肝细胞摄取胆红素功能障碍所致，黄疸较轻。也可同时伴有 UDPGT 活性降低，此时黄疸较重，酶诱导剂治疗有效，预后良好。

5. Lucey－Driscoll 综合征 即家族性暂时性新生儿黄疸，由于妊娠后期孕妇血清中存在一种孕激素，抑制 UDPGT 活性所致。

6. 其他 先天性甲状腺功能低下、垂体功能低下和 21－三体综合征等常伴有血胆红素升高或黄疸消退延迟。

（三）胆汁排泄障碍

肝细胞排泄结合胆红素障碍或胆管受阻，可致高结合胆红素血症，但如同时伴有肝细胞功能受损，也可有未结合胆红素增高。常见于以下情况。

1. 新生儿肝炎综合征 多由病毒引起的宫内感染所致，感染同时引起肝细胞对胆红素的代谢和排泄障碍，使血清中结合胆红素和非结合胆红素同时升高。

2. 胆汁黏稠综合征 因胆汁淤积在小胆管中，结合胆红素排泄受阻，常见于长期应用静脉营养的早产儿和新生儿肝炎等。

3. 肝内外胆管阻塞 先天性胆道闭锁、先天性胆总管囊肿、肝和胆道的肿瘤，均可使肝内或肝外胆管阻塞，引起结合胆红素排泄障碍。

PPT

第六节 新生儿溶血病

新生儿溶血病（hemolytic disease of newborn，HDN）系指母婴血型不合引起的胎儿或新生儿的同族免疫性溶血。在已发现的人类26个血型系统中，以ABO溶血病最常见，其次Rh血型不合。

一、病因

根本原因为母婴血型不合，主要包括ABO血型不合（母亲为O型，胎儿A型或B型）和Rh血型不合（母亲Rh阴性，胎儿Rh阳性），因母体缺乏胎儿由父亲遗传的红细胞血型抗原，导致胎儿或新生儿发生抗原抗体反应。

二、发病机制

胎儿由父亲获得的血型抗原（A、B抗原或Rh抗原）为母体所缺少（母系O型血或Rh阴性血），当胎儿红细胞通过胎盘进入母体，刺激母体产生相应的血型抗体，当不完全抗体（IgG）进入胎儿血循环后，与红细胞的相应抗原结合（致敏红细胞），发生抗原抗体反应，使红细胞破坏发生溶血。大量溶血导致贫血，甚至心衰。严重贫血、低蛋白血症和心衰可致胎儿水肿。贫血使髓外造血增强，可致肝脾肿大。因新生儿处理胆红素能力低下，生后黄疸很快出现并迅速加重。溶血产生的大量非结合胆红素可透过血-脑屏障，发生胆红素脑病。

1. ABO溶血 40%～50%可发生在第一胎。其原因是：O型血的母亲在首次妊娠前，已受到自然界A或B血型物质（某些植物、寄生虫、伤寒疫苗、破伤风及白喉类毒素等）的刺激，产生了抗A或抗B抗体（IgG）。在母子ABO血型不合中，仅1/5新生儿发生ABO溶血病。其原因为：胎儿红细胞抗原性的强弱不同，导致抗体产生量的多少各异；血浆及组织中存在的A和B血型物质，可与来自母体的抗体结合，使血中抗体减少。

2. Rh溶血 Rh血型系统有6种抗原，即D、E、C、c、d、e（d抗原未测出只是推测），其抗原性强弱依次为D>E>C>c>e，中国人绝大多数为Rh阳性。但由于母亲Rh阳性（有D抗原），也可缺乏Rh系统其他抗原如E，若胎儿有该抗原时，也可发生Rh溶血病，故本节将缺少Rh血型系统中任一抗原者均称之为Rh阴性，反之称之为Rh阳性。①溶血病一般不发生在第一胎，是因为自然界无Rh血型物质，Rh抗体只能由人类红细胞Rh抗原刺激产生。Rh阴性母亲首次妊娠，故第一胎分娩时母体仅处于原发免疫反应的潜伏阶段，如母亲再次妊娠（与第一胎Rh血型相同），即使有少量胎儿血进入母体循环，亦能很快激发继发免疫反应，产生大量IgG抗体，该抗体通过胎盘引起胎儿溶血，且胎次越多，受累越重。②部分第一胎可发病：主要见于既往输过Rh阳性血的Rh阴性母亲，其第一胎可发病。极少数Rh阴性母亲虽未接触过Rh阳性血，但其第一胎也发生Rh溶血病，这可能是由于Rh阴性孕妇的母亲为Rh阳性，其母怀孕时已使孕妇致敏，故其第一胎发病（外祖母学说）。③抗原性最强的RhD血型不合者，也仅有1/20发病，主要由于母亲对胎儿红细胞Rh抗原的敏感性不同。

三、临床表现

症状轻重与溶血程度基本一致。多数ABO溶血病患儿除黄疸外，无其他明显异常。Rh溶血病症状较重，严重者甚至死胎。

1. 黄疸 大多数 Rh 溶血病患儿生后 24 小时内出现黄疸并迅速加重，而多数 ABO 溶血病在生后第 2～3 天出现。血清胆红素以未结合型为主，但如溶血严重，造成胆汁淤积，结合胆红素也可升高。

2. 贫血 程度不一。重症 Rh 溶血，生后即可有严重贫血或伴有心衰。部分患儿因其抗体持续存在，也可于生后 3～6 周发生晚期贫血。

3. 肝脾大 Rh 溶血病患儿多有不同程度的肝脾增大，ABO 溶血病患儿则不明显。

4. 胎儿水肿 主要见于严重的 Rh 溶血病，出生时即可有全身水肿、苍白，死亡率高。

四、并发症

胆红素脑病为新生儿溶血病的最严重并发症，早产儿更易发生。多于生后 4～7 天出现症状，临床将其分为 4 期。

1. 警告期 表现为嗜睡、反应低下、吮吸无力、拥抱反射减弱、肌张力减低等，偶有尖叫和呕吐。持续 12～24 小时。

2. 痉挛期 出现抽搐、角弓反张和发热。轻者仅有双眼凝视，重者出现肌张力增高、呼吸暂停、双手紧握、双臂伸直内旋，甚至角弓反张。此期持续 12～48 小时。

3. 恢复期 吃奶及反应好转，抽搐次数减少，角弓反张逐渐消失，肌张力逐渐恢复，此期约持续 2 周。

4. 后遗症期 通常在 1 岁前出现核黄疸四联症。①手足徐动：经常出现不自主、无目的和不协调的动作；②眼球运动障碍：眼球向上转动障碍，形成落日眼；③听觉障碍：耳聋，对高频音失听；④牙釉质发育不良：牙呈绿色或深褐色。此外，也可留有脑瘫、智能落后、抽搐、抬头无力和流涎等后遗症。

五、辅助检查

1. 血型检查 检查母婴 ABO 和 Rh 血型，证实有血型不合存在。

2. 溶血证据 红细胞和血红蛋白减少，网织红细胞增高 >6%；血清总胆红素和未结合胆红素明显增加。

3. 致敏红细胞和血型抗体测定

（1）改良直接抗人球蛋白试验 即改良 Coombs 试验，测定患儿红细胞膜上结合的血型抗体，阳性表明红细胞已致敏。Rh 溶血病其阳性率高而 ABO 溶血病阳性率低。该项为该新生儿溶血病的确诊试验。

（2）抗体释放试验 测定患儿红细胞膜上结合的血型抗体。阳性提示红细胞已致敏。Rh 和 ABO 溶血病一般均为阳性，也为新生儿溶血病的确诊试验。

（3）游离抗体试验 测定患儿血清中来自母体的血型抗体，用于估计是否继续溶血和判断换血效果，但不是新生儿溶血病的确诊试验。

4. 其他

（1）脑干听觉诱发电位 通过检测起源于耳蜗听神经和脑干听觉结构的生物电反应，早期预测核黄疸及筛查听力损害。

（2）头颅 MRI 扫描 对胆红素脑病的早期诊断有重要价值，可发现急性胆红素脑病的特异性改变。

六、诊断与鉴别诊断

（一）诊断

1. 产前诊断 凡既往有不明原因的死胎、流产、新生儿重度黄疸史的孕妇及其丈夫均应进行 ABO、

Rh 血型检查，不合者进行孕妇血清中抗体检测。孕妇血清中 IgG 抗 A 或抗 B >1∶64，提示有可能发生 ABO 溶血病。Rh 阴性孕妇在妊娠 16 周时应检测血中 Rh 血型抗体作为基础值，以后每 2～4 周检测一次，当抗体效价上升，则提示可能发生 Rh 溶血病。

2. 生后诊断　新生儿娩出后黄疸出现早、且进行性加重，有母婴血型不合，改良 Coombs 或抗体释放试验中有一项阳性者即可确诊。

（二）鉴别诊断

1. 先天性肾病　有全身水肿、低蛋白血症和蛋白尿，但无病理性黄疸和肝脾大。

2. 新生儿贫血　胎－胎间输血或胎－母间输血可引起新生儿贫血，但无重度黄疸、血型不合及溶血试验阳性。

七、治疗

（一）产前治疗

1. 提前分娩　对高危妊娠，若测定羊水胆红素增高，且羊水 L/S >2 者，提示胎肺已发育成熟，应考虑提前分娩。

2. 血浆置换　对血 Rh 抗体效价明显增高，但又不宜提前分娩的孕妇，进行血浆置换，以换出抗体，减少胎儿溶血。

3. 宫内输血　对胎儿水肿或胎儿 Hb <80g/L，而肺尚未成熟者，可直接将与孕妇血清不凝集的浓缩红细胞在 B 超下注入脐血管或胎儿腹腔内，以纠正贫血。

4. 肝酶诱导剂　孕妇于预产期前 1～2 周口服苯巴比妥，可诱导胎儿 UDPGT 产生增加，以减轻新生儿黄疸。

5. 孕母注射丙种球蛋白　胎儿受累较重者，可给孕妇静脉注射丙种球蛋白以抑制血型抗体对胎儿红细胞的破坏。

（二）新生儿治疗

目的是降低血清非结合胆红素水平，防止胆红素脑病的发生。

1. 光照疗法　简称光疗，是降低血清未结合胆红素简单而有效的方法。原理：未结合胆红素在光的作用下，转变成水溶性异构体，经胆汁和尿液排出。波长 425～475nm 的蓝光和波长 510～530nm 的绿光效果较好，日光灯或太阳光也有一定疗效。光疗主要作用于皮肤浅层组织，因此皮肤黄疸消退并不一定表明血清未结合胆红素已降至正常。

光疗设备：主要有光疗箱、光疗灯和光疗毯等。光疗箱以单面光 160W、双面光 320W 为宜，双面光优于单面光；上、下灯管距床面距离分别为 40cm 和 20cm；照射光源目前多应用 LED 光源。

光疗指征：适用于任何原因引起的高非结合胆红素血症。①任何原因引起的足月儿血清总胆红素 >205μmol/L（12mg/dl）；②早产儿血－脑屏障不成熟，易致胆红素脑损伤，治疗需更积极；③高危新生儿，如窒息、酸中毒、感染、低蛋白血症等，需放宽指征；④极低和超低出生体重儿主张预防性光疗。

副作用：可出现发热、腹泻和皮疹，但多不严重，可继续光疗；蓝光可分解体内核黄素（维生素 B_2），故光疗时应补充核黄素（光疗时每日 3 次，5mg/次；光疗后每日 1 次，连服 3 日）。当血清结合胆红素升高时，光疗可使皮肤呈青铜色即青铜症，此时应停止光疗，青铜症可自行消退。

注意事项：婴儿双眼用黑色眼罩保护，以免损伤视网膜，除会阴、肛门部用尿布遮盖外，其余均裸露。光疗时不显性失水增加，应适当增加液体摄入。

2. 药物治疗　①供给白蛋白：白蛋白 1g/kg，以增加其与未结合胆红素的联结，减少胆红素脑病的发生。②纠正代谢性酸中毒：提高血 pH，以利于未结合胆红素与白蛋白联结。③肝酶诱导剂：能增加 UDPGT 的生成和肝脏摄取未结合胆红素能力。常用苯巴比妥每日 5mg/kg，分 2～3 次口服，共 4～5 日。④静脉用免疫球蛋白：可抑制吞噬细胞破坏致敏红细胞，用法为 1g/kg，于 6～8 小时内静脉滴入，早期应用临床效果较好。⑤肠道益生菌：通过改变肠道内环境，减少肠－肝循环，减轻黄疸。

3. 换血疗法 又称交换输血，是治疗高胆红素血症最迅速、有效的方法，作用是换出部分血中游离抗体和致敏红细胞，减轻溶血；换出血中大量胆红素，防止发生胆红素脑病；纠正贫血，改善携氧，防止心力衰竭。

换血指征：严重溶血病或任何原因所致的严重高胆红素血症均需换血治疗。①产前已明确诊断，出生时脐血总胆红素 ＞68μmol/L（4mg/dl），血红蛋白＜120g/L，伴水肿、肝脾大和心衰；②生后 12 小时内胆红素每小时上升＞12μmol/L（0.7mg/dl）者；③总胆红素已达到 342μmol/L（20mg/dl）者，或光疗失败，光疗 4～6 小时后血清总胆红素仍每小时上升大于 8.6μmol/L（0.5mg/dl）；④不论血清胆红素水平高低，已有胆红素脑病的早期表现者；⑤小早产儿、合并缺氧、酸中毒者或上一胎溶血严重者，应适当放宽指征。

换血方法：①血源：Rh 溶血病应选用 Rh 系统与母亲同型，ABO 系统与患儿同型的血液，紧急或找不到血源时也可选用 O 型血；ABO 溶血病，选用 AB 型血浆和 O 型红细胞的混合血；有明显贫血和心力衰竭者，可用血浆减半的浓缩血。②换血量：一般为患儿血量的 2 倍。③途径：一般选用脐静脉或其他较大静脉进行换血，也可选用动、静脉或外周动、静脉进行同步换血。

4. 其他治疗 防止低血糖、低体温，纠正缺氧、贫血、水肿和心力衰竭等。

八、预防

Rh 阴性妇女在流产或分娩 Rh 阳性胎儿 72 小时内，应尽早注射相应的抗 Rh 免疫球蛋白，肌注抗 D 球蛋白 300μg，避免被致敏。

第七节 新生儿败血症

PPT

新生儿败血症是指病原体侵入新生儿血液循环，并在其中生长、繁殖、产生毒素导致全身炎症性反应综合征。常见的病原体为细菌，也可为真菌、病毒或原虫等。本节阐述细菌性败血症，患儿出生体重越低，发病率与病死率越高；约 25% 患儿会并发化脓性脑膜炎；重者可致休克和多器官功能衰竭。

一、病因和发病机制

1. 病原菌 因不同地区和年代而异，我国多年来一直以葡萄球菌最多见，其次为大肠埃希菌等革兰阴性杆菌。近年来随着 NICU 的发展，静脉留置针、气管插管和广谱抗生素的广泛应用，表皮葡萄球菌、铜绿假单胞菌、克雷伯菌、肠杆菌等机会致病菌，产气荚膜梭菌、厌氧菌以及耐药菌株所致的感染有增加趋势。

2. 免疫功能低下 皮肤屏障功能差，黏膜柔嫩，脐残端有创面；呼吸道纤毛运动差；胃液酸度低，肠黏膜通透性高；血－脑屏障功能不全；淋巴结发育不全；血清补体含量低且活性低下；中性粒细胞、溶酶体及细胞因子的能力均低下；IgM 和 IgA 不能通过胎盘，体内含量很低，因此对革兰阴性杆菌易感，而分泌型 IgA 低下，易患消化道和呼吸道感染；T 细胞处于初始状态，应答缓慢；巨噬细胞、自然杀伤细胞活性低。

3. 危险因素 早产儿、低出生体重儿、羊膜早破＞18 小时、绒毛膜羊膜炎、医源性感染、长期使用静脉营养和广谱抗生素及不当处理脐带、马牙、痈疖等。

二、临床表现

（一）根据发病时间分早发型和晚发型

1. 早发型　①生后7天内起病；②感染发生在出生前或出生时，与围生因素有关，常由母亲垂直传播引起，病原菌以大肠埃希菌等革兰阴性杆菌为主；③常呈暴发性多器官受累，尤以呼吸系统的症状最明显，病死率高。

2. 晚发型　①出生7天后起病；②感染发生在出生时或出生后，由水平传播引起，病原菌以葡萄球菌、机会致病菌为主；③常有脐炎、肺炎或脑膜炎等局灶性感染，病死率较早发型低。

（二）临床表现

早期症状、体征常不典型，一般表现为反应差、嗜睡、发热或体温不升、不吃、不哭、体重不增等症状。出现以下表现时应高度怀疑败血症。①黄疸：有时是败血症的唯一表现，黄疸迅速加重、消退延迟或退而复现；②肝脾大：出现较晚，一般为轻至中度大；③出血倾向：皮肤黏膜瘀点、瘀斑、针眼处渗血不止，消化道出血、肺出血等，严重时发生 DIC；④休克：面色苍灰，皮肤呈大理石花纹样，血压下降，尿少或无尿，硬肿症出现常提示预后不良；⑤其他：呕吐、腹胀、中毒性肠麻痹、呼吸窘迫或暂停、青紫；⑥可合并肺炎、脑膜炎、坏死性小肠结肠炎、化脓性关节炎和骨髓炎等。

三、辅助检查

（一）细菌学检查

1. 细菌培养　①血培养：应在使用抗生素之前做，抽血时必须严格消毒；同时作 L 型细菌和厌氧菌培养可提高阳性率。②脑脊液、尿培养：可快速涂片找细菌。③其他：可对胃液、外耳道分泌物、咽拭子、皮肤拭子、脐残端、肺泡灌洗液（气管插管患儿）等进行细菌培养。

2. 病原菌抗原和 DNA 检测　用免疫学方法可检测血、脑脊液和尿中致病菌抗原；聚合酶链式反应、DNA 探针等基因检测方法有助于病原菌的基因诊断。

（二）血液非特异性检查

1. 外周血象　白细胞总数 $<5\times10^9/L$ 或 $>25\times10^9/L$（≤3 天）或 $>20\times10^9/L$（>3 天）、血小板计数 $<100\times10^9/L$。

2. 细胞分类　中性粒细胞杆状核细胞所占比例≥0.16。

3. C 反应蛋白（CRP）　在感染 6~8 小时内即上升，8~60 小时达高峰，感染控制后可迅速下降，有助于早期诊断和疗效判断，CRP≥8mg/L（末梢血方法）为异常。

4. 降钙素原（PCT）　由细菌内毒素诱导产生，出现早于 CRP，抗生素治疗有效后 PCT 水平迅速降低，较白细胞计数和 CRP 有更高的特异性和敏感性。一般 PCT >2.0μg/L，为诊断新生儿败血症的临界值。

5. 白细胞介素 -6（IL -6）　炎症发生后快于 CRP 升高，炎症控制后 24 小时内恢复正常，敏感性 90%，阳性预测值 >95%。

四、诊断

1. 临床诊断标准　具有临床表现且具备以下任意一条：①血液非特异性检查≥2 条。②血标本病原菌抗原或 DNA 检测阳性。

2. 确诊标准 具有临床表现并符合下列任意一条：①血培养或无菌体腔内培养出致病菌。②如果血培养培养出机会致病菌，则必须于另次血或无菌体腔内，或导管头培养出同种细菌。

五、治疗

1. 抗生素治疗 用药原则如下。①早用药：对于临床上怀疑败血症的新生儿，不必等待血培养结果即应使用抗生素。②联合与合理给药：病原菌未明确前可结合当地菌种流行病学特点和耐药菌株情况，选择两种抗生素联合使用；药敏不敏感但临床有效者可暂不换药。③静脉给药。④疗程足：血培养阴性，经抗生素治疗后病情好转时应继续治疗5～7天；血培养阳性，疗程至少需10～14天；有并发症者应治疗3周以上。⑤注意药物毒副作用：1周以内的新生儿，尤其是早产儿肝肾功能不成熟，给药次数宜减少。氨基糖苷类抗生素新生儿期不宜使用，头孢他啶和头孢曲松易影响凝血机制，应用须警惕。

2. 处理严重并发症 ①休克时输新鲜血浆（10ml/kg）或白蛋白（1g/kg），应用多巴胺或多巴酚丁胺；②纠正酸中毒和低氧血症；③积极处理脑水肿和DIC。

3. 清除感染灶 及时处理皮肤、脐部等局部感染灶。

4. 支持疗法 注意保温，供给足够热能和液体，维持血糖和血电解质在正常水平。

5. 免疫疗法 ①静注免疫球蛋白，每日300～500mg/kg，连用3～5日；②重症患儿可行交换输血，换血量100～150ml/kg；③必要时可输注中性粒细胞和血小板。

第八节　新生儿呼吸窘迫综合征

PPT

新生儿呼吸窘迫综合征（respiratory distress syndrome，RDS）是因肺泡表面活性物质（pulmonary surfactant，PS）缺乏而导致，表现为生后不久出现进行性加重的呼吸窘迫。因病理上肺泡壁有嗜伊红透明膜形成，又称肺透明膜病（hyaline membrane disease，HMD），多见于早产儿，其胎龄愈小，发病率愈高。

一、病因

PS不足或缺乏是导致本病的病因。PS是由Ⅱ型肺泡上皮细胞合成并分泌的一种磷脂蛋白复合物，磷脂约占80%，主要由磷脂（卵磷脂为发挥表面活性的成分）和表面活性蛋白构成，磷脂中卵磷脂和鞘磷脂的比值（L/S）可作为评价胎儿或新生儿肺成熟度的重要指标。PS覆盖在肺泡表面，降低其表面张力，防止呼气末肺泡萎陷，以保持功能残气量，稳定肺泡内压和减少液体自毛细血管向肺泡渗出。PS孕18～20周开始产生，继之缓慢上升，35～36周迅速增加达肺成熟水平，故GA <35周的早产儿易发生RDS。因此，早产是PS不足和缺乏的最主要原因；糖尿病母亲婴儿，血中高浓度胰岛素可拮抗肾上腺皮质激素对PS合成的促进作用，围生期窒息、低体温、前置胎盘、胎盘早剥和母亲低血压等可致胎儿血容量减少，均可诱发RDS；择期剖宫产儿，由于缺乏宫缩而影响PS合成分泌，RDS的发生率也较高。

二、发病机制

由于PS不足或缺乏，肺泡表面张力增加，肺泡萎陷，导致肺不张及肺泡通气量减少，引起CO_2潴留（呼吸性酸中毒）。通气/血流值降低，气体弥散障碍，导致缺氧和代谢性酸中毒。缺氧及酸中毒使肺毛细血管通透性增高，液体漏出，使肺间质水肿和纤维蛋白沉着于肺泡表面形成嗜伊红透明膜，加重气体弥散障碍，加重缺氧和酸中毒，并抑制PS合成，形成恶性循环。重者可致新生儿持续性肺动脉高压（PPHN），并可造成其他脏器损害。

三、临床表现

生后 6 小时内出现呼吸窘迫，主要表现为：呼吸急促，＞60 次/分、青紫、呼气呻吟、吸气性三凹征等。呼吸窘迫进行性加重是本病的特点。严重时表现为呼吸浅表，呼吸节律不整、呼吸暂停及四肢松弛。未使用 PS 的早产儿，若出生 12 小时后出现呼吸窘迫，一般不考虑本病。体格检查可见胸廓扁平（肺不张），听诊呼吸音减低（潮气量小），可闻及细湿啰音（肺泡有渗出时），胸骨左缘第 2 肋间可听到收缩期或连续性杂音（动脉导管开放时）。

恢复期患儿出现对氧气的需求量增加，难以矫正和解释的代谢性酸中毒，喂养困难、呼吸暂停、周身发凉发花及肝脏在短时间内进行性增大，需考虑动脉导管开放（PDA）。

RDS 通常于生后第 2、3 天病情严重，72 小时后明显好转。但新生儿的出生体重、肺病变的严重程度、表面活性物质的治疗、有否感染及动脉导管的开放等均会对患儿的病程有不同程度的影响。

四、辅助检查

（一）实验室检查

1. 泡沫试验　取患儿胃液 1ml 加 95% 酒精 1ml，振荡 15 秒，静置 15 分钟后沿管壁有多层泡沫形成，则可除外 RDS；若无泡沫可考虑为 RDS，两者之间为可疑。

2. 用肺成熟度的判定　测定羊水或患儿气管吸引物中 L/S，若≥2 提示“肺成熟”，1.5～2 为可疑、＜1.5 提示“肺未成熟”。

3. 血气分析　pH 降低，低氧血症，呼吸性和代谢性酸中毒。

（二）X 线检查

X 线检查是目前确诊 RDS 的最佳手段（图 5－6）。

1. 毛玻璃样改变　两肺呈普遍性的透过度降低（充气减少），可见弥漫性均匀一致的细颗粒网状影。

2. 支气管充气征　在弥漫性不张肺泡（白色）的背景下，可见清晰充气的树枝状支气管（黑色）影。

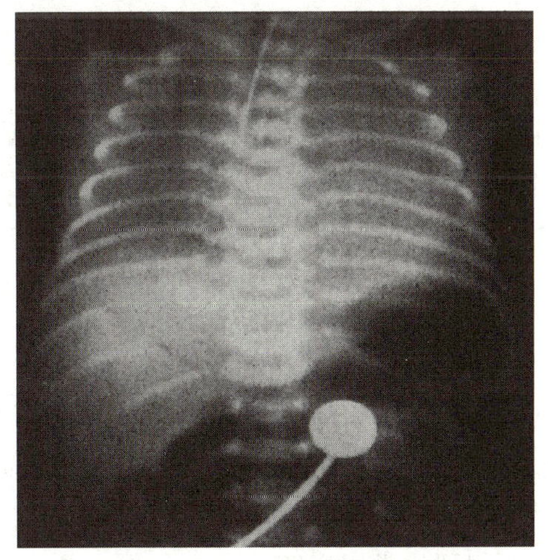

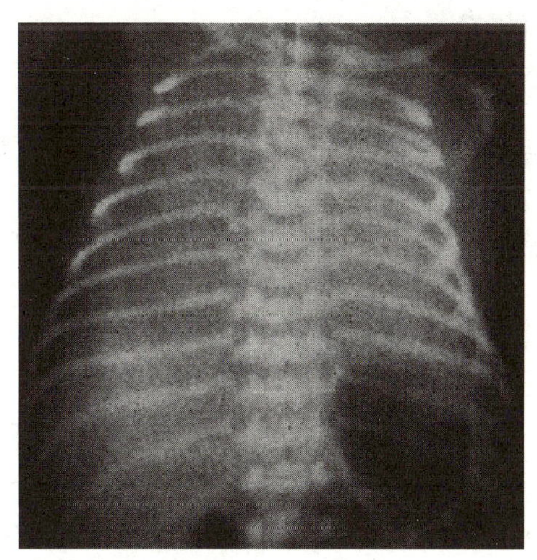

图 5－6　RDS 胸片

3. 白肺　严重时双肺野均呈白色，肺肝界及肺心界均消失，见于严重病例。

（三）超声波检查

彩色超声有助于动脉导管开放确定和 PPHN 的诊断。

五、诊断与鉴别诊断

凡早产儿或围生期窒息、选择性剖宫产、母亲有糖尿病等病史的新生儿，生后不久出现进行性加重的呼吸困难，结合胸部 X 线特征即可诊断。本病需与以下疾病鉴别。

（一）湿肺

亦称新生儿暂时性呼吸增快。多见于足月儿，为自限性疾病。系肺淋巴或（和）静脉吸收肺液功能暂时低下，使其积留于淋巴管、静脉、间质、叶间胸膜和肺泡等处，影响气体交换。生后数小时内出现呼吸增快（>60～80 次/分），但吃奶佳、哭声响亮及反应好，重者也可有发绀及呻吟等。听诊呼吸音减低，可闻及湿啰音。X 线胸片显示肺气肿、肺门纹理增粗和斑点状云雾影，常见毛发线（叶间积液）。对症治疗即可，一般 2～3 天症状缓解消失。

（二）感染性肺炎

感染性肺炎是由产前、产时、产后等各种感染因素所致的肺炎。其临床及 X 线所见有时与 RDS 难以鉴别，甚至引起 ARDS。但前者多有感染中毒症状及感染高危因素，结合患儿发病时间、病程、机械通气时所需参数较低，可鉴别。

（三）膈疝

表现为阵发性呼吸急促及发绀。腹部凹陷，患侧胸部呼吸音减弱甚至消失，可闻及肠鸣音；X 线胸片可见患侧胸部有充气的肠曲或胃泡影及肺不张，纵隔向对侧移位。

六、治疗

目的是保证通换气功能正常，待自身 PS 产生增加，RDS 得以恢复。机械通气和 PS 是治疗的重要手段。

（一）一般治疗

①保暖。②监测生命体征及血气。③保证液体和营养供应。④纠正酸中毒。⑤原则上不主张预防性使用抗生素。

（二）PS 替代疗法

已成为 RDS 的常规治疗手段。可减少呼吸机的应用，降低病死率。目前临床上常用制剂包括猪肺 PS 和小牛肺 PS。一经临床确诊应尽早应用（不需待胸片出现典型 RDS 改变），治疗愈早，疗效愈好；对于胎龄较小和出生体重较轻的早产儿，可尽早预防性应用。依推荐剂量经气管插管注入肺内，视病情用 1～3 次。

（三）氧疗和辅助通气

1. 吸氧 轻症可选用鼻导管、面罩、鼻塞吸氧，维持 PaO_2 50～70mmHg 和 $TcSO_2$ 85%～93% 为宜。

2. 持续气道正压（CPAP） 吸入氧分数（FiO_2）>0.3，PaO_2 <50mmHg 或 $TcSO_2$ <90%，即需改用 CPAP，压力 4～6cmH_2O，最常用鼻塞式，多用于轻型或中型 RDS，及早使用可减少机械通气的使用。

3. 机械通气 经吸氧和 CPAP 效果不佳者，可选择使用，但严格掌握指征。

（四）关闭动脉导管

限制入液量，并给予利尿剂，口服吲哚美辛或布洛芬，国内常用布洛芬，首次剂量 10mg/kg 口服，

24 小时和 48 小时后再重复 1 次，剂量 5mg/kg。若药物无效，明显影响心肺功能时，可考虑手术结扎。

七、预防

预防早产，有条件时，对提前分娩或欲行剖宫产者行胎肺成熟度的测定；对孕 24～34 周需提前分娩或有早产迹象的胎儿，于分娩前 7 天至分娩前 24 小时，给孕母肌注地塞米松或倍他米松，对 GA < 30 周的早产儿，力争生后 30 分钟内常规应用，若条件不允许也应争取 24 小时内应用。

PPT

第九节　新生儿寒冷损伤综合征

新生儿寒冷损伤综合征简称新生儿冷伤，因多有皮肤硬肿，故又称新生儿硬肿症。系由于寒冷和（或）多种疾病所致，以低体温和皮肤硬肿为主要临床表现，重症可并发多器官功能衰竭。早产、低体重、寒冷和感染等是主要发病因素。近年来随着新生儿保健水平提高，该病发病率已显著降低。

一、病因和发病机制

1. 寒冷、保温不足　新生儿尤其是早产儿，易发生低体温和皮肤硬肿的原因较多。①体温调节中枢不成熟。环境温度低时，其增加产热和减少散热的调节功能差，使体温降低。②体表面积相对较大，皮下脂肪少，皮肤薄，血管丰富，易于失热。③体内热能储备少，对失热的耐受能力差。④新生儿由于缺乏寒战反应，寒冷时主要靠棕色脂肪代偿产热，但其代偿能力有限。胎龄越小储存越少，代偿产热能力更差。⑤皮下脂肪中，饱和脂肪酸含量高，其熔点高，低体温时易于凝固出现皮肤硬肿。

2. 某些疾病　严重感染、缺氧、心衰和休克等，可影响新生儿能量代谢，导致产热不足。严重的颅脑疾病也可抑制尚未成熟的体温调节中枢，其调节功能进一步降低，使散热大于产热，出现低体温，甚至皮肤硬肿。

3. 多器官损害　低体温及皮肤硬肿，可使局部血液循环淤滞，引起缺氧和代谢性酸中毒，导致皮肤毛细血管壁通透性增加，出现水肿。如低体温持续存在和（或）硬肿面积扩大，缺氧和代谢性酸中毒进一步加重，可引起多器官功能损害。

二、临床表现

主要发生在寒冷季节或重症感染时。多于生后 1 周内发病，早产儿多见。低体温和皮肤硬肿为主要症状。

1. 一般表现　反应低下，吮乳差或拒乳，哭声低弱或不哭，活动减少，也可出现呼吸暂停等。

2. 低体温　新生儿低体温是指肛温 < 35℃。轻症为 30～35℃；重度 < 30℃，可出现四肢甚至全身冰冷。

3. 皮肤硬肿　即皮肤紧贴皮下组织，不能移动，按之似橡皮样感，特点是硬、亮、冷、肿、红（暗红色或青紫色），伴水肿者有指压凹陷。硬肿常呈对称性，其发生顺序依次为：下肢→臀部→面颊→上肢→全身。面积计算：头颈部 20%、双上肢 18%、前胸及腹部 14%、背部及腰骶部 14%、臀部 8% 及双下肢 26%。严重硬肿可妨碍关节活动，胸部受累可致呼吸困难。

4. 多器官功能损害　重症可出现休克、DIC、急性肾衰竭和肺出血等多器官功能衰竭。

三、辅助检查

可出现以下异常：血小板减少；低氧血症、代谢性酸中毒、高碳酸血症；高钾血症、低钙血症；低血糖；尿素氮和肌酐增高；凝血指标异常；X线胸片有炎症、肺水肿、肺出血改变。

四、诊断与鉴别诊断

寒冷季节，环境温度低和保温不足，或患有可诱发本病的疾病；有体温降低，皮肤硬肿，即可诊断。

临床依据体温及皮肤硬肿范围可分为：①轻度：体温≥35℃，皮肤硬肿范围<20%，常无器官功能损害；②中度：体温<35℃，皮肤硬肿范围20%~50%，常有器官功能损害；③重度：体温<30℃，皮肤硬肿范围>50%，常伴有器官功能障碍。

应与新生儿水肿和新生儿皮下坏疽相鉴别。

（1）新生儿水肿　①局限性水肿：常发生于女婴会阴部，数日内可自愈；②早产儿水肿：下肢常见凹陷性水肿，有时延及手背、眼睑或头皮，大多可自行消退；③新生儿Rh溶血病或先天性肾病：水肿较严重，并有其各自的疾病特点。

（2）新生儿皮下坏疽　常由金黄色葡萄球菌感染所致。多见于寒冷季节，有难产或产钳分娩史。常发生于身体受压部位（枕、背、臀部等）或受损（如产钳）部位。表现为局部皮肤变硬、肿、红、边界不清楚并迅速蔓延，病变中央初期较硬，以后软化，先呈暗红色逐渐变为黑色，重者可伴有出血和溃疡，亦可融合成大片坏疽。

五、治疗

1. 复温　复温是治疗的关键和首要环节。目的是通过提高环境温度，以恢复和保持正常体温。

（1）若肛温>30℃，腋温-肛温差（T_{A-R}）≥0，提示体温虽低，但棕色脂肪产热较好，此时可通过减少散热，使体温回升。将患儿置于已预热至中性温度的暖箱中，一般在6~12小时内可恢复正常体温。

（2）当肛温<30℃时，多数患儿$T_{A-R}<0$，提示体温很低，棕色脂肪被耗尽，虽少数患儿$T_{A-R} \geq 0$，但体温过低，靠棕色脂肪自身产热难以恢复正常体温，且易造成多器官功能损害，故若肛温<30℃，一般均应将患儿置于箱温比肛温高1~2℃的暖箱中进行外加温。每小时提高箱温0.5~1℃（箱温不超过34℃），在12~24小时内恢复正常体温。

（3）在肛温>30℃，$T_{A-R}<0$时，仍提示棕色脂肪不产热，故此时也应采用外加温使体温回升。若无暖箱条件，也可采用温水浴、热水袋、火炕、电热毯或母亲怀抱等方法。

2. 热量和液体补充　供给充足的热量有助于复温和维持正常体温。热量供给从每日210kJ/kg（50kcal/kg）开始，逐渐增加至每日419~502kJ/kg（100~120kcal/kg）。喂养困难者可给予部分或完全静脉营养。液体量按（1ml/kcal）计算，有明显心、肾功能损害者，应严格控制输液速度及液体入量。

3. 控制感染　根据血培养和药敏结果应用抗生素。

4. 纠正器官功能紊乱　及时治疗心衰、休克、凝血障碍、DIC、肾衰竭和肺出血等。

六、预防

做好围生期保健，避免早产、产伤和窒息等，及时治疗诱发冷伤的各种疾病，尽早开始喂养，保证充足的热量供应。寒冷季节注意保暖，尤其是早产儿和低出生体重儿。

答案解析

目标检测

一、单选题

1. 关于新生儿生理性体重下降的描述，错误的是
   A. 发生于出生后第 1 周
   B. 约于第 10 天降至最低点
   C. 足月儿降低幅度小于 BW 的 10%
   D. 早产儿降低幅度为 BW 的 15% ~20%
   E. 早产儿恢复速度较足月儿慢

2. 小儿乙肝疫苗的接种时间为
   A. 1、2、6 个月　　B. 0、1、2 个月　　C. 0、1、6 个月
   D. 0、2、6 个月　　E. 0、2、3 个月

3. 新生儿每日的总能量需要
   A. 80 ~100kcal/kg　　B. 90 ~110kcal/kg
   C. 100 ~120kcal/kg　　D. 110 ~130kcal/kg
   E. 120 ~140kcal/kg

4. 新生儿窒息复苏中最关键的环节是
   A. 维持正常循环　　B. 建立通畅的气道
   C. 建立有效呼吸　　D. 药物治疗
   E. 及时评估

5. 以下不属于新生儿窒息复苏快速评估内容的是
   A. 是否足月　　B. 是否剖宫产
   C. 肌张力情况　　D. 是否有羊水污染
   E. 是否有呼吸或哭声

6. 男婴，产后 5 天时家属发现患儿双侧乳腺肿大，如核桃大小、无分泌物，局部皮肤不红，无触痛。下列处理正确的是
   A. 无须处理　　B. 检查 B 超协助诊断
   C. 挤压乳头缓解肿胀　　D. 局部穿刺缓解肿胀
   E. 口服抗生素

7. 足月剖宫产女婴，生后 4 天，发育正常，全身皮肤中至重度黄染，巩膜黄染，反应好，检测血清总胆红素 320μmol/L，直接胆红素 30μmol/l，母子血型均为 O 型。首选的治疗方案是
   A. 蓝光治疗　　B. 换血治疗
   C. 输注白蛋白　　D. 输注免疫球蛋白
   E. 口服苯巴比妥

（8 ~10 题共用题干）

男婴，生后 21 天，发现皮肤黄染 15 天。足月顺产，母乳喂养，吃奶好，大小便正常。体重 4100g，发育营养好，反应好，前囟平软，全身皮肤重度黄染，巩膜黄染，心肺听诊正常，腹软，肝脾肋下未触及，四肢肌张力正常。母血型 A 型。ALT 32U/L，AST 40U/L，血清总胆红素 310μmol/l，直接胆红素 31μmol/L。

8. 分析引起该患儿黄疸最可能的病因是
   A. 生理性黄疸延迟消退
   B. 新生儿溶血病
   C. G-6-PD 缺陷病
   D. 新生儿肝炎
   E. 母乳性黄疸
9. 关于此种类型黄疸的描述，正确的是
   A. 与母乳喂养量少有关
   B. 与 UDPGT 活性降低有关
   C. 可持续至生后 2-3 个月
   D. 所有患儿均不需要治疗
   E. 易出现胆红素脑病
10. 此种类型黄疸最简单快捷的治疗措施是
   A. 蓝光治疗
   B. 停喂母乳 2~3 天
   C. 口服苯巴比妥
   D. 口服肠道益生菌
   E. 口服苯巴比妥+肠道益生菌

二、思考题

1. 新生儿呼吸窘迫综合征的诊断要点是什么？
2. 简述新生儿病理性黄疸的特点。

（周伟超）

书网融合……

本章小结

微课

题库

第六章　消化系统疾病

学习目标

1. 通过本章学习，重点掌握儿童腹泻病的病因、临床表现、诊断和治疗。

2. 学会儿童腹泻病的病史采集、体格检查，具备正确使用液体，计算液体张力的能力，能制订诊疗方案，指导家长正确预防治疗腹泻病，能与患儿及其家长进行有效沟通。

情境导入

情境描述　患儿，10 个月，因呕吐、腹泻 2 天来院就诊。发病以来无发热，恶心、呕吐明显，呕吐非喷射性，呕吐物为胃内容，纳差，大便次数多，但每次大便量不多，黄色稀便，有黏液，无脓血腥臭，尿量减少。

查体：T 36.5℃，P 98 次/分，R 22 次/分，体重 9kg。神志清，精神差，嗜睡，皮肤弹性稍差，口唇干燥，心肺正常，腹软，肠鸣音亢进，四肢肌张力稍低，余未见异常。

辅助检查：大便镜检可见脂肪球，余无异常。血常规：WBC 12.5×10^{9}/L，N 0.65，L 0.35，PLT 245×10^{12}/L。血生化：血钠 132mmol/L，血钾 3.8mmol/L。

讨论　1. 该患儿的初步诊断是什么？诊断依据有哪些？

2. 应采取哪些治疗措施？

第一节　儿童消化系统解剖生理特点

PPT

一、口腔

消化道的起端，具有吸吮、吞咽、咀嚼、消化、味觉感觉和语言等功能。足月新生儿出生时已具有较好的吸吮、吞咽功能。新生儿及婴幼儿口腔黏膜薄嫩，血管丰富，唾液腺不够发达，口腔黏膜干燥，因此易受损伤和局部感染；3~4 个月时唾液分泌开始增加，5~6 个月时明显增多，但婴儿口腔浅，不能及时吞咽唾液，因此常出现生理性流涎现象。

二、食管

新生儿和婴儿的食管呈漏斗状，黏膜纤弱、腺体缺乏、弹力组织及肌层不发达，食管下端括约肌发育不成熟，控制能力差，常发生胃食管反流，此现象大多发生在进食后 30 分钟内，绝大多数在 4~6 月龄时症状消失。婴儿吸奶时常吞咽过多空气，易发生溢奶，呕吐。

三、胃

新生儿胃容量 30~60ml，1~3 月龄 90~150ml，1 岁 250~300ml，5 岁 700~850ml，故年龄愈小，每天喂养的次数愈多。哺乳活动后不久幽门即开放，胃内容物陆续进入十二指肠，故实际的胃容量不完全受上述容量限制。婴儿胃略呈水平位，当开始行走时，逐渐变为垂直位。胃平滑肌发育不完善，在充满食物后易使胃扩张。由于贲门和胃底部肌张力低，幽门括约肌发育较好，故易发生幽门痉挛而出现溢奶、呕吐。胃排空时间随食物的种类不同而异，黏稠含凝乳块的乳汁排空慢；水的排空时间为1.5～2小时，母乳2～3小时，牛乳3～4小时；早产儿胃排空时间慢，易发生胃潴留。

四、肠道

儿童肠管相对比成人长，一般为身长的5～7倍，或为坐高的10倍。小肠的主要功能包括蠕动、摆动、分节运动、消化、吸收及免疫保护。大肠的主要功能是贮存食物残渣，进一步吸收水分以及形成大便。儿童肠黏膜肌层发育差，肠系膜柔软而长，结肠无明显结肠带与脂肪垂，升结肠与后壁固定差，易发生肠扭转和肠套叠。肠壁薄，通透性高，屏障功能差，肠内毒素、消化不全产物和过敏原等可经肠黏膜进入体内，引起全身感染和变态反应性疾病。

由于儿童大脑皮层功能发育不完善，进食时常引起胃－结肠反射，产生便意，所以大便次数多于成人。

五、肝脏

年龄愈小，肝脏相对愈大。婴儿肝脏结缔组织发育较差，肝细胞再生能力强，不易发生肝硬化，但易受各种不利因素的影响，如缺氧、感染、药物中毒等可使肝细胞发生肿胀、脂肪浸润、变性、坏死而肿大，影响其正常功能。婴儿时期胆汁分泌较少，故对脂肪的消化、吸收功能较差。

六、胰腺

出生后3～4个月时，胰腺发育较快，胰液分泌量也随之增多，出生后一年，胰腺外分泌部生长迅速，为出生时的3倍。胰液分泌量随年龄生长而增加，至成人每日可分泌1～2升。酶类出现的顺序为：胰蛋白酶最早，而后是糜蛋白酶、羧基肽酶、脂肪酶，最后是淀粉酶。新生儿所含脂肪酶活性不高，直到2～3岁时才接近成人水平。婴幼儿时期，胰腺液及其消化酶的分泌易受炎热天气和各种疾病的影响而被抑制，容易发生消化不良。

七、肠道细菌

在母体时，胎儿肠道是无菌的。出生后数小时细菌侵入儿童胃肠道，主要分布在结肠和直肠。儿童的健康依赖两个生态环境的维护，一个是宏观生态，即周围环境等，另一个为微观生态，是由体内共生菌群组成。它们的构成大致比例：双歧杆菌占95%，其他厌氧菌占3%，乳酸杆菌占1%，需氧菌1%（大肠埃希菌、肠球菌、葡萄球菌等）。儿童肠道菌群主要受食物成分的影响，母乳喂养儿的肠道菌群以双歧杆菌占绝对优势，人工喂养或混合喂养儿的肠道菌群以大肠埃希菌、嗜酸杆菌、双歧杆菌及肠球菌所占比例几乎相等。正常肠道菌群对侵入的致病菌有一定拮抗作用。婴幼儿肠道的正常菌群脆弱，易受内、外界因素影响而导致失调，引起消化功能紊乱。

肠道内的细菌大致可分为三类：第一类是有益细菌，如双歧杆菌、乳酸杆菌等，数量最多，是维持人体健康不可缺少的；第二类是潜在致病菌，为中间类型，属于条件致病菌，如大肠埃希菌、肠球菌等，正常情况下，它们益多害少；第三类为致病菌，如产气荚膜杆菌、铜绿假单胞菌等，它们害多益少，但由于数量较少，一般情况不会致病。当各种原因造成肠道菌群紊乱时，会导致第一类细菌下降，后两类细菌大量繁殖，超过正常的菌群比例，超出机体的控制、调节范围，对人体造成危害。

八、儿童大便

食物进入消化道至大便排出的时间因食物种类、儿童年龄而不同。母乳喂养的婴儿平均 13 小时，人工喂养者平均 15 小时。正常大便含水分 80%，其余主要是食物残渣，包括中性脂肪、脂肪酸、未消化的蛋白质、碳水化合物和钙盐为主的矿物质，还有共生细菌、黏液等。

1. 母乳喂养儿大便 黄色或金黄色，多为均匀膏状、糊状，无臭味，pH 4.7～5.1，呈酸性反应。每日排便 2～4 次，一般在添加辅食后次数减少。

2. 人工喂养儿大便 为淡黄色或灰黄色，较干稠，呈中性或碱性反应（pH 6～8）。因牛乳含蛋白质较多，大便有明显的蛋白质分解产物的臭味，有时混有白色酪蛋白凝块。每日 1～2 次，易发生便秘。

3. 混合喂养儿大便 与人工喂养相类似，但相对质软、色黄。添加淀粉类食物可使大便量增多，黏稠度下降，呈暗褐色，臭味加重；添加蔬菜、水果等辅食时，外观与成人大便相似；加菜泥时，常有少量绿色便排出。正常每日 1 次。

通过观察大便，能大致了解小儿的消化情况。如有臭味，表示蛋白质消化不良；有酸味、多泡沫，表示碳水化合物消化不良，肠内发酵增多；外观如奶油状，表示脂肪消化不良。

第二节 口 炎

PPT

口炎（stomatitis）是指口腔黏膜由于各种原因引起的炎性表现，若病变范围局限于某部位，如舌体、齿龈、口角，亦可称为舌炎、齿龈炎、口角炎。本病多见于婴幼儿，可单独发生，亦可继发于全身疾病，如急性感染、腹泻、营养不良、维生素 B 缺乏等。如系感染因素所致，常由病毒、真菌、细菌等病原体引起。不注意卫生，各种急慢性疾病导致机体抵抗力下降等因素均可导致口炎的发生。

目前病毒及真菌感染所致的口炎常见，细菌感染性口炎很少见。现将常见的两种口炎分述如下。

一、鹅口疮

鹅口疮（thrush）为白色念珠菌感染，在口腔黏膜表面形成白色斑膜的疾病。多见于新生儿和婴幼儿，营养不良、腹泻、长期使用广谱抗生素或激素的患儿常伴发本病。新生儿多发生于产道感染，哺乳时奶头不洁，以及污染的食具感染等。

1. 临床表现 口腔黏膜表面覆盖白色小点或小片状物，可逐渐融合成大片，乳凝块样表现，附着物外观如奶渍，但不易擦去，周围无炎症反应，强行剥离后局部黏膜潮红、糜烂、可有渗血，大部分患儿无流涎，不影响吃奶，无全身症状。重症患儿整个口腔被白色斑膜覆盖，甚至可蔓延到咽、喉头、食管、气管、肺等处而危及生命，严重患儿可伴低热、拒食、吞咽困难。取白色膜状物少许放在载玻片上，加 10% 氢氧化钠溶液 1 滴，在显微镜下可见真菌的菌丝和孢子，即可确诊。

2. 治疗 无需口服抗真菌药物。用 2% 碳酸氢钠溶液于哺乳前后分别涂抹、清洁口腔，或局部涂抹制霉菌素鱼肝油混悬溶液，每日 2～3 次，亦可口服肠道微生态制剂，纠正肠道菌群失调，抑制真菌生长。

预防应注意哺乳期卫生，养成良好的卫生习惯，注意乳制品的储存和奶具的定期消毒。添加 B 族维生素如维生素 B_2。

二、疱疹性口腔炎

疱疹性口腔炎（herpetic stomatitis）为单纯疱疹病毒 Ⅰ 型（herpes simplex virus type 1，HSV－1）感

染所致。多见于1~3岁儿童，发病无明显季节差异。

1. 临床表现 发热为主，体温38℃左右波动，最高时可达40℃，发病早期，口唇内侧、舌体、齿龈、颊黏膜等部位出现单个或成簇的疱疹。顶端凸起，呈透明样水泡状，水泡周围有红晕，水泡破溃后形成溃疡，溃疡表面后期有浅黄色或白色纤维素性分泌物附着，多处溃疡可逐渐融合成不规则的大溃疡，甚至累及软腭和咽部。由于局部刺激，剧烈疼痛，饮食后加重，患儿表现为流涎、拒食、烦躁不安、进食后哭闹加重，颈部淋巴结多肿大，有触痛。体温3~5天后恢复正常，病程持续1~2周，局部淋巴结肿大可持续2~3周。

本病与疱疹性咽峡炎临床表现相似，注意鉴别，后者为柯萨奇病毒（coxsackie virus）引起，多发生于夏秋季，有发热、流涎、拒食、咽痛等相似表现，疱疹发生部位主要局限在咽部和软腭，偶可见于舌休，但病变部位不会累及齿龈和颊黏膜。

2. 治疗 注意卫生，保持口腔清洁，多饮水，禁用刺激性药物。食物以流质，清淡为宜。局部涂抹抑制病毒药物，或局部应用西瓜霜、锡类散等粉剂，开喉剑、口炎清等喷雾型药物。为预防继发感染，局部涂抹2.5%~5%金霉素鱼肝油。疼痛严重者可在饮食前30分钟用2%利多卡因溶液涂抹局部。发热时应用布洛芬或对乙酰氨基酚，有继发感染时应用细菌敏感抗生素。

PPT

第三节　腹泻病

儿童腹泻（infantile diarrhea），或称腹泻病，是一组多病原、多因素引起的以大便次数增多和（或）大便性状改变为特点的消化道综合征，是我国儿童第二位的多发病，仅次于呼吸道感染，是我国儿科重点防治的“四病”之一。6个月~2岁的婴幼儿发病率高，是造成儿童生长发育落后、营养不良的主要原因。

一、易感因素

1. 消化系统 婴幼儿发育未成熟，胃酸和消化酶分泌少，酶活性低，不能适应食物数量和性质的较大变化；婴幼儿水代谢旺盛，对缺水的耐受力差，一旦失水容易发生体液紊乱；婴幼儿时期神经、内分泌、循环、肝、肾功能发育不成熟，容易发生消化道功能紊乱。儿童年龄越小，生长发育相对越快，所需营养物质相应越多，而婴幼儿食物以流质或半流质为主，所需进食次数较多，加重胃肠道负担。

2. 机体防御功能差 婴儿胃酸低，胃收缩力强，排空过程较快，对进入胃内的细菌杀灭能力较弱；血清免疫球蛋白（尤其是IgM、IgA）和胃肠道分泌型IgA（sIgA）均较低，抵抗力低下。

3. 肠道菌群失调 正常肠道菌群对致病微生物有拮抗作用，新生儿未建立正常的肠道菌群、饮食改变、胃肠道环境改变、滥用抗生素等因素，均可导致肠道的菌群平衡紊乱。母乳中含有SIgA、乳铁蛋白、巨噬细胞和粒细胞、溶菌酶、溶酶体等，有较强的肠道抗感染作用。其他乳类中虽含有上述某些成分，但在加工过程中容易被破坏，而且人工喂养的食物、食具极易受污染，故人工喂养儿的肠道感染发生率明显高于母乳喂养儿。

二、病因

（一）感染因素

根据病原体感染的部位分肠道外感染和肠道内感染两大类。肠道外感染亦可产生腹泻症状，如患上呼吸道感染、肺炎、泌尿系感染、皮肤感染或急性传染病时，由于发热、感染原释放的毒素、直肠局部激惹等作用使消化道功能紊乱而并发腹泻。肠道内感染由病毒、细菌、真菌、寄生虫等引起，以前两者多见。

1. 病毒感染 病毒为儿童腹泻主要的病原体，寒冷季节的婴幼儿腹泻 80% 由病毒感染引起。主要是轮状病毒（rotavirus），其次有肠道病毒（enterovirus），如柯萨奇病毒、诺沃克病毒等。

2. 细菌感染（不包括法定传染病）

（1）致泻性大肠杆菌 根据引起腹泻的大肠杆菌致病的毒性和发病机制，已知菌株可分为 5 组。详细分类见表 6－1。

表 6－1 致泻性大肠杆菌分类

病原体	英文	简写
致病性	enteropathogenic Escherichia coli enteritis	EPEC
产毒性	enterotoxigenic Escherichia coli enteritis	ETEC
侵袭性	enteroinvasive Escherichia coli enteritis	EIEC
出血性	enterohemorrhagic Escherichia coli enteritis	EGEC
黏附性	enteroadherent Escherichia coli enteritis	EAEC

（2）其他 沙门氏菌、难辨梭状芽孢杆菌、金黄色葡萄球菌、铜绿假单胞菌、变形杆菌等。

3. 真菌 致腹泻的真菌有念珠菌、曲菌、毛霉菌等，儿童以白色念珠菌多见。

4. 寄生虫 常见蓝氏贾第鞭毛虫、阿米巴原虫和隐孢子虫等。

（二）非感染因素

1. 饮食因素

（1）喂养不当 多为人工喂养儿，原因有以下几种。喂养不定时，饮食数量不当，突然改变食物品种，或过早喂养大量淀粉或脂肪类食物；喂食果汁，特别是含较多果糖或山梨醇的果汁，可产生高渗性腹泻；饮食肠道刺激物，如各种调料、富含纤维素的食物等；口渴致饮奶过多等引起腹泻。

（2）过敏因素 蛋白质过敏较多，如牛奶蛋白过敏而引起腹泻。

（3）酶类因素 原发性或继发性双糖酶缺乏或活性降低，如正常乳糖酶将乳糖水解成葡萄糖和半乳糖，此酶缺乏使肠道对食物中糖类的消化吸收不良而引起腹泻。

2. 气候因素 气候突然变化、腹部受凉使肠蠕动增快；天气过热，消化液分泌减少等都可能诱发消化功能紊乱导致腹泻。

三、发病机制

腹泻的机制是：肠腔内存在大量不能吸收的具有渗透活性的物质—“渗透性”腹泻、肠腔内电解质分泌过多—“分泌性”腹泻、炎症所致的液体大量渗出—“渗出性”腹泻及肠道运动功能异常—“肠道功能异常”腹泻等。临床上腹泻并非由某种单一机制引起，而是在多种机制共同作用下发生的。

（一）感染性腹泻

病原微生物多经过粪－口途径进入消化道，亦可通过污染食物的方式传播。病原微生物能否引起肠道感染，取决于宿主防御功能的强弱、感染病原体的多少及病原体的毒力强弱等多种因素。

1. 病毒性肠炎 病毒侵入肠道后，在小肠绒毛顶端的柱状上皮细胞上复制，使细胞发生变性、坏死，微绒毛肿胀、变性，小肠黏膜重吸收水分和电解质的能力受损，肠液在肠腔内大量聚集而引起腹泻。同时，发生病变的肠黏膜细胞分泌双糖酶不足且活性降低，使食物中糖类消化不良而滞留在肠腔内，被细菌分解成小分子的短链有机酸，使肠液的渗透压增高。微绒毛破坏会造成载体减少，上皮细胞的钠转运功能障碍，造成水和电解质进一步丢失（图 6－1）。

2. 细菌性肠炎 肠道感染的病原菌不同，发病机制各不相同。

（1）肠毒素性肠炎　各种产生肠毒素的细菌引起分泌性腹泻，如肠毒素性大肠埃希菌。病原体侵入肠道后，黏附在肠上皮细胞的刷状缘，产生不耐热肠毒素（heal - labile toxin，LT）和耐热肠毒素（heat - stable toxin，ST），抑制小肠绒毛上皮细胞吸收 Na^{+}、Cl^{-} 和水，同时刺激肠壁细胞分泌 Cl^{-} 功能亢进，向肠腔分泌大量的水和电解质，两种作用均使肠液总量增多，超过结肠的吸收能力而排出大量水样便（图6 - 2），发生腹泻。

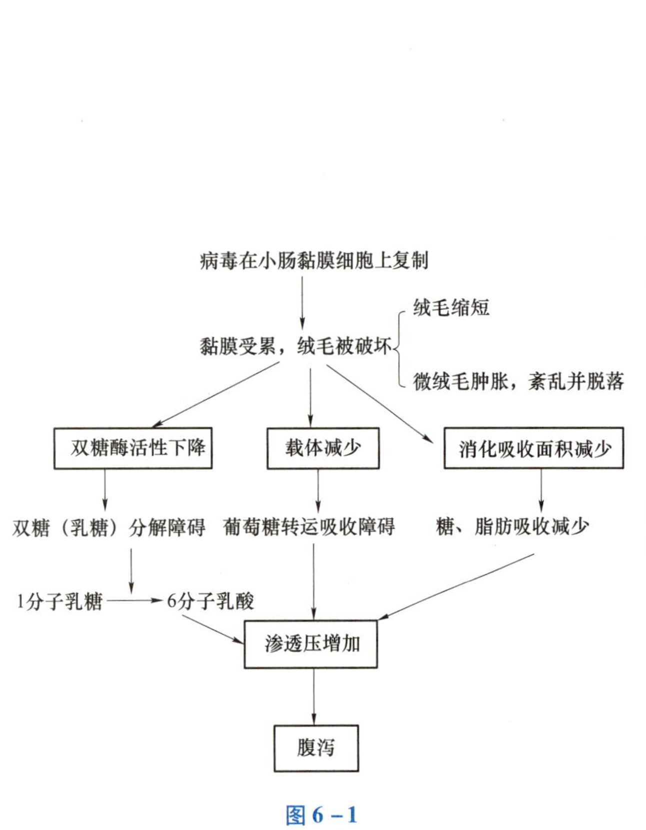

图6 - 1

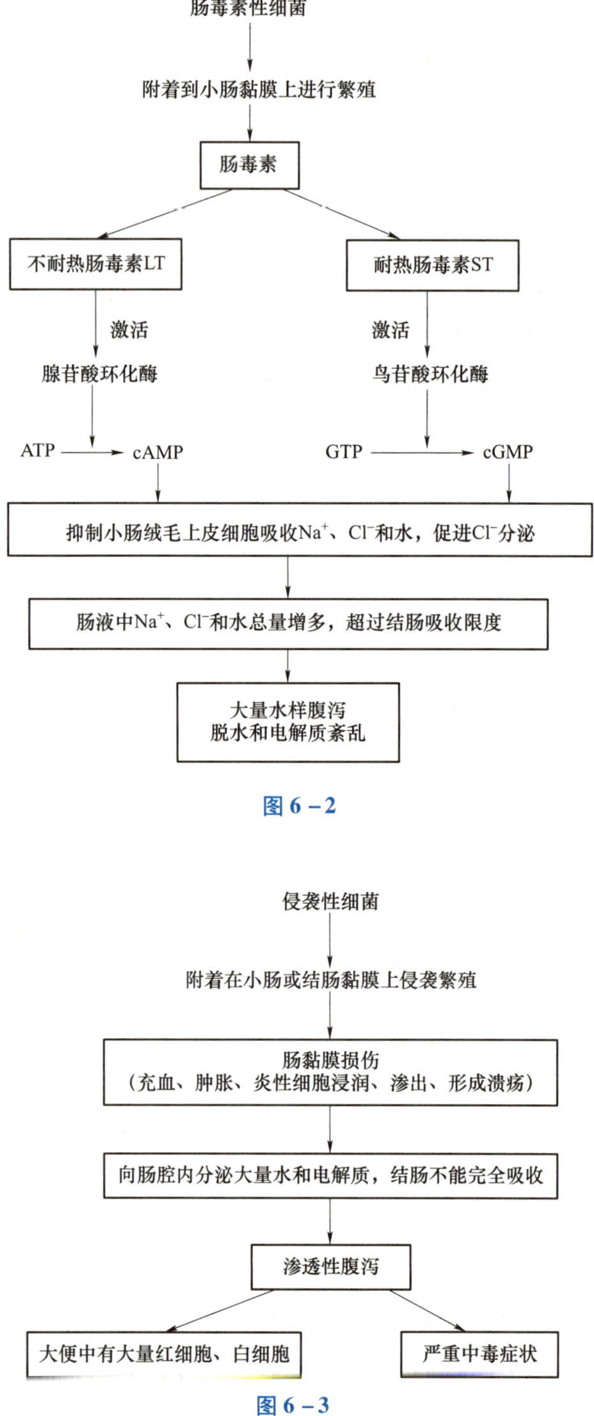

图6 - 2

图6 - 3

（2）侵袭性肠炎　各种侵袭性细菌感染引起渗出性腹泻，如侵袭性大肠埃希菌、空肠弯曲菌、耶尔森菌和金黄色葡萄球菌等直接侵袭小肠或结肠的肠壁，使黏膜充血、水肿，炎症细胞浸润引起渗出、溃疡等病变，排出含有白细胞和红细胞的似菌痢样大便。结肠由于炎症病变而不能充分吸收来自小肠的液体，并且某些致病菌还会产生肠毒素，故亦可发生水样便腹泻（图6 - 3）。

（二）非感染性腹泻

主要原理是肠腔内渗透压增高，影响水的吸收，使细胞外液渗入肠腔的液体增多，引起腹泻。主要原因是饮食不当引起，乳糖酶先天性或继发性缺乏也常见，高渗性药物如乳果糖、硫酸镁、甘露醇等口服也可引起。当进食过量或食物成分不恰当时，食物不能被充分消化吸收而停滞在小肠上部，使肠腔内酸度降低，有利于肠道下部的细菌上移和繁殖；食物发酵和腐败，分解产生短链有机酸使肠腔内渗透压增高，腐败性毒性产物刺激肠壁使肠蠕动增加导致腹泻。

四、临床表现

不同病因引起的腹泻临床特点和过程不同，病情轻重也各不相同。

（一）腹泻定义

1. 必备条件 大便性状有改变，含水量增多，呈稀便、水样便、黏液便或脓血便，大便含水量≥20ml/(kg·d)。

2. 基本条件 大便次数比平时增多，24 小时≥4 次。

第一条必须具备，第二条为辅助条件，只要大便性状异常，每日 1 次也可诊断成立；如果大便性状是正常的，即使每日大便 4 次以上也诊断不成立。

（二）病程分类

1. 急性腹泻（acute diarrheal） 连续病程 2 周以内。

2. 迁延性腹泻（persistent diarrheal） 病程 2 周～2 个月。

3. 慢性腹泻（chronic diarrheal） 持续病程 2 个月以上。

（三）病情分类

1. 轻型 常由饮食因素、肠道外感染引起，起病可急可缓，以胃肠道症状为主，食欲不振，纳差，溢乳或呕吐，大便次数增多，但每次大便量不多，稀薄，呈黄色或黄绿色，有酸味，常有白色或浅黄色奶瓣和泡沫。无脱水、电解质紊乱及全身中毒症状，数日自愈。

2. 重型 多由肠道内感染引起，常急性起病，也可由轻型转变而来，有明显的胃肠道症状，食欲低下，纳差，常伴有呕吐，严重者可呕吐咖啡色液体，腹泻频繁，大便每日 10 余次甚至更多，多为黄色水样或蛋花汤样便，含少量黏液，少数患儿有血便。有较明显的脱水、电解质紊乱、酸碱平衡失调和全身感染中毒症状，如发热、精神烦躁或萎靡、嗜睡，甚至昏迷、休克。

脱水：由于呕吐、腹泻，丢失体液和摄入量不足，使体液总量尤其是细胞外液量减少，导致不同程度脱水。由于腹泻患儿丧失水和电解质的比例不相同，造成等渗性脱水、低渗性脱水或高渗性脱水，以前两种情况常见。临床表现眼窝、囟门凹陷，尿少，泪少，皮肤黏膜干燥、弹性下降，血容量不足引起手脚末梢循环的改变。

电解质紊乱：主要是低钾血症。胃肠液中含钾多，呕吐、腹泻丢失大量钾盐；进食少，钾的摄入量不足；肾脏保钾功能比保钠差，缺钾时仍有钾继续排出。脱水未纠正前，由于存在代谢性酸中毒，钾由细胞内向细胞外转移，脱水使血液浓缩，尿少而致钾排出减少等各种原因，体内钾总量虽然减少，但血清钾多数正常。随着补液、纠酸的进行，代谢性酸中毒被纠正，钾由细胞外向细胞内转移；脱水被纠正，血容量增多，排尿增多，钾排出增加；大便继续丢失钾；输入溶液含有的葡萄糖合成糖原消耗钾等因素，使血钾迅速下降，出现不同程度的缺钾症状，如乏力、腹胀、肠鸣音减弱、心律失常等。

另外，也存在低钙、低镁血症可能。腹泻患儿进食少，吸收差，大便丢失，体内钙、镁减少，活动性佝偻病、营养不良患儿更常见。脱水、酸中毒时，由于血液浓缩、离子钙增多等原因，可能不出现低钙血症的症状、体征；脱水、酸中毒被纠正后，由于血容量增多，血钙被稀释、结合钙增多等原因，出现低钙血症的症状，如手足搐搦。少数慢性腹泻和营养不良患儿输液后出现震颤、抽搐，用钙剂治疗无效，应考虑有低镁血症的可能。

代谢性酸中毒：腹泻丢失大量碱性肠液；进食少，肠吸收不良，热量不足，机体得不到正常能量供应导致脂肪分解增加，产生大量酮体；脱水时，血容量减少，血液浓缩，血流缓慢，组织缺氧导致无氧酵解增多，乳酸堆积；脱水使肾血流量灌注不足，肾排酸、保钠功能低下，酸性代谢产物滞留体内等。患儿表现为精神差，萎靡或嗜睡，口唇呈樱桃红，呼吸深、大，呼出气体凉，口腔有烂苹果味等，婴儿症状不典型。

（四）病因分类

1. 非感染性腹泻 非感染性腹泻根据病史、症状、体征及实验室检查，综合分析，可以诊断为过敏性腹泻、食饵性腹泻、症状性腹泻、糖源性腹泻、非特异性溃疡性结肠炎等。

2. 感染性腹泻 几种常见感染类型肠炎的临床特点。

（1）轮状病毒肠炎 1973 年 Bishop 电镜发现并证实秋、冬季腹泻的病原体是轮状病毒，1978 年我国首次在大便中检测出该病毒，并证实轮状病毒是秋、冬季腹泻的主要病原体。该病每年 10 月 ~12 月最常见，又称秋季腹泻，呈散发性或小规模流行，主要经粪 - 口途径传播，也可通过气溶胶形式，经呼吸道传播。潜伏期 1 ~3 天，多发生在 6 个月 ~2 岁的婴幼儿。起病急，常伴上呼吸道感染症状，无明显感染中毒。发病初期常发生呕吐，随后出现腹泻，大便呈典型的“三多一少”，即次数多、量多、含水多，粪质少，呈蛋花汤样便，带少量黏液，无腥臭味，常并发脱水、电解质紊乱和代谢性酸中毒。轮状病毒感染可侵犯多个脏器，如呼吸道、心脏、肝、肾及中枢神经系统等，50% 左右患儿血清心肌酶谱异常，提示心肌受累；可产生中枢神经系统症状，如惊厥等。本病为自限性疾病，数日后呕吐逐渐停止，腹泻减轻，自然病程 5 天 ~7 天，少数病程较长。患儿感染 1 ~3 天后有大量病毒自大便中排出，最长可达 6 天。大便镜检偶有少量白细胞。患儿血清抗体一般在感染 3 周后上升。病毒较难分离，具备条件可直接用电子显微镜检测病毒，或用 ELISA 法检测病毒抗原抗体，或 PCR 及核酸探针技术检测病毒抗原。

（2）诺沃克（norwalk）病毒性肠炎 诺沃克病毒属于诺如病毒（Norovirus，NV）属的一种病毒，主要发病季节为 9 月 ~ 次年 4 月，多见于年长儿。潜伏期 1 ~2 天，起病急缓各异，可有发热、呼吸道症状，呕吐和腹泻轻重不等，大便量中等，为稀便或水样便，伴有腹痛。病情重者体温较高，伴有乏力、头痛、肌肉痛等。本病为自限性疾病，症状持续 1 ~3 天。大便及周围血象检查一般无特殊。

（3）大肠埃希菌肠炎

①致病性大肠埃希菌（EPEC）：急性起病，夏季 6 ~8 月多见，又称夏季腹泻，典型表现以发热、呕吐、腹泻为主。大便镜检有白细胞、脓细胞，无红细胞。

②产毒性大肠埃希菌（ETEC）：多发生在夏季，起病较急，轻症大便次数稍增，性状轻微改变。重症腹泻频繁，量多，呈水样或蛋花汤样，混有黏液，伴呕吐，常发生脱水、电解质紊乱和酸碱平衡失调。本病为自限性疾病，病程 3 ~7 天。大便镜检无白细胞、红细胞，临床可用 PCR 法检测。

③侵袭性大肠埃希菌（EIEC）（包括空肠弯曲菌、耶尔森菌等）：全年均可发病，多见于夏季。该菌与志贺菌结构相似，两者部分抗原有交叉反应，常引起细菌性痢疾样病变，故称痢疾样腹泻。起病急，高热，甚至热性惊厥。腹泻频繁，大便呈黏液状，带脓血，有腥臭味。常伴恶心、呕吐、腹痛和里急后重，可出现严重的中毒症状，如高热、意识改变，甚至感染性休克。空肠弯曲菌有脓血便，腹痛剧烈，易误诊为阑尾炎，可并发严重的小肠结肠炎、败血症等。耶尔森菌小肠结肠炎，是一种人畜共患疾病，1973 年美国首次发现，1980 年我国福建省首次从腹泻患儿大便中检出本菌。该病多发生在冬季和早春，产生肠系膜淋巴结炎，引起局部淋巴结肿大，症状与阑尾炎相似，也可引起咽痛和颈部淋巴结炎。大便镜检有白细胞、脓细胞、红细胞等，如发现吞噬细胞，注意大便培养，大便细菌培养可找到相应的致病菌，与细菌性痢疾鉴别。

④出血性大肠埃希菌（EGEC）：通过食物、水源及接触三种方式传播，粘附于结肠，产生与志贺杆菌相似的肠毒素，引起肠黏膜坏死和肠液分泌。临床表现有三大特征，即特发性、痉挛性腹痛；血性大便；低热或不发热。大便开始为黄色水样便，后转为血样便或脓血便，有特殊臭味。大便镜检有大量红

细胞，无白细胞，潜血试验阳性。可伴发溶血尿毒综合征（hemolytic uremic syndrome，HUS）和血小板减少性紫癜。

（4）抗生素诱发的肠炎

①金黄色葡萄球菌肠炎：多继发应用大量抗生素后，病程与症状常与菌群失调的程度有关，有时继发于慢性疾病。表现为发热、呕吐、腹泻、不同程度中毒症状、脱水和电解质紊乱等。典型大便为暗绿色似海水，量多，带黏液，少数为血便。大便镜检有大量脓细胞，成簇的革兰阳性球菌，细菌培养有葡萄球菌生长，凝固酶试验阳性。

②真菌性肠炎：多为白色念珠菌所致，2 岁以下婴幼儿多见。常并发于其他感染，或肠道菌群失调等。病程迁延，常伴鹅口疮，肛门周围可见黄白色假膜。大便次数增多，黄色稀便，泡沫较多，有黏液，可见豆腐渣样细小凝块（菌落）。肛门周围假膜和大便镜检有真菌孢子和菌丝，如芽孢的数量不多，进一步以沙氏培养基做真菌培养确诊。

五、诊断与鉴别诊断

根据发病季节、喂养史和流行病学资料、临床表现和大便性状等可以做出临床诊断。必须判定有无脱水、脱水的程度和性质、电解质紊乱和酸碱平衡失调。注意寻找病因，临床诊断和治疗需要综合考虑。

（一）急性腹泻

多为肠道病毒、非侵袭性细菌、寄生虫、肠道外感染或喂养不当引起，多为水样便，常伴脱水症状，应与下列鉴别。

1. 生理性腹泻　多见于6 个月以内婴儿，外观虚胖，常有湿疹，生后不久即腹泻，除大便次数增多外，无其他症状，食欲好，不影响生长发育，大便检查无异常。此类腹泻可能为乳糖不耐受的一种特殊类型，添加辅食后，大便逐渐转为正常。

2. 吸收障碍　导致小肠消化吸收功能障碍的各种疾病，如乳糖酶缺乏，葡萄糖－半乳糖吸收不良，原发性胆酸吸收不良，过敏性腹泻等，可根据各自特点进行大便酸度、还原糖试验等检查予以鉴别。

3. 细菌性痢疾　有流行病学病史，起病急，全身症状重，里急后重，大便次数多、量少、脓血便，大便镜检有较多脓细胞、红细胞和吞噬细胞，大便培养有志贺痢疾杆菌可确诊。

（二）迁延性、慢性腹泻

病因复杂，感染、食物过敏、消化酶缺陷、免疫缺陷、药物因素、先天性畸形等均可引起，急性腹泻未彻底治疗或治疗不当最为常见。人工喂养、营养不良的儿童发病率高，腹泻加重营养不良，两者互为因果，最终引起免疫功能低下，继发感染，形成恶性循环，导致多脏器功能异常。

对于迁延性、慢性腹泻的病因诊断，必须详细询问病史，全面体格检查，正确选用有效的辅助检查。①大便常规、肠道菌群分析、大便酸度、还原糖和细菌培养；②十二指肠液检查：分析 pH、胰蛋白酶、糜蛋白酶、肠激酶及血清胰蛋白酶原，判断蛋白质的消化吸收能力；测定脂酶、胆盐浓度，了解脂肪的消化吸收状况；进行细菌培养和寄生虫卵的检测；③小肠黏膜活检：是了解慢性腹泻病理生理变化的最可靠方法。

必要时做蛋白质、脂肪和碳水化合物的吸收功能试验、腹部彩超、电子结肠镜等检查，结合病史，临床表现，综合分析、判断。

六、治疗

原则是：调整饮食，预防和纠正脱水，合理用药，预防并发症。

腹泻病不同时期的治疗重点各有侧重，急性腹泻多注意维持水、电解质平衡及抗感染，迁延性及慢性腹泻注重肠道菌群失调问题及饮食疗法。

（一）急性腹泻的治疗

1. 饮食疗法 腹泻时，进食和吸收减少，肠黏膜损伤的恢复，发热致代谢旺盛，侵袭性肠炎丢失蛋白等因素使营养需要量增加，如限制饮食过严或禁食过久，造成营养不良，并发代谢性酸中毒，致病情迁延不愈，影响生长发育。饮食疗法强调继续饮食，满足生理需要，补充疾病消耗，缩短腹泻后的康复时间，根据疾病的特殊病理生理状况、个体消化吸收功能和平时的饮食习惯进行合理调整。母乳喂养的婴儿继续哺乳，暂停辅食；人工喂养儿可喂养等量米汤或稀释的牛奶或其他代乳品，由米汤、粥等逐渐过渡到正常饮食。有严重呕吐者可暂时禁食4～6小时，但不禁水，待病情好转后继续喂养，由少到多，由稀到稠。病毒性肠炎多继发性双糖酶下降，如乳糖酶缺乏，对疑似病例暂停乳类喂养，改豆制代乳品，或发酵奶，或去乳糖配方奶粉等，腹泻停止后，逐渐恢复正常的饮食，同时每日适当加餐一次。

2. 液体疗法 纠正脱水、电解质紊乱及酸碱平衡失衡（详见第六章第四节）。

3. 药物治疗

（1）抗生素控制感染 ①水样便大多为病毒及非侵袭性细菌所致，一般不使用抗生素，选用微生态制剂和黏膜保护剂，合理使用液体疗法。如伴有明显中毒症状，不能用脱水解释者，尤其是对重症患儿、新生儿、小婴儿和免疫功能低下者应选用抗生素治疗。②黏液便、脓血便患者多为侵袭性细菌感染，应根据临床特点，针对病原，经验性选用抗菌药物，再根据治疗效果，大便细菌培养和药敏试验结果进行调整。常选用氧哌嗪青霉素、头孢类抗生素等。伪膜性肠炎、真菌性肠炎应立即停用原抗生素，根据症状，大便药敏试验选用敏感药物治疗。婴幼儿禁用氨基糖苷类抗生素，慎用喹诺酮类抗生素。

（2）微生态疗法 也称益生菌疗法，有助于肠道恢复正常菌群的生态平衡，抑制病原菌植入，繁殖和侵袭，预防腹泻。常用制剂有双歧杆菌、嗜酸乳杆菌、酵母菌、粪肠球菌、枯草杆菌等。这些制剂一定要保持足够数量的活菌，没有活菌的制剂是无效的。微生态制剂即时止泻效果不理想，不作为急性腹泻的常规应用，适用于迁延性腹泻，慢性腹泻，有明显肠道菌群紊乱的患儿。

（3）肠黏膜保护剂 能吸附病原体和毒素，维持肠细胞的吸收和分泌功能，与肠道黏液糖蛋白相互作用可增强其屏障功能，阻止病原微生物的攻击，如双八面体蒙脱石粉、果胶铋、磷酸铝凝胶等。

（4）止泻剂 尽量避免使用，尤其是疾病早期慎用，一般用于慢性腹泻。洛哌丁胺，因为抑制胃肠动力，增加细菌繁殖和毒素的吸收，对于感染性腹泻有时是危险的；鞣酸蛋白在胃内不分解，至小肠分解出鞣酸，使蛋白凝固，形成一层保护膜而减轻刺激，减少炎症渗透物和减慢肠蠕动而起收敛、止泻作用，适用于消化不良性的腹泻。

（二）迁延性腹泻和慢性腹泻治疗

迁延性腹泻、慢性腹泻常伴有营养不良和其他并发症，病情较为复杂，必须采取综合治疗措施。

1. 积极寻找病程迁延的原因，针对病因进行治疗，避免顽固的肠道菌群失调。

2. 预防和治疗脱水，纠正电解质紊乱及酸碱平衡失调。

3. 营养治疗为必要的治疗措施，禁食对机体有害无益。此类患儿多有营养障碍，继续喂养对促进机体恢复，如肠黏膜损伤的修复、小肠微绒毛上皮细胞双糖酶的产生等有积极作用。

（1）母乳喂养儿 继续母乳喂养。

（2）人工喂养儿 调整饮食，小于6个月的婴儿用牛奶加水稀释，或用发酵奶，如酸奶，也可选用奶－谷类混合物，每天少量多餐，保证足够热量。大于6个月的婴幼儿可用半流质的稠粥、面条等，由少到多，由稀到稠。

（3）双糖不耐受者 由于存在原发性或继发性双糖酶缺乏，食用富含蔗糖、乳糖、麦芽糖的饮食可使腹泻加重，其中以乳糖不耐受最多见，治疗宜采用去双糖饮食，采用豆浆、酸奶、去乳糖配方奶粉等。

（4）过敏性腹泻 应用无双糖饮食后腹泻仍无改善，需考虑蛋白质过敏的可能，如对牛奶或大豆蛋白过敏的可能性，应改用其他饮食。

（5）要素饮食 肠黏膜损伤患儿最理想的食物，系由氨基酸、葡萄糖、中链甘油三酯、多种维生素和微量元素组合而成，这种食物不需要消化即能在小肠上部吸收，即使在严重黏膜损害、胰消化酶、胆盐缺乏情况下，仍能吸收与耐受，应用时的浓度和剂量依患儿临床状态而定。

（6）静脉营养 严重患儿不能耐受口服营养物质者，采用静脉高营养。静脉营养包括肠内营养、肠外营养、全胃肠道营养、周围静脉营养。

4. 药物治疗

（1）抗生素 适用培养分离出特异病原体的患儿，根据药物敏感试验选用合适的抗生素。

（2）微量元素和维生素 补充锌制剂、烟酸、维生素 B 族等，有助于肠黏膜的修复。补锌治疗：大于 6 个月，每日给予元素锌 20mg；小于 6 个月，每日 10mg，疗程 10～14 天。

（3）微生态调节剂和肠黏膜保护剂。

5. 中医治疗 通过中医辨证论治，应用方剂和汤药往往对迁延性腹泻、水样便腹泻、难治性腹泻有良好疗效，可同时配合抚触、推拿、捏脊、敷贴、耳针和磁疗等方法。

七、预防

三级预防是我国疾病控制中心推行的策略。一级预防是针对病因，在疾病发生前采取措施，控制病因，预防发生。原则是增强体质，特殊护理。二级预防是针对患儿的发病时期，原则是早期诊断，及时治疗。三级预防是针对治疗的恢复，原则是防止病残，促进康复。尽可能地康复，尽量减少并发症、后遗症或伤残。总之，针对儿童腹泻的各种高危因素，制定综合预防措施，进行干预。

1. 合理喂养 提倡母乳喂养，及时添加辅助食品，由少到多，由稀到稠，少量多餐，逐渐增加，适时断奶。人工喂养者应根据具体情况选择合适的代乳品，如配方奶粉。

2. 合理用药 生理性腹泻的婴儿应避免不适当的药物治疗，同时不能因儿童大便次数较多，怀疑其消化能力，应按时添加辅食。

3. 注意卫生 养成良好的个人卫生习惯，注意乳制品的储存和奶具、食具、便器、玩具的定期消毒。

4. 生活作息 气候变化时，注意休息，减少运动，居室通风，避免身体过热或受凉，注意增减衣物。

5. 隔离预防 感染性腹泻时，尤其大肠杆菌肠炎、轮状病毒肠炎的传染性强，集体机构如有流行，积极治疗患者的同时，应做好消毒隔离工作，防止交叉感染。

6. 避免长期滥用广谱抗生素 因败血症、肺炎等肠道外感染必须使用抗生素的患儿，特别是使用广谱抗生素的婴幼儿，即使没有消化道症状，也应及时加用微生态制剂，防止肠道菌群失调导致的腹泻。

7. 疫苗 轮状病毒肠炎的流行性强，危害性大，理想的预防方法为主动免疫，接种轮状病毒疫苗，存在较高的保护率，但是疫苗保护率的持久性尚待研究。

第四节　儿童体液平衡特点和液体疗法

一、儿童液体平衡

体液是人体的重要组成部分，保持其生理平衡是维持生命的重要基础。体液中的水电解质、酸碱度、渗透压等各个指标的动态平衡依赖多个方面的调整，特别是肾的调节。儿童的水电解质、酸碱度及食物成分，与成人相比出入量大，且肾功能发育不成熟，其调节功能易受内、外界环境的影响而失调。由于这些特点，水电解质和酸碱平衡紊乱在儿科临床中极为常见。

（一）体液的总量与分布

体液分为血液、间质液（组织液）及细胞内液，前两者合称为细胞外液。年龄愈小，体液总量相对愈多，主要是间质液的比例较高，血浆和细胞内液量的比例与成人相接近。足月儿的体液总量占体重的72%～78%。新生儿早期常有体液的急剧丢失，体重下降幅度可达体重的6%～9%，此现象称为生理性体重下降。生后7～9天，新生儿逐渐适应生后环境，体液逐渐增加，恢复正常体重，经此调节后，体液约占体重的65%。随着年龄增加，儿童体液占体重的比例逐渐下降，8岁时达60%，接近成人水平。体液占体重的比例在婴儿及儿童时期相对保持恒定。青春期以后，因性别不同所致的体内成分不同，正常男性成人的肌肉总量较多而脂肪较少，女性则相反。由于体内脂肪在男女性别间的差异，体液总量在男性占体重的60%，女性为55%。

（二）体液的电解质组成

细胞内液和细胞外液的电解质组成有明显的差别，细胞外液的电解质成分可以通过血浆精确地测定，细胞内液的电解质不易测定，且不同的组织间有较大的差异。正常血浆阳离子主要是Na^+、K^+、Ca^{2+}等，其中Na^+含量占阳离子总量的90%以上，对维持细胞外液的渗透压起主导作用。血浆阴离子主要是Cl^-、HCO_3^-和蛋白，这3种阴离子的总电荷与总阴离子的电位差称为未确定阴离子，主要由无机磷、有机酸（如乳酸）、酮体等组成；组织间液的电解质组成除Ca^{2+}含量比血浆低外，其余成分与血浆相同；细胞内液阳离子以K^+、Ca^{2+}、Mg^{2+}为主，其中K^+占78%，阴离子以HCO_3^-、HPO_4^{2-}和Cl^-等为主。

（三）儿童水的代谢特点

正常儿童每天水和电解质摄入量虽有较大波动，但水的排泄量大致等于摄入量，即维持出入量的平衡，保持体内液体和电解质的含量相对稳定。

1. 水的生理需要量　水的需要量与新陈代谢、摄入热量、不显性失水、活动量及环境温度等因素有关。儿童新陈代谢快，摄入热量高，体表面积相对较大，呼吸频率快，导致不显性失水明显增多，活动量大，水的需要量大，交换率快，年龄越小，按体重计算，每日需水量越多。不同年龄儿童每日所需水量见表6－2。

表6－2　儿童每日水的需要量

年龄	需水量（ml/kg）
<1岁	120～150
1～3岁	100～130
4～9岁	80～110
10～14岁	60～90

2. 水的消耗 分显性失水、不显性失水和体内贮存三部分。前两者通过水分的丢失而带走热量，起到调节体温的作用。显性失水主要通过排尿、出汗、呕吐、排便等途径丢失，不显性失水主要经皮肤和肺的不显性蒸发，体内贮存的水供新生组织增长，只有少量，可以忽略不计。

儿童水代谢的速度较成人快，年龄愈小，出入量相对愈多。婴儿每日水的交换量为细胞外液量的1/2，故婴儿体内水的交换率比成人快3～4倍。儿童对缺水的耐受力差，如进水不足同时又有水分继续丢失时，由于肾脏的浓缩功能有限，比成人更容易脱水。

显性失水主要是汗液丢失，出汗是调节体温的重要途径，与环境温度及机体的散热有关。不显性失水主要是通过皮肤和肺的蒸发而丢失水分，电解质丢失较少。儿童年龄越小，肺的成熟度越低，体表面积相对越大，呼吸频率越快，不显性失水就越多。新生儿、发热、环境温度高、空气湿度低等因素都会增加不显性失水。不显性失水不受机体水分含量的影响，即使长期未摄入水分，机体也会动用组织氧化产生的水分和组织中含有的水分来代偿，故在供给水分时应将其考虑在常规补液的总量内。不同年龄儿童每日的不显性失水量见表6－3。

表6－3 每日儿童的不显性失水量

年龄	不显性失水量（ml/kg）
早产儿或足月新生儿	26
婴儿	19～24
幼儿	14～17
儿童	12～14

3. 水、电解质、酸碱平衡的调节 肾脏是唯一能通过调节来控制细胞外液量与成分的重要器官。代谢产物（如尿素）、盐类（主要是钠盐）是肾脏主要的溶质负荷，需要有足够的尿量使其排出。正常情况下，水的排出主要靠肾脏的浓缩功能和稀释功能进行调节。

儿童由于浓缩功能差，肾小球滤过率低，水的排泄速度较慢，若摄入水量过多易致水肿和低钠血症。儿童由于肾小管重吸收功能不够完善，在排泄同量的溶质时所需水量比成人多，故尿量相对较多。当入水量不足或失水量增加时，容易超过肾脏浓缩能力的限度，发生代谢产物堆积和高渗性脱水。年龄越小，肾脏排钠、排酸能力也越差，因而容易发生高钠血症和代谢性酸中毒。

二、脱水与电解质紊乱

（一）脱水

脱水是指水分摄入不足或丢失过多，引起体液总量尤其是细胞外液量的减少。脱水时，钠、钾等电解质往往同时丢失。根据脱水的临床表现和电解质的丢失分为不同程度的脱水和不同性质的脱水。脱水的程度取决于水分丢失的速度及幅度，脱水的性质取决于丢失电解质，尤其钠的相对丢失率和程度。

1. 脱水的程度 计算方法以原来的体重减去现在的体重，即得丢失的液体总量，推算此量占原来体重的相对百分比来表示。患儿如没有近期的体重记录，默认以相应年龄对应的标准体重作为原来的体重进行百分比的计算。判断脱水的程度，根据临床表现综合分析判断。

2. 脱水的性质 脱水的性质指体液丢失后剩余体液渗透压的改变，反映了水和电解质的相对丢失量。血清电解质与血浆渗透压常相互关联，因为渗透压的高低在较大的程度上取决于血清阳离子的水平，主要是钠离子，故临床根据血清钠的水平进行评估。

（1）低渗性脱水 血清钠＜130mmol/L。

（2）等渗性脱水 血清钠130mmol/L～150mmol/L。

（3）高渗性脱水　血清钠 >150mmol/L。

在某些特殊情况下，如患儿应用甘露醇后，糖尿病合并酮症酸中毒时，血浆渗透压异常增高，此时发生高渗性脱水，但是血清钠往往低于150mmol/L。

临床以等渗性脱水最为常见，其次为低渗性脱水，高渗性脱水少见。脱水的不同性质与病理生理、治疗及预后均有密切关系。精准的病史常能提供失水程度与脱水性质的信息，故应详细询问患儿的摄入量与排出量、排尿次数、体重变化、一般状况及儿童的精神改变。当患儿营养不良时，患有肾病综合征时，使用利尿剂时，腹泻数日且摄入水量正常而饮食摄入减少时，均表现为低渗性脱水；当患儿发热多日，摄入水较少时，配方奶不正确地配成高渗液体时，使用高渗性液体时，出现高渗性脱水；如患儿的临床症状，表现体征不明显，判断比较困难，一般按等渗性脱水考虑。

3. 临床表现　等渗性脱水时，细胞内、外无渗透压梯度，细胞内的液体量保持原状态，临床表现在很大程度上取决于细胞外液的丢失量。对营养不良患儿脱水程度的估计往往过重，而肥胖的患儿则相反，评估脱水的程度时应注意。眼窝凹陷常作为症状被家长早期发现，眼窝恢复往往是补液后最早改善的体征之一。

（1）轻度脱水　精神差，嗜睡，体检见皮肤稍干燥，弹性稍差，眼窝和前囟稍凹陷，哭时有泪，口唇黏膜略干燥，尿量稍减少。

（2）中度脱水　精神萎靡或烦躁不安，体检见皮肤苍白、干燥、弹性较差，眼窝和前囟明显凹陷，哭时泪少，口唇黏膜干燥，四肢稍凉，尿量明显减少。

（3）重度脱水　患儿呈重病容，精神极度萎靡，昏睡甚至昏迷，体检见皮肤发灰或有花纹、弹性极差，眼窝和前囟凹陷，两眼凝视，哭时无泪，口唇黏膜极干燥，尿极少甚至无尿。可出现休克症状，如心音低钝、脉搏细速、手足冰凉、血压下降等表现。

脱水程度常分为三度，详见表6－4。

表6－4　脱水的程度及临床表现

临床表现	轻度	中度	重度
失水量占体重百分比	2%～5%	5%～10%	10%以上
累积丢失量（ml/kg）	20～50	50～100	100～120
神志精神	正常	萎靡烦躁	昏睡昏迷
呼吸	正常	深大	深大急促
脉搏	正常	减弱	明显减弱
血压	正常	直立性低血压	低血压
皮肤弹性	稍差	差	极差
前囟眼窝	正常	轻度凹陷	明显凹陷
眼泪	有	少	无
口唇黏膜	稍干燥	干燥	极干燥
尿量	正常	明显减少	少尿，无尿
周围循环衰竭	无	不明显	明显
酸中毒	无	有	严重

中度脱水与重度脱水的临床体征常有重叠现象，评估困难造成液体丢失量难以精确计算，临床需结合病史和临床症状综合分析判断。

低渗性脱水时，水从细胞外进入细胞内，循环血容量在体外丢失的情况下，因水向细胞内转移更进一步减少，严重者可发生血压下降，甚至发展至休克。由于低渗性脱水时，细胞外液的减少程度相对较其他两种脱水更加明显，故临床表现比较严重，临床后期多有四肢厥冷，皮肤发花，尿量减少，血压下降等休克表现。由于循环血容量减少和组织缺氧，严重低钠血症可发生脑细胞内水肿，因此多有嗜睡，甚至发生惊厥和昏迷等神经系统症状。

高渗性脱水时，水从细胞内转移至细胞外，使细胞内、外的渗透压达到平衡，其结果是细胞内的含水量降低，细胞外液得到了细胞内液体的补充，临床脱水体征并不明显，表现为皮肤湿润，弹性好；因细胞外液减少不严重，循环衰竭和肾小球滤过率减少的表现都较其他两种性质的脱水轻。由于细胞内缺水，患儿口渴明显，高热，神经系统表现为烦躁不安，肌张力增高，反射活跃甚至发生惊厥等。

（二）钾代谢异常

钾在调节细胞的各种功能中起重要作用，主要存在于人体细胞内，细胞内钾浓度约150mmol/L，正常血清钾维持在3.5～5.5mmol/L。

1. 低钾血症 血清钾浓度≤3.5mmol/L时，称为低钾血症，低钾血症在临床较为多见。

（1）病因 ①钾的摄入量不足，饮食下降等；②消化液丢失过多，如呕吐、腹泻、各种引流或灌肠等造成丢失而又未及时补充钾；③肾脏排出过多；如代谢性酸中毒导致钾从细胞内释出，随即由肾脏排出；输入不含钾的溶液后，钾随着尿量的增加而排出增多；代谢性酸中毒纠正后，钾由细胞外向细胞内转移；糖原合成消耗钾；大剂量快速应用利尿药物；肾小管性酸中毒等；④钾在体内分布异常：如家族性周期性麻痹，患儿血清钾由细胞外液迅速地转移进入细胞内而产生低钾血症；⑤各种原因的碱中毒。

（2）临床表现 低钾血症的临床表现不仅取决于血清钾的浓度，更决定于缺钾发生的速度。当血清钾浓度下降1mmol/L时，体内总血清钾下降幅度达10%～30%，但大多数患儿能耐受。起病缓慢者，体内缺钾虽已经达到严重的程度，临床症状不一定明显。一般当血清钾低于3mmol/L时即可出现症状。主要包括：①神经肌肉兴奋性降低：肌肉软弱无力，如肠鸣音减弱，胃扩张，重者出现呼吸肌麻痹或麻痹性肠梗阻；神经兴奋性下降，如肌张力下降，腹壁反射，各种肌腱反射（如膝腱反射）减弱或消失；②心血管；血压降低，心肌收缩力降低，甚至发生心力衰竭，心律紊乱，心电图表现异常等；③肾脏：低钾使肾脏浓缩功能下降，出现多尿，重者产生碱中毒。

（3）治疗 低钾血症的治疗主要是补钾。口服氯化钾，每日200～300mg/kg。严重低钾者需静脉补钾，用量100～300mg/(kg·d)［相当10%氯化钾1～3ml/(kg·d)］，将需要总量均匀分配于全天静脉输液中，浓度不超过0.3%，每日静滴补钾时间不少于6小时。切忌静脉推注或快速滴注钾盐。肾功能障碍或无尿时影响钾的排出，应见尿补钾。由于细胞内钾的恢复较慢，补钾总疗程至少需5～7日，静脉补钾后如病情好转，可改为口服补钾。

2. 高钾血症 血清钾浓度≥5.5mmol/L时，称为高钾血症。

（1）病因 ①肾脏疾病：肾小管性酸中毒、肾功能衰竭、肾上腺皮质功能低下等使排钾减少；②钾分布异常：休克、重度溶血及严重挤压伤等；③补液异常：输入含钾溶液的速度过快或浓度过高等。

（2）临床表现 ①神经、肌肉：精神萎靡，嗜睡，手足感觉异常，肌腱反射减弱或消失，严重者出现弛缓性瘫痪，尿潴留甚至呼吸麻痹；②心血管：高钾血症时因影响心脏窦房结的静息电位，心率减慢而不规则，可出现室性早搏和心室颤动，甚至心搏停止。心电图出现P波消失或QRS波群增宽、高耸的T波等。心电图是否存在异常，对决定是否需要提供治疗具有指导意义。

（3）治疗 治疗原则是促使钾由细胞外进入细胞内，使血清钾降低。高钾血症时，所有的含钾补液及口服补钾必须终止，其他隐性的钾来源，如抗生素、肠道外营养等也限制应用。具体方法：①补碱，快速静脉滴注碳酸氢钠1～3ml/kg；②极化液治疗，葡萄糖溶液加胰岛素静脉滴注（葡萄糖0.5～

1g/kg，每3g葡萄糖加1单位胰岛素）；③沙丁胺醇5μg/kg，静脉滴注或2.5~5.0ml（15~25mg），空气驱动式雾化吸入；④10%葡萄糖酸钙0.5ml/kg，缓慢静脉滴注，对抗高钾血症的心脏毒性作用，同时必须监测心电图。严重情况，危急重症采用离子交换树脂、血液或腹膜透析、连续性血液净化等措施。上述方法都是短暂的应急措施，体内的总血钾并未显著减少，应用氢氯噻嗪、呋塞米等排钾的渗透性利尿剂常有效。

（三）酸碱平衡失调

酸碱平衡是指正常体液保持一定的 H^+ 浓度。机体在代谢过程中不断产生酸性和碱性物质，人体调节pH在较稳定的水平取决于两个机制。①血液及其他体液的缓冲系统，保护过多的酸或碱丢失。②生理机制，主要为肾脏和肺直接作用于缓冲机制。通过以上两个途径使体液pH维持在正常范围（儿童动脉血pH 7.35~7.45），以保证机体的正常代谢和生理功能。

血液中重要的缓冲是 HCO_3^- 和 H_2CO_3 的比值保持在20∶1，此比值对维持细胞外液pH的稳定起决定性作用。当某种因素促使两者比值发生改变或体内代偿功能不全时，体液pH发生改变，超出7.35~7.45的正常范围，出现酸碱平衡失调。肺通过呼出或保留 CO_2 来调节血液中 H_2CO_3 的浓度，肾脏负责排 H^+。肺的调节作用比肾脏快，但两者的调节功能均有限度。如果肺呼吸功能障碍，CO_2 排出过少或过多、血浆中 H_2CO_3 的量增加或减少所引起的酸碱平衡失调，称为呼吸性酸中毒或呼吸性碱中毒。如果肾脏代谢紊乱，血浆中 H_2CO_3 的量增加或减少而引起的酸碱平衡失调，称为代谢性酸中毒或代谢性碱中毒。出现酸碱平衡失调后，机体的 H_2CO_3 可通过肺调节、肾调节使 HCO_3^-/H_2CO_3 的比值维持在20∶1，即pH维持在正常范围内，称为代偿性呼吸性（或代谢性）酸中毒（或碱中毒）；如果 HCO_3^-/H_2CO_3 的比值不能维持在20∶1，即pH低于或高于正常范围，称为失代偿性呼吸性（或代谢性）酸中毒（或碱中毒）。常见的酸碱平衡失调为单纯型，如代谢性酸中毒，呼吸性酸中毒等，有时也可出现混合型，但较为少见。

1. 代谢性酸中毒 产生的原因有两种可能：①细胞外液酸的产生过多；②细胞外液 HCO_3^- 的丢失过多。具体产生的原因详见第六章第三节儿童腹泻病代谢性酸中毒。

治疗：①积极治疗原发疾病；②应用碳酸氢钠等碱性药物增加碱储备、中和 H^+。

纠正酸中毒后，钾离子由细胞外进入细胞内使血清钾降低，游离钙也会随着酸中毒的纠正而减少，故应用碱性药物时，注意低钾血症、低钙血症的发生，及时补钾、补钙。

2. 呼吸性酸中毒 多发生于呼吸系统功能紊乱，引起 $PaCO_2$ 增加所致。临床导致 $PaCO_2$ 增加的原因较多，包括呼吸系统本身疾病，如肺炎、呼吸道阻塞（如异物、黏稠分泌物、喉头痉挛水肿）、支气管哮喘、肺水肿、呼吸窘迫综合征等；胸部疾病致呼吸受限，如气胸、胸腔积液等。呼吸性酸中毒时，通过肾脏代偿使血 HCO_3^- 增加，在血 $PaCO_2<60mmHg$ 时常通过此代偿使pH维持正常。呼吸性酸中毒常伴有低氧血症及呼吸困难。高 H_2CO_3 可引起血管扩张，颅内血流增加，导致颅内压增高及头痛，严重出现中枢抑制。呼吸性酸中毒治疗主要针对原发病，必要时应用人工辅助通气。

3. 阴离子间隙（anion gap，AG） 诊断代谢性酸中毒或混合性酸中毒时，阴离子间隙是重要参考指标。阴离子间隙是血清测定的阳离子总数与阴离子总数的差值，测得的阳离子为 Na^+ 和 K^+，测得的阴离子为 Cl^- 和 HCO_3^-。AG即血清中 Na^+ 和 K^+ 的总数减去 Cl^- 和 HCO_3^- 的总数，$AG=(Na^++K^+)-(Cl^-+HCO_3^-)$，正常AG范围（12±4）mmol/L。其本质是反映未测定的阴离子（UA）和未测定的阳离子（UC）之差。计算AG可发现常规不测定的阴离子（乳酸、酮体、阴离子蛋白、硫酸根等）或阳离子的异常增高。

（1）正常AG（8~16 mmol/L）代谢性酸中毒　腹泻、肾小管性酸中毒、高氯性代谢性酸中毒等。

（2）高AG（>16mmol/L）代谢性酸中毒　糖尿病酮症酸中毒、高血糖非酮症性昏迷、饥饿、乳酸性酸中毒、大剂量青霉素应用、静脉高营养、慢性肾功能不全、氨代谢障碍等。

（3）低AG（<8mmol/L）代谢性酸中毒　临床较少见，如肾病综合征等。

4. 酸碱平衡状态的评估　评估常通过动脉血气分析pH、$PaCO_2$及HCO_3^-三项指标。临床判断时，首先确定是酸中毒还是碱中毒；其次判断是代谢性还是呼吸性；第三，如是代谢性酸中毒，看阴离子间隙是高还是低；第四，分析呼吸代偿或代谢代偿是否充分。酸碱平衡失调分析方法详见表6－5。

表6－5　酸碱平衡失调的分析方法（动脉血气分析）

酸中毒（pH<7.35）		碱中毒（pH>7.45）	
[HCO_3^-]↓	$PaCO_2$↑	[HCO_3^-]↑	$PaCO_2$↓
代谢性	呼吸性	代谢性	呼吸性
代偿$PaCO_2$↓	代偿[HCO_3^-]↑	代偿$PaCO_2$↑	代偿[HCO_3^-]↓
呼吸代偿	肾脏代偿	呼吸代偿	肾脏代偿
代偿效价	代偿效价	代偿效价	代偿效价
$PaCO_2$↓ 1.2 mmHg	[HCO_3^-]↑ 3.5mmol/L	$PaCO_2$↑ 0.7mmHg	[HCO_3^-]↓ 5.0mmol/L
[HCO_3^-]↓ 1.0mmol/L	$PaCO_2$↑ 10 mmHg	[HCO_3^-]↓ 1.0mmol/L	$PaCO_2$↑ 10 mmHg

三、液体疗法 微课

（一）溶液的性质

溶液是一种或多种物质以分子或离子的形式分散到另一种物质中，形成均匀、稳定、透明的混合物，一般是液态，也可以是气态或固态。临床应用的溶液主要是液体，溶剂主要是水，溶液溶解包含的物质是溶质。溶质吸收溶剂的能力用渗透压表示，溶质保留溶剂的能力用张力表示。溶液具备渗透压和（或）张力的能力。

渗透压是溶液的基本特性，张力是某些电解质溶液的特殊性质。非电解质溶液只具有吸收溶剂的能力，只有渗透压，不具备保留溶剂的能力，所以没有张力；电解质溶液具有吸收溶剂的能力，有渗透压，同时具备保留溶剂的能力，所以还有张力。所以非电解质溶液的等渗溶液不是等张溶液，而电解质的等张溶液一定是等渗溶液。

（二）常用溶液

1. 非电解质溶液　常用葡萄糖溶液（glucose saline，GS）。有5%和10%葡萄糖溶液，前者为等渗溶液，后者为高渗液。因输入体内的葡萄糖被迅速氧化成水，供给能量或转变成糖原储存，故属无张力液体，仅用于补充水分和热量。

2. 单种电解质溶液　用于补充丢失电解质的体液，调整体液渗透压，纠正脱水、电解质丢失和酸碱平衡失调。

（1）0.9%氯化钠溶液　又称生理盐水（normal saline，NS），为等张溶液。生理盐水含Na^+、Cl^-各154mmol/L，其中Na^+含量与血浆近似，但Cl^-含量较血浆高，当大量输入时可使血Cl^-升高而发生高氯性酸中毒。

（2）复方氯化钠溶液　又称林格（Ringer）液，为等张溶液。复方氯化钠的作用和缺点与生理盐水基本相同，优点是含有近似血浆浓度的K^+和Ca^{2+}，可防止输液时发生稀释性低血钾、低血钙。

（3）10%氯化钠溶液　直接补充电解质钠，纠正渗透压的作用迅速。该溶液为11个张力的溶液，属于高张力溶液，用5%或10%葡萄糖稀释11倍成等张溶液后使用。

(4) 碱性溶液　主要用于纠正酸中毒。

①碳酸氢钠（sodium bicarbonate，SB）溶液：又称小苏打液，直接增加缓冲碱，纠正酸中毒的作用迅速。1.4%碳酸氢钠溶液为等张溶液。临床上5%碳酸氢钠溶液为4个张力的溶液，属于高张力溶液，用5%或10%葡萄糖稀释3.5倍成等张溶液后使用；在抢救重度酸中毒时，可不稀释直接静脉推注，但不宜多用。

②乳酸钠溶液：1.87%乳酸钠溶液为等张溶液，11.2%乳酸钠溶液为高张溶液，使用时需要稀释6倍。乳酸钠需要在有氧条件下经肝脏代谢产生 HCO_3^- 而发挥作用。肝功能不全、缺氧、休克、新生儿期及乳酸潴留性酸中毒时，不宜使用。

(5) 10%氯化钾溶液　用于钾的补充，静脉滴注时应稀释至0.1%～0.3%，滴注时间不少于6～8小时，并注意见尿补钾。禁忌静脉直接推注，以免造成心肌抑制。

3. 混合溶液　混合溶液是为了适应临床不同病情的需要，将几种溶液按不同比例配成相应的混合溶液，以互补其不足，避免了单纯输入的缺点，同时还可起到纠正酸中毒的作用。常用混合溶液的简易配制见表6－6。

表6－6　常用混合溶液的组成（份）

名称	张力	0.9%NS	5%或10%GS	1.4%SB
2∶1等张含钠液	1	2	0	1
1∶1液	1/2	1	1	0
1∶2液	1/3	1	2	0
1∶4液	1/5	1	4	0
4∶3∶2液	2/3	4	3	2
2∶3∶1液	1/2	2	3	1
2∶6∶1液	1/3	2	6	1

(三) 溶液的张力计算

溶液的张力计算是以血液的渗透压为基数进行计算而得到的。血液是一种溶液，溶剂为血浆，溶质分晶体类和胶体类两大类，晶体类以钠离子为主，胶体类以白蛋白为主，血液的渗透压和张力主要取决于晶体。溶液的渗透压和张力高低都是与血浆进行比较而言的，溶液所具有类似血浆的渗透压和张力称为溶液的渗透压和张力。溶液有单种溶液和混合溶液两大类。

1. 单种溶液

计算公式：液体张力＝溶液的含钠量/血浆钠量

例如：0.9%氯化钠溶液的张力＝溶液钠/血钠＝1，即0.9%氯化钠溶液的张力就是1个张力，即等张，就是该溶液的张力与血浆张力相等，该溶液就是等张溶液。

2. 混合溶液　混合溶液配制中，所含电解质的溶液以含钠的电解质液为基准份数，等张溶液在该混合溶液中占总份数的几分之几，那么该混合溶液就是几分之几张的溶液。

计算公式：混合溶液张力＝等张的液体量/混合液体总量

例如，1∶2液的张力＝1/(1＋2)＝1/3张

例如，2∶1抢救液的张力＝(2＋1)/(2＋1)＝1张

3. 口服补液盐（oral rehydration salt，ORS）　ORS是世界卫生组织推荐治疗急性腹泻合并脱水的一种溶液，临床实践取得了良好效果，尤其适用于发展中国家。

口服补液盐的理论基础是小肠的 Na^+－葡萄糖耦联转运吸收机制，小肠上皮细胞刷状缘的膜上存在

着 Na^+ -葡萄糖共同载体，此载体上有 Na^+ -葡萄糖两个结合位点，当 Na^+ -葡萄糖同时与结合位点相结合时即能运转、并显著增加钠和水的整体吸收。

20 世纪 50 年代，瑞典医生用胡萝卜汤治疗霍乱，建立口服补液盐的最原始模型。20 世纪 60 年代基础医学研究发现，1% ~2.5% 葡萄糖能促进肠道内水和钠的最大限度整体吸收，提高效率 25 倍。葡萄糖浓度≥3% 会引起渗透性腹泻，葡萄糖浓度≤1%，水和钠的吸收下降。

1975 年，经过多次改良和规范，上市 ORSI。1978 年，世界卫生组织（WHO）和联合国儿童基金会（united nation international Children's Emergency Fund ，UNICEF）首次建议口服补液盐作为腹泻病治疗的首选药物。由于 ORSI 含有的碳酸氢钠性质不稳定，容易潮解，碳酸氢钠与葡萄糖发生反应，使 ORS 疗效大为下降。1985 年，WHO 和 UNICEF 经过改良，用枸橼酸钠取代碳酸氢钠，推出标准的 ORS Ⅱ。2006 年 3 月 23 日，WHO 颁布第三代 ORS 配方，在全球范围内推广。ORSⅢ既能治疗腹泻，也能缩短病程，降低腹泻脱水导致的死亡。口服补液盐（ORS）推动了腹泻诊治方案和指南的发展。2016 年，《中国儿童急性感染性腹泻病临床实践指南》，将口服补液列为最重要的治疗方案，并强调 ORSⅢ应作为治疗儿童腹泻的首选药物。

WHO 推荐的 ORSⅢ配方：氯化钠 0.65g，枸橼酸钠 0.725g，氯化钾 0.375g，无水葡萄糖 3.375g，总重 5.125g，加水到 250ml 配成溶液。溶液的电解质渗透压为 245mmol/L，张力为 1/2 张。此溶液中葡萄糖浓度为 2%，有利于 Na^+ 和水的整体吸收；Na^+ 的浓度为 75mmol/L，适用于纠正电解质丢失；含有适量的钾和碳酸氢根，可补充钾和纠正酸中毒。

（四）液体疗法

液体疗法是儿科临床的重要治疗方法，目的是维持或恢复正常的体液容量和成分，以保证正常的生理功能。

液体疗法包括口服补液和静脉补液两种，前者以 ORS 为主，适用于轻度或中度脱水，无严重呕吐，无腹胀，如用于补充继续损失量和生理需要量时，需适当稀释。

1. 口服补液　适用于腹泻时预防脱水，纠正轻度脱水或中度脱水。轻度脱水 50 ~ 80ml/kg，中度脱水 80 ~ 100ml/kg，8 ~ 12 小时内将累积损失量补足。脱水纠正后，可将 ORS 用等量水稀释，按病情需要口服。ORS 为 1/2 张的液体，含钾浓度 0.15%，故新生儿、明显呕吐、腹胀、休克、心肾功能不全等患儿不宜采用此种方式。

2. 静脉补液　适应症为中度脱水或重度脱水，呕吐严重，腹胀明显，口服补液无效。溶液的成分、液体量和静脉滴注时间根据不同的脱水性质、程度和输液阶段决定，同时注意个体化，结合年龄、营养状况、自身条件而灵活掌握。

一般情况下，肾脏、肺、心血管及内分泌系统对体内液体平衡有较强的调节作用，故补液成分及液体量如基本合适，机体就能充分调整，以恢复体液的正常平衡；但如上述脏器存在功能不全，则应严格选择液体的成分，根据其病理、生理特点选择补液量及输液速度，并根据病情变化而调整。

（1）静脉补液原则　基本原则是定量、定性、定速；先快后慢、先高后低、先盐后糖；见尿补钾。

①定量：根据脱水程度和补液阶段选择补液的量。包括补充累积损失量、继续损失量和生理需要量三部分，24 小时液体总量：轻度脱水 90 ~ 120ml/kg，中度脱水 120 ~ 150ml/kg，重度脱水 150 ~ 180ml/kg。营养不良、肺炎、心肾功能不全的患儿根据病情详细计算。

②定性：根据脱水的性质和补液阶段选择不同的液体，确定补液的种类。溶液中张力的选择，即电解质溶液与非电解质溶液的比例根据脱水性质分别选用，低渗性脱水用 2/3 张含钠液，等渗性脱水用 1/2张含钠液，高渗性脱水用 1/3 张含钠液。临床判断脱水性质困难时，按等渗性脱水处理。

③定速：根据补液阶段选择补液的时间和输液速度。输液速度主要取决于脱水程度，继续丢失的液

体量和速度。有重度脱水伴周围循环障碍者，先快速扩容，30～60 分钟快速输注。累积损失量需要扣除扩容的液体量，6～8 小时补完，输液速度 8～10ml/(kg·h)。补充继续损失量和生理需要量，速度减慢，16～18 小时补完，输液速度 5ml/kg·h。若补液过程中症状缓解，可酌情减少补液量或改为口服补液。

先快后慢：各个阶段输液的时间和速度是先快速后缓慢；先高后低：各个输液阶段选择液体的张力顺序是先选高后选低；先盐后糖：各个输液阶段应用液体的选择顺序是先盐水后糖液。

(2) 第一天（24 小时）补液　一般包括累积损失量，继续丢失量及生理需要量三个阶段，如重度脱水或循环衰竭，首先需要扩容。上述每阶段都可独立计算和补充。制定补液方案时，必须掌握患儿病史、症状、体征、实验室检查及患儿的个体差异，分析各阶段液体的不同需要，确定补充液体量、液体组成、输液速度及补液顺序。静脉补液的步骤见表 6－7。

表 6－7　静脉补液步骤

阶段	定量（ml/kg）	定性（张力）	定速（小时）
扩容	20，总量＜300ml	等张，1	0.5～1
补充累积丢失量	脱水的程度	脱水的性质	6～8
补充继续丢失量	20～40	1/3	16～18
补充生理需要量	60～80	1/4	16～18

①首先补充累积损失量。如有循环衰竭和（或）休克的重度脱水，先需要扩容，按 20ml/kg 计算液体量，总量＜300ml，选择等张含钠液，30～60 分钟快速输入，总累积损失量减去上述扩容液体，剩余累积损失量 6～8 小时完成。高渗性脱水，按照每 24 小时血钠下降＜10mmol/L 的速度缓慢纠正，防止血钠迅速下降出现脑水肿等。

②液体量及张力的选择：轻度脱水 20～50ml/kg，中度脱水 50～100ml/kg，重度脱水 100～120ml/kg；低渗性脱水补 2/3 张含钠液，等渗性脱水补 1/2 张含钠液，高渗性脱水补 1/3 张含钠液。如临床判断脱水性质困难，按等渗性脱水处理。

③补充继续丢失量：补充累积损失量后，腹泻、呕吐等症状大多继续存在，体液继续丢失，如不继续补充将又形成新的累积损失。此种丢失量根据原发病而异，并且每日都有变化，对此必须进行评估，根据实际损失量，应用对应的溶液补充。

④生理需要量：生理需要量的计算涉及水、电解质和热量等因素。肾脏的溶质排出影响水的排出，25% 的水分丢失是通过不显性失水的途径完成；液体量和电解质与代谢率相关，代谢率的变化通过碳水化合物、脂肪和蛋白质的氧化影响内生水的产生。能量的产生必然影响到水的变化，故正常生理需要量的估计按能量需求计算，一般每代谢 100kcal 能量需水 100～150ml。年龄越小，需水量相对越多。生理需要量简易计算详见表 6－8。

表 6－8　生理需要量简易计算

体重	每天需要液体量（ml）
～10kg	100ml/kg
11～20kg	1000＋(体重数－10)×50ml/kg
＞20kg	1500＋(体重数－20)×20ml/kg

⑤纠正酸中毒：见酸补碱的原则目前很少提及，因应用碱性药物纠正酸中毒时，易导致低钙血症。低钾血症的发生，注意观察，及时处理。前面输入的混合溶液中已含有碱性溶液，输液后随着循环和肾功能的改善，酸中毒可部分纠正，计算时注意减量，同时根据临床症状，结合血气结果。一般血气分析 pH＜7.30 时应用碱性药物，计算剂量应用公式，5% 碳酸氢钠液体量（ml）＝($22-HCO_3^-$)×体重（kg）×

0.6。碳酸氢钠总量（mmol/L）=（18 - CO_2 - CP）× 体重（kg）× 0.6。临床应用将 5% 碳酸氢钠稀释成 1.4% 的浓度静脉滴注，先给计算总量的 1/2，复查血气分析或电解质后，再根据检测结果调整剂量。

⑥纠正低钾血症：循环改善，出现排尿后应及时补钾。有尿或来院前 6 小时内有尿，及时补钾；补钾溶液浓度不超过 0.3%；每日静脉补钾时间，不少于 8 小时；切忌将钾盐静脉推入，否则导致高钾血症，危及生命。细胞内的钾浓度恢复正常需要过程，因此纠正低钾血症需要有一定时间，一般静脉补钾的疗程要持续 5~7 天。能口服时，可改为口服补充。

见惊补钙的原则目前也较少提及，因腹泻时惊厥发作极少见。惊厥发作主要见于过度纠酸或快速大量补液时，是因为纠酸导致血中的游离钙下降或血容量相对过多致血钙稀释，浓度下降而发病。

（3）第二天及以后的补液　第一天补液后，累积丢失量和电解质紊乱已基本纠正，第二天及以后主要补充继续损失量和生理需要量，继续补钾，供给热量。一般情况可改为口服补液，若腹泻仍频繁或口服量不足者，仍需继续静脉补液。补液量需根据呕吐、腹泻和进食情况估算，继续损失量是按“丢多少补多少”“随时丢随时补”的原则，用 1/2~1/3 张含钠溶液补充；供给足够的生理需要量，用 1/3~1/5 张含钠液补充。将这两部分液体相加 12~24 小时均匀静滴，仍要注意继续补钾和纠正酸中毒的相关问题。

目标检测

答案解析

一、单选题

1. 患儿，8 月龄。腹泻 5 天，大便每日 10 余次，稀水便，尿减少。查体：体重 5.5kg，肠鸣音亢进，手足凉。血钠 128mmol/L，CO_2 - CP 9mmol/L。患儿脱水的程度及性质是

A. 轻度脱水，等渗性　　B. 轻度脱水，低渗性
C. 中度脱水，等渗性　　D. 中度脱水，低渗性
E. 重度脱水，低渗性

2. 患儿，6 月龄。腹泻 20 余天，大便每日 10 余次，稀水样便。查体：体重 5.0kg，精神萎靡，皮肤弹性极差，前囟及眼窝明显凹陷，四肢凉，尿量极少。血钠 125mmol/L。静脉补液的第一步是

A. 纠正酸中毒　　B. 补充累积丢失量　　C. 补充生理需要量
D. 扩容　　E. 以上都不对

3. 患儿，1 岁。因发热、呕吐、腹泻 3 天，1 月 8 日来院就诊。每日呕吐 3~4 次，为胃内容物，每日大便 10 余次，呈蛋花汤样，无腥臭。查体：T 38℃，眼窝、前囟深陷，皮肤干燥，弹性差，四肢凉。大便镜检：白细胞偶见，血钠 132mmol/L。最可能的病原体是

A. 鼠伤寒沙门菌　　B. 金黄色葡萄球菌　　C. 产毒大肠杆菌
D. 轮状病毒　　E. 侵袭性大肠杆菌

4. 患儿，6 月龄。腹泻 3 天，大便每天 10 余次，稀水样便，纳差，尿量减少。今日嗜睡，呼吸深、快，尿量极少。查体：肠鸣音亢进，四肢厥冷，血钾 4.0mmol/L，血钠：140mmol/L，CO_2^- CP 10mmol/L。患儿第 1 天补液首选的液体是

A. 2∶1 液　　B. 4∶3∶2 含钠液 860ml
C. 2∶3∶1 含钠液 860ml　　D. 2∶6∶1 含钠液 860ml
E. 5% 碳酸氢钠 120ml

5. 患儿，4 月龄。腹泻，中度脱水，经静脉补液后脱水纠正，突然出现精神萎靡，嗜睡，呼吸变浅，心率 140 次/分，心音低钝，腹胀，膝反射未引出。血清钠 145mmol/L，钾 3.2mmol/L，

ECG 示窦性心动过速，T 波低平。最可能诊断是

A. 败血症　B. 重症肌无力　C. 中毒性心肌炎　D. 低钾血症　E. 中毒性肠麻痹

6. 混合溶液 4：3：2 液的溶液张力是

A. 1/3　B. 1/2　C. 2/3　D. 1/4　E. 以上都不对

7. 患儿，10 月龄。咳嗽伴发热 2 天，呕吐频繁，大便呈稀水样便，量多，粪质少，无腥臭，尿量极少。查体：T 39℃，面色苍白，前囟、眼窝凹陷，泪少，咽充血，心肺无异常，腹稍胀，皮肤弹性减退。最可能的诊断是

A. 产毒性大肠埃希菌肠炎　B. 致病性大肠埃希菌肠炎　C. 轮状病毒肠炎　D. 诺沃克病毒肠炎　E. 侵袭性大肠埃希菌肠炎

8. 患儿，6 月龄。呕吐、腹泻 3 天，大便每日 10 余次，稀水样便，有腥臭味，尿量少。查体：皮肤弹性差，前囟、眼窝明显凹陷，四肢厥冷。大便镜检：白细胞偶见，血清钠 135mmol/L。病原学诊断最可能是

A. 金黄色葡萄球菌肠炎　B. 难辨梭状芽孢杆菌肠炎　C. 空肠弯曲菌肠炎　D. 产毒性大肠埃希菌肠炎　E. 白念珠菌肠炎

9. 患儿，6 月龄。腹泻合并中度脱水，代谢性酸中毒。静脉输液纠正酸中毒与补液 12 小时后，患儿出现嗜睡，呼吸浅促，心音低钝，心率 140 次/分，腹胀，肠鸣音减弱。血钠 135mmol/L。为明确诊断应做的辅助检查是

A. CO_2 - CP 测定　B. 电解质测定　C. 血液渗透压测定　D. 腰穿脑脊液检查　E. 心脏超声心动图

10. 患儿，3 月龄。体重 3.5kg。腹泻 3 天，大便每日 7～8 次，蛋花汤样，无腥臭。查体：精神差，面色苍白，唇腭裂，皮下脂肪减少，皮肤稍干燥，弹性较差，眼窝、前囟凹陷，四肢末梢较冷。血清钠 128mmol/L。第 1 天补液总量按体重补充应是

A. 60～80ml　B. 81～90ml　C. 90～120ml　D. 120～150ml　E. 150～180ml

二、思考题

1. 腹泻时，代谢性酸中毒发生的原因有哪些？
2. 静脉补液时，应用碱性药物纠酸，为什么会导致低钾血症、低钙血症的发生？
3. 静脉补液的基本原则有哪些？

（闫　旭）

书网融合……

本章小结

微课

题库

第七章　呼吸系统疾病

学习目标

1. 通过本章学习，重点把握呼吸系统疾病的临床表现、诊断、预防和治疗。

2. 学会对呼吸系统疾病患儿的病史采集、体格检查，具备运用临床思维对呼吸系统常见疾病进行诊断分析的能力，并能制定诊疗方案；能指导家长正确预防呼吸系统疾病；具有与患儿及其家长进行有效沟通的能力。

情境导入

情境描述　患儿，10 个月，因发热、咳嗽 4 天，加重伴气促 1 天入院。患儿 4 天前受凉，后出现鼻塞、喷嚏、流涕、发热、单声咳嗽，在当地给予口服阿莫西林治疗无明显好转，转为阵发性咳嗽。发热明显，体温 38.5～39℃。大便黄色稀水样，5 次/日，每次量不多，有黏液，无脓血，小便正常。入院前 1 天，患儿出现精神萎靡，阵发性烦躁不安、频咳、气促。

查体：T 38.8℃，HR 180 次/分，RR 70 次/分，WT 8kg，BP 84/48mmHg。面色苍灰，口周发绀。精神反应差，气促，可见鼻翼扇动及三凹征。前囟平，张力正常。咽稍充血。双肺呼吸音粗，可闻及固定的中、细湿啰音及喘鸣音。心率 180 次/分，心音低钝，律齐，各瓣膜听诊区未闻及杂音。腹软，肝肋下 1.5cm，质软，边缘稍钝，脾肋下未及。神经系统查体未见异常。

辅助检查：WBC 15.9×10^9/L，GR% 47.5%，MO% 8.2%，LY% 44.4%，RBC 3.5×10^{12}/L，HGB 85g/L，PLT 490×10^9/L，CRP < 1mg/L。pH7.25，$PaCO_2$67.3mmHg，$PaO_2$22.5mmHg，$SaO_2$54%。床旁 X 线片（入院第 1 天）：双肺纹理模糊、增多。双肺可见索条及斑片状模糊影，右肺明显。心影不大。双侧肺门结构对称。

讨论　1. 该患儿的初步诊断？诊断依据有哪些？

2. 应采取哪些治疗措施？

PPT

第一节　儿童呼吸系统解剖生理特点

儿童易患呼吸系统疾病与儿童期呼吸系统的解剖、生理及免疫特点密切相关。以环状软骨下缘为界，将呼吸系统分为上、下呼吸道。上呼吸道包括鼻、鼻窦、咽、咽鼓管、会厌及喉；下呼吸道包括气管、各级支气管、肺泡管及肺泡。

一、解剖特点

（一）上呼吸道

1. 鼻和鼻窦　婴幼儿鼻腔相对狭窄、短小，且无鼻毛。黏膜柔嫩且血管丰富，故易感染，感染时鼻黏膜充血肿胀，造成鼻腔狭窄加重甚至闭塞，从而影响儿童正常的呼吸和吸吮，出现张口呼吸和吃奶困难。婴幼儿鼻窦发育不平衡，上颌窦、筛窦 2 岁时出现，12 岁才充分发育；额窦和蝶窦分别在 2 岁和

4 岁时出现，6 岁以后较快发育。由于鼻窦黏膜与鼻腔黏膜相互连续，故急性鼻炎易累及鼻窦，学龄前期儿童患鼻窦炎常见。婴幼儿鼻泪管较短，开口瓣膜发育不全，鼻腔感染时易上行侵入结膜引起结膜炎。

2. 咽部 咽部狭窄而垂直，咽扁桃体 6 个月时已开始发育，腭扁桃体 1 岁末才逐渐增大，4 岁～7 岁发育达到高峰，14 岁～15 岁逐渐退化，故扁桃体炎多发生于 1 岁以后。婴儿咽鼓管较宽，短而直，呈水平位，故患咽炎时易导致中耳炎。

3. 喉 儿童喉部较窄，呈漏斗状，软骨柔软，黏膜柔嫩而富于血管及淋巴组织，炎症时可引起喉头水肿、狭窄，临床上出现声音嘶哑和吸气性呼吸困难。

（二）下呼吸道

1. 气管、支气管 婴幼儿的气管、支气管管腔短而窄，软骨柔软，缺乏弹力组织，支撑作用较差；黏膜柔嫩、血管丰富；黏液腺分泌不足导致管腔干燥，纤毛运动差，微生物和黏液不易被清除，故婴幼儿易发生呼吸道感染。感染时，黏膜发生充血、水肿，易出现呼吸道梗阻。儿童左主支气管细而长，右主支气管短而粗，为主支气管的直接延伸，故支气管异物易发生在右主支气管。

2. 肺 儿童肺泡数量少，缺乏弹力组织，血管丰富，间质发育好，使肺脏含血量多而含气量少，易发生呼吸道感染，感染易致黏液阻塞，引起间质性炎症、肺气肿和肺不张等。

（三）胸廓与纵隔

婴幼儿胸廓呈桶状，胸腔小，呼吸时胸廓活动范围小，肺脏无法充分扩张，影响通气和换气。故当有肺部病变时，易发生通气换气功能障碍，常出现呼吸困难和发绀。儿童纵隔体积相对较大，周围组织松软，在胸腔积液或气胸时易发生纵隔移位。

二、生理特点

（一）呼吸频率与节律

婴儿呼吸中枢发育不完善，尤其是早产儿和新生儿，易出现呼吸节律不齐、间歇性呼吸、呼吸暂停等。年龄越小，呼吸频率越快。新生儿 40～44 次/分，1 岁以下 30 次/分，3 岁以下 24 次/分，7 岁以下 22 次/分，14 岁以下 20 次/分，18 岁以下 16～18 次/分。

（二）呼吸类型

婴幼儿呼吸肌发育不全，肌力较差，容易疲劳，易出现呼吸衰竭。婴幼儿肋骨呈水平位，呼吸肌发育较差，膈肌位置较高，呈横位，故婴幼儿时期呈腹式呼吸；随着年龄增长，呼吸肌逐渐发育成熟，站立行走后，膈肌和腹腔脏器逐渐下降，肋骨由水平位变为斜位，逐渐转化为胸腹式呼吸。7 岁以后逐渐接近成人。

（三）呼吸功能

1. 肺活量 儿童肺活量为 50～70ml/kg，仅为成人的 1/4。安静状态下，年长儿仅用肺活量的 12.5% 进行呼吸，而婴幼儿则需用 30% 左右，说明婴幼儿的呼吸储备能力差，故易发生呼吸功能不全。

2. 潮气量 年龄越小，潮气量越小，儿童潮气量为 6～10ml/kg。

3. 气道阻力 婴幼儿气道管径细小，气道阻力大于成人，因而患病时容易出现喘息。

三、免疫特点

儿童呼吸道的非特异性和特异性免疫功能的发育均较差。咳嗽反射及纤毛运动功能弱，不能有效的清除吸入的尘埃及异物颗粒。婴幼儿的分泌型 IgA（SIgA）、IgA、IgG 和 IgG 亚类含量均较低。肺泡吞噬细胞功能不足，乳铁蛋白、溶菌酶、干扰素及补体的数量和活性不足，故易患呼吸系统疾病。

PPT

第二节 急性上呼吸道感染

急性上呼吸道感染（acute upper respiratory infection，AURI）是由各种病原体引起的上呼吸道急性感染性疾病，简称上感，俗称“感冒”，是儿童期最常见的疾病。一年四季均可发病，以冬、春季及气候多变时多见。病原体主要侵犯鼻、咽及扁桃体等部位而引起炎症。若炎症局限在某一部位，即按该部位炎症命名，如急性鼻炎、急性咽炎、急性扁桃体炎等。

一、病因

病毒和细菌均可引起本病，但以病毒感染为主，可占上呼吸道感染的90%以上，常见病原体有呼吸道合胞病毒、流感病毒、副流感病毒、腺病毒、柯萨奇病毒、鼻病毒等。病毒感染后可继发细菌感染，少数为原发细菌感染，最常见细菌感染为溶血性链球菌，其次为肺炎链球菌、流感嗜血杆菌、葡萄球菌等。临床中亦可见肺炎支原体所致的上呼吸道感染。儿童在免疫低下、营养不良、佝偻病、贫血以及护理不当、气候改变、不良环境因素等情况下，均可诱发本病，且易导致病情反复、迁延。

二、临床表现

儿童的年龄、免疫功能、病原体的不同，造成病情轻重不一。多于受凉等诱因后1~3天出现症状，年长儿症状较轻，以局部症状为主；婴幼儿症状较重，以全身症状为主。

（一）一般类型

1. 症状

（1）局部症状 鼻塞、流涕、喷嚏、干咳、咽部不适和咽痛等。

（2）全身症状 发热、咳嗽、食欲差，可伴有呕吐、腹泻、烦躁，甚至热性惊厥。部分患儿病初出现腹部阵发性疼痛，可能与疾病引起的肠痉挛或肠系膜淋巴结炎有关。

（3）体征 体格检查可见咽部充血、扁桃体肿大，可触及颌下淋巴结肿大伴触痛。肺部听诊无异常。

病程一般为3~5天，如体温持续不退，反复病情加重，应考虑炎症扩散至其他部位。

（二）特殊类型

1. 疱疹性咽峡炎 由柯萨奇A组病毒引起，多发于夏秋季。骤起高热，可有咽痛、流涎和拒食等。体格检查可见咽部充血，咽腭弓、软腭、扁桃体及悬雍垂等处有1个或多个2~4mm大小的灰白色疱疹，周围有红晕，疱疹破溃后形成黄白色浅小溃疡，后期溃疡表面附有分泌物。体温在2~4天后下降，病程1周左右。

2. 咽－结合膜热 由腺病毒3、7型引起，多发于春、夏季，易在集体儿童机构中流行。以发热、咽炎和结膜炎为特点。多呈高热、咽痛、眼部疼痛、结膜炎，颈部或耳后淋巴结肿大，可伴有胃肠道症状。病程1~2周。

三、并发症

婴幼儿上感易波及邻近器官，可引起中耳炎、鼻窦炎、咽后壁脓肿、颈部淋巴结炎、喉炎等；病变向下蔓延，可引起气管炎、支气管炎、支气管肺炎等。年长儿A组β溶血性链球菌的感染可引起急性肾炎、风湿热等。

四、实验室检查

血常规显示白细胞计数正常或偏低，淋巴细胞计数增高，常提示病毒感染；白细胞及中性粒细胞数可增高，常提示细菌感染。咽拭子培养、鼻咽分泌物分离病毒及血清学检测可以明确病原体。C－反应蛋白（CRP）和降钙素原（PCT）有助于细菌感染鉴别。

五、诊断与鉴别诊断

根据临床表现即可做出临床诊断。临床需与以下疾病相鉴别。

1. 流行性感冒 由流感病毒、副流感病毒引起。有明确的流行病史，患儿局部症状较轻，全身症状较重，主要表现为高热、头痛、肌肉酸痛等，婴幼儿临床表现不典型，消化道症状发生率多于成人。

2. 急性传染病 急性传染病（麻疹、百日咳、流行性脑脊髓膜炎等）的早期常有上呼吸道感染的症状，结合流行病史、病情演变及实验室检查可鉴别。

3. 急性阑尾炎 上呼吸道感染伴有腹痛者应与本病鉴别。本病腹痛常先于发热，腹痛部位以右下腹为主，呈持续性，有固定压痛点、反跳痛及腹肌紧张。血常规检查提示白细胞及中性粒细胞数明显增高，腹部彩超或下腹部 CT 可明确诊断。

六、治疗

1. 一般治疗 适当休息，多饮水，给予易消化饮食，注意呼吸道隔离，保持室内空气新鲜及适当的温度、湿度。

2. 抗病原体治疗

（1）抗病毒药物 急性上呼吸道感染主要以病毒感染为主，多属于自限性疾病。根据病情局部可用1%利巴韦林滴鼻，每天3～4次。病毒性结膜炎可用0.1%阿昔洛韦滴眼，每1～2小时1次。银翘散、双黄连口服液等中药制剂有一定的抗病毒功效。若为流感病毒感染，可给予奥司他韦口服，每次2mg/kg，每日2次。

（2）抗生素 有细菌感染者可选用抗生素，常用β－内酰胺类及大环内酯类，疗程为3～5日。如为溶血性链球菌感染或既往有风湿热、肾炎病史者，青霉素使用10～14日。

3. 对症治疗 退热治疗的主要目标是减轻发热所致的不适，即改善舒适度，而非单纯恢复正常体温，≥2月龄、腋温≥38℃，或因发热导致不舒适和情绪低落的儿童，应给予退热药物，可给予对乙酰氨基酚或布洛芬口服，亦可用温水浴、减少穿着、降低室内温度等物理降温。如发生热性惊厥可给镇静、止惊等处理。鼻塞者可用0.5%麻黄素液在喂奶前滴鼻；咽痛者可含服咽喉片。

七、预防

多进行户外活动，加强体格锻炼，增强机体抵抗力；注重居室空气流通；提倡母乳喂养，及时添加辅食，防治佝偻病及营养不良；呼吸道疾病高发季节避免儿童到人多拥挤的场所；注意个人卫生及气温骤变。

第三节 急性感染性喉炎

PPT

急性感染性喉炎（acute infectious laryngitis）是指喉部受到病原体感染所引起的急性弥漫性炎症。临床上以犬吠样咳嗽、声音嘶哑、喉鸣、吸气性呼吸困难为临床特征。多见于婴幼儿，好发于冬春季节。

一、病因

由病毒或细菌感染引起，常见的病毒为流感病毒、副流感病毒和腺病毒。常见的细菌为肺炎链球菌、金黄色葡萄球菌。也可并发于麻疹、百日咳等急性传染病之后。易感因素是由于儿童喉腔较窄，呈漏斗状，软骨柔软，黏膜柔嫩而富于血管及淋巴组织，炎症时易充血、水肿而出现喉腔狭窄，严重甚至喉梗阻。

二、临床表现

起病急，症状重，可有发热。典型表现为犬吠样咳嗽、声音嘶哑、吸气性喉鸣和三凹征。严重患儿可出现烦躁不安、发绀、心率加快。查体可见咽部充血。一般白天症状轻，夜间入睡后加重，喉梗阻患儿若不及时抢救，可出现窒息死亡。按照吸气性呼吸困难的病情轻重，临床上将喉梗阻分为 4 度（表 7 - 1）。

表 7 - 1　喉梗阻分度

分度	临床表现	
Ⅰ度	活动后出现吸气性喉鸣和呼吸困难	肺部听诊呼吸音及心率无改变
Ⅱ度	安静时出现喉鸣和吸气性呼吸困难	肺部听诊可闻及喉传导音或管状呼吸音，心率加快
Ⅲ度	除上述喉梗阻症状外，因缺氧而出现烦躁不安、口唇及指（趾）发绀、双眼圆睁、惊恐万状、头面部出汗	肺部呼吸音明显降低，心率快，心音低钝
Ⅳ度	渐显衰竭、昏睡状态，由于无力呼吸，三凹征可不明显，面色苍白发灰	肺部听诊呼吸音几乎消失，仅有气管传导音，心律不齐，心音钝、弱

三、诊断与鉴别诊断

根据急性起病、出现发热、犬吠样咳嗽、声音嘶哑、喉鸣、吸气性呼吸困难等临床表现容易诊断，需要与急性会厌炎、喉痉挛、喉或气管异物、喉先天性畸形等所致的喉梗阻鉴别。

四、治疗

1. 一般治疗　保持呼吸道通畅，必要时给予吸氧治疗，防止缺氧加重。

2. 糖皮质激素　激素有抗炎和抑制变态反应等作用，能及时减轻喉头水肿，缓解喉梗阻。病情较轻者可口服泼尼松，Ⅱ度及以上喉梗阻患儿应给予静脉滴注糖皮质激素，如地塞米松、氢化可的松或甲泼尼龙。雾化吸入型糖皮质激素，如布地奈德混悬液，可促进黏膜水肿的消退。

3. 控制感染　应用药物包括抗病毒药物和抗菌药物，如考虑细菌感染，及时给予抗菌药物，一般给予青霉素类、大环内酯类或头孢菌素类等。

4. 对症治疗　烦躁不安者要及时镇静，痰多者可选用祛痰剂，不宜使用氯丙嗪。

5. 气管插管　经上述处理，有严重缺氧征象或有Ⅲ度及以上喉梗阻者，气管插管，呼吸机辅助通气治疗，必要时行气管切开。

第四节　急性支气管炎

PPT

急性支气管炎（acute bronchitis）是指由于感染、过敏或理化刺激等多种因素引起的气管及支气管黏膜的急性感染，多继发于上呼吸道感染，亦可为麻疹、百日咳等急性传染病的并发症，是儿童时期常见的呼吸道疾病，婴幼儿多见。

一、病因

多由上呼吸道感染蔓延而来，常在病毒感染的基础上继发细菌感染。凡能引起上感的病原体如病毒、细菌均可引起支气管炎；过敏因素包括吸入花粉、尘螨、真菌孢子等；理化刺激包括吸入刺激性气体或烟雾、粉尘颗粒、雾霾等。免疫功能低下、特应性体质、营养障碍性疾病、佝偻病、气候突变等常为诱发本病的因素。

二、临床表现

以咳嗽为主要表现，初为干咳，以后有痰。婴幼儿症状较明显，常有发热、呕吐、腹泻等症状。听诊双肺呼吸音粗糙，有不固定的粗、中湿啰音或散在干啰音，其特点是随体位变动和咳嗽前后而改变。一般无气促和发绀。婴幼儿有痰，不易咳出，可闻及痰鸣音。

哮喘性支气管炎是伴有喘息的一种特殊类型的支气管炎，婴幼儿好发。其特点为：①多见于3岁以下，有湿疹等过敏史。②类似哮喘症状与体征，表现为呼气性呼吸困难，肺部叩诊呈鼓音，听诊两肺满布哮鸣音及少量粗湿啰音。③有反复发作倾向，大多与感染有关。但一般随年龄增长而发作逐渐减少，直至痊愈，仅少数于数年后发展为支气管哮喘。目前有学者认为本病实际上是婴幼儿哮喘的一种表现。

三、辅助检查

血常规检查，白细胞计数可增高或正常，中性粒细胞分类增高或正常。X线胸片显示正常或有肺纹理增粗、肺门阴影增浓。

四、诊断与鉴别诊断

1. 诊断要点　以咳嗽为主要表现，肺部听诊可闻及干啰音或不固定粗、中湿啰音，X线胸片显示肺纹理增粗，肺门阴影增浓。

2. 鉴别诊断　需与毛细支气管炎、支气管肺炎及咳嗽变异性哮喘等疾病进行鉴别，分别参见本章相关内容。

（1）毛细支气管炎　主要为病毒感染，常在上呼吸道感染后2～3日出现持续性干咳和发作性喘憋。咳嗽与喘憋同时发生为本病特点，X线检查可见双肺不同程度的肺气肿，肺纹理增粗，可显示散在小实变征。

（2）支气管肺炎　主要为病毒和细菌混合感染，其临床特征为发热、咳嗽、气促、呼吸困难及肺部固定中、细湿啰音。X线检查可见大小不等的点状或小片絮状阴影，或融合成片状阴影，以双肺下野、中内带多见。可有肺不张、肺气肿。伴发脓胸、脓气胸或肺大疱则有相应改变。

（3）咳嗽变异性哮喘　是儿童期最常见的气道慢性炎症性疾病。临床表现为反复发作性喘息、气促、胸闷或咳嗽等症状，常在夜间和清晨发作或加剧，多数患儿经治疗可以缓解或自行缓解。

五、治疗

1. 一般治疗　应经常变换体位，多饮水，适当湿化空气。具体参见本章第二节急性上呼吸道感染的治疗。

2. 控制感染 细菌感染的患儿，可适当选用抗生素，如青霉素类或头孢菌素类药物。明确为肺炎支原体感染者，则首选红霉素或阿奇霉素等大环内酯类药物。

3. 对症治疗 原则上不使用镇咳剂或镇静剂，以免抑制咳嗽反射，影响黏痰排出。喘息性支气管炎喘憋严重的儿童可口服氨茶碱，每次 2 ~ 4mg/kg，每 6 小时一次；亦可选用 β_2受体激动剂如沙丁胺醇、特布他林等；必要时可加用泼尼松 1 ~ 2mg/(kg · d) 口服，疗程 3 ~ 5 天。

PPT

第五节 肺 炎 微课

肺炎（pneumonia）是由不同病原体或其他因素所致的肺部炎症。其临床特征为发热、咳嗽、气促及肺部固定中、细湿啰音。肺炎是儿童时期的常见病，婴幼儿多见，是我国住院儿童死亡原因的第一位，也是我国重点防治的儿科“四病”之一。

关于肺炎的分类，临床常用的方法如下。

1. 按病理分类 支气管肺炎、大叶性肺炎、间质性肺炎、毛细支气管炎。婴幼儿以支气管肺炎最常见。

2. 按病因分类 ①感染性肺炎，如病毒性肺炎（呼吸道合胞病毒、腺病毒、流感病毒等）、细菌性肺炎（肺炎链球菌、金黄色葡萄球菌、肺炎克雷伯菌等）、支原体肺炎、衣原体肺炎、真菌性肺炎、原虫性肺炎等；②非感染性肺炎，如吸入性肺炎、坠积性肺炎、过敏性肺炎等。

3. 按病程分类 急性肺炎（病程 <1 个月）；迁延性肺炎（病程 1 个月 ~3 个月）；慢性肺炎（病程 >3 个月）。

4. 按病情分类 ①轻症肺炎：以呼吸系统症状为主，无全身中毒症状；②重症肺炎：除呼吸系统受累外，其他系统亦受累，且全身中毒症状明显，甚至危及生命。

5. 按临床表现典型与否分类 分为典型肺炎（肺炎链球菌、金黄色葡萄球菌、肺炎克雷伯菌等）和非典型肺炎（肺炎支原体、衣原体、某些病毒等）。

6. 按发生肺炎的地区分类 社区获得性肺炎（无明显免疫抑制的患儿在院外或住院 48 小时内发生的肺炎）、医院获得性肺炎（住院 48 小时后发生的肺炎）。

临床上如果病原体明确，则按病因分类，以便指导治疗，否则按病理或其他方法分类。本节重点介绍支气管肺炎。

素质提升

科学用药—职业担当根植于心

儿童尤其婴幼儿，由于其呼吸系统解剖、生理、免疫功能发育不成熟，易患呼吸系统疾病。肺炎是婴幼儿时期的常见病，是我国住院儿童死亡的第一位原因，被列为儿童重点防治的“四病”之一。支气管肺炎最常见的病原是细菌或病毒感染，我国主要以细菌感染为主，需用抗生素治疗，但在治疗过程中，家长因医学知识欠缺，会有各种担心、想法，比如唯有输液才能治病，或者担心过度使用抗生素出现不良反应、耐药，或治疗不及时不对症贻误患儿病情等。作为医学生，需要掌握正确的抗生素使用指征和使用时间，具备肺炎治疗的相关知识，耐心细心地向家长解释治疗过程。努力学习医学知识，做一个品德高尚、德艺双馨的医生，让自己的职业担当根植于心。

一、支气管肺炎

支气管肺炎（bronchopneumonia）是儿童时期最常见的肺炎，2 岁以下婴幼儿最多见。全年均可发病，以冬、春寒冷季节及气候骤变时多见。居室拥挤、通风不良和空气污浊等环境因素易诱发本病；新生儿、维生素 D 缺乏性佝偻病、先天性心脏病和免疫缺陷病的儿童易患肺炎，且病情较重，易出现迁延不愈，病死率较高。

（一）病因

常见的病原体为病毒和细菌。病毒以呼吸道合胞病毒最多见，其次为腺病毒、流感病毒、副流感病毒等。细菌主要为肺炎链球菌，其他有流感嗜血杆菌、金黄色葡萄球菌等。近年来肺炎支原体、衣原体感染所致肺炎逐渐增多。部分患儿在病毒感染的基础上继发细菌感染，称之为混合性感染。目前发达国家儿童肺炎的病原体以病毒感染为主，发展中国家以细菌感染为主。

（二）病理与病理生理

病原体常由呼吸道入侵，少数经血液循环途径入侵。主要病理变化有炎性细胞浸润、肺组织充血、水肿等。当炎症蔓延到支气管、细支气管和肺泡时，支气管黏膜水肿而管腔变窄，肺泡壁因充血、水肿而增厚，肺泡腔内充满炎性渗出物，从而影响通气与换气功能，最终导致机体出现缺氧和二氧化碳潴留，加上炎症产物的吸收和病原体毒素作用，引起一系列病理生理变化（图 7－1）。

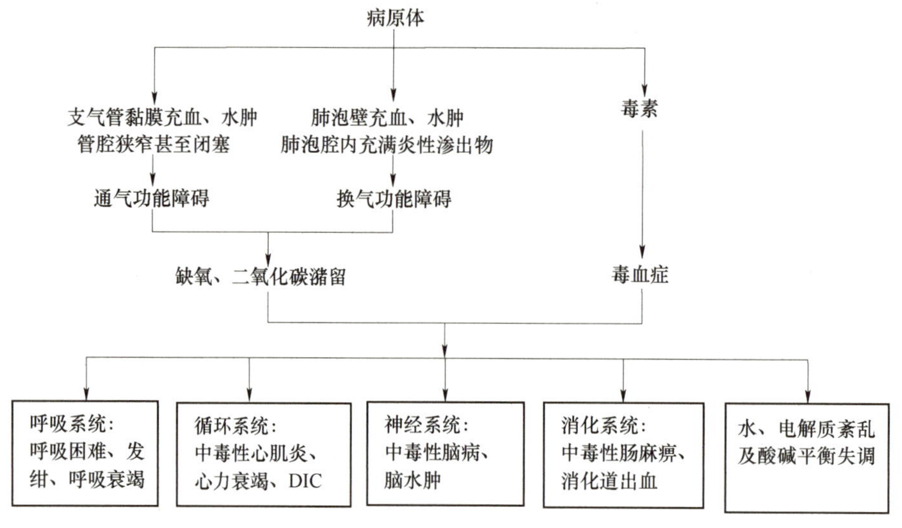

图 7－1　支气管肺炎的病理生理变化

1. 呼吸系统　主要引起低氧血症，重者可出现高碳酸血症。机体为了代偿缺氧，加快了呼吸频率，出现气促；为了增加呼吸深度，呼吸辅助肌参与呼吸运动，出现鼻翼扇动和三凹征；当动脉血氧分压（PaO_2）及动脉血氧饱和度（SaO_2）显著降低时，出现发绀。若病情进展，通气和换气功能严重障碍，在缺氧基础上出现二氧化碳潴留，此时 PaO_2 和 SaO_2 下降，$PaCO_2$ 升高，当 $PaO_2 < 60mmHg$ 或 $PaCO_2 > 50mmHg$ 时，即为呼吸衰竭。

2. 循环系统　病情严重时，病原体及其产生的毒素侵袭心肌，可引起中毒性心肌炎；缺氧使肺小动脉反射性收缩，肺循环压力增高，形成肺动脉高压，使右心负荷加重。肺动脉高压和中毒性心肌炎是诱发心力衰竭的主要原因。重症患儿常出现微循环障碍、休克甚至弥漫性血管内凝血（DIC）。

3. 神经系统　缺氧、二氧化碳潴留以及病原体毒素可引起脑血管扩张，血流减慢，血管通透性增加，导致脑水肿，颅内压增高。严重缺氧使脑细胞能量代谢障碍，乳酸堆积、三磷酸腺苷成减少，细胞膜离子泵转运功能失常，引起脑细胞内水钠潴留，进一步加重脑水肿。

4. 消化系统　低氧血症和病原体毒素作用，使胃肠道功能紊乱，出现厌食呕吐、腹痛腹泻症状，严重者可引起中毒性肠麻痹和消化道出血。

5. 水、电解质和酸碱平衡　严重缺氧引起体内代谢障碍，酸性代谢产物增加，加上发热、吐泻、进食少等因素，常有脱水和代谢性酸中毒；二氧化碳潴留又可导致呼吸性酸中毒。因此，重症肺炎常有不同程度的混合性酸中毒。缺氧和二氧化碳潴留引起肾血管痉挛致水钠潴留，且重症肺炎缺氧时，常有抗利尿激素分泌增加，同时缺氧导致细胞膜通透性改变、钠泵功能失调，使钠离子进入细胞内，引起低钠血症。

（三）临床表现

起病较急，常在上呼吸道感染数日之后出现临床表现。

1. 轻症肺炎　主要为呼吸系统表现，可伴有精神不振、食欲减退、烦躁不安等全身症状。

（1）症状　常见为发热、咳嗽、气促。①发热：体温可达 39～40℃，热型不定，多为不规则发热，亦可为弛张热或稽留热，新生儿、重度营养不良儿童可出现体温不升，甚至低于正常。②咳嗽：较频繁，早期为刺激性干咳，极期咳嗽反而减轻，恢复期咳嗽有痰。③气促：多于发热、咳嗽之后出现呼吸急促（呼吸急促的判断标准：<2 个月婴儿，呼吸频率≥60 次/分；2～12 个月，呼吸频率≥50 次/分；1～5 岁，呼吸频率≥40 次/分）。

（2）体征　①呼吸增快：40～80 次/分，可见鼻翼扇动、三凹征。②发绀：可有口周、鼻唇沟、指（趾）端发绀。③肺部体征：早期不明显或仅出现呼吸音粗糙、减低，极期可闻及固定的中、细湿啰音，以背部两侧下方及脊柱旁较多，深吸气末更明显。病灶融合时叩诊可有肺实变体征。

2. 毛细支气管炎　多见于 2～6 月龄的小婴儿。临床中经常累及肺泡，故国内认为是一种特殊类型的肺炎，称为喘憋性肺炎。主要为呼吸道合胞病毒、副流感病毒、腺病毒等感染。除病毒对气道的直接损伤外，很多研究提示跟免疫学相关。咳嗽与喘憋同时发生为本病特点。高热少见，主要表现为下呼吸道梗阻症状，出现呼气性呼吸困难。体征特点为呼吸浅快，伴有明显的鼻翼扇动和三凹征，重者可出现面色苍白或发绀。肺部叩诊呈鼓音，常伴呼气音延长、呼气性喘鸣。由于肺部过度充气，常有肺气肿。可触及肝脾。部分患儿有脱水和代谢性酸中毒表现。重症可有心力衰竭及呼吸衰竭。

3. 重症肺炎　除有严重呼吸系统表现外，可出现循环、神经和消化等系统功能障碍。

（1）循环系统　可发生心肌炎和心力衰竭。心肌炎表现为面色苍白、心动过速、心音低钝、心律不齐，心电图示 ST 段下移和 T 波低平、倒置等。心力衰竭表现：①安静状态下，心率突然增快达 180 次/分以上，不能用发热或肺炎来解释；②安静状态下，呼吸突然增快达 60 次/分以上，不能用肺炎或并发症来解释；③突然极度烦躁不安、明显发绀、面色苍白或发灰，经吸氧或镇静治疗不能缓解；④心音低钝或出现奔马律，颈静脉怒张；⑤肝脏在短期内迅速增大；⑥尿少或无尿，颜面、眼睑或双下肢水肿。

（2）神经系统　在确诊肺炎后，患儿出现烦躁不安或嗜睡，双眼凝视、昏睡或昏迷、惊厥、前囟隆起、呼吸不规则、瞳孔对光反射迟钝或消失、脑膜刺激征阳性，脑脊液检查除压力增高外其他均正常，可考虑出现中毒性脑病。

（3）消化系统　轻症常有食欲不振、吐泻、腹痛、腹胀等；重症可引起中毒性肠麻痹，表现为频繁呕吐、严重腹胀、腹痛、呼吸困难加重。重症患儿可出现消化道出血，表现为呕吐咖啡样物，排柏油样便或大便隐血试验阳性。

（4）DIC　重症肺炎可发生微循环障碍，表现为血压下降，四肢末端凉，脉速而弱，皮肤、黏膜及胃肠道出血。

(5) 抗利尿激素异常分泌综合征　表现为血钠≤130mmol/L、血渗透压＜275mmol/L、尿钠≥20mmol/L、全身水肿等，与中毒性脑病相似，血钠检查可鉴别，治疗却完全不同。

(四) 并发症

肺炎治疗过程中，若患儿出现中毒症状或呼吸困难突然加重，体温持续不退，或退而复升，均应考虑有并发症的可能。

1. 脓胸　主要表现为高热不退，呼吸困难加重，患侧呼吸运动受限，触觉语颤减弱，叩诊浊音，听诊呼吸音减弱或消失。胸腔积液多时，患侧肋间隙饱满，纵隔和气管向健侧移位。胸腔穿刺有脓液。胸部立位X线检查显示患侧肋膈角变钝。

2. 脓气胸　肺脏边缘的脓肿破裂与肺泡或小气管相通所致。表现为突然出现呼吸困难加剧，剧烈咳嗽，烦躁不安，面色发绀。胸腔积液上方叩诊呈鼓音，听诊呼吸音减弱或消失。若支气管破裂处形成活瓣，气体只进不出则引起张力性气胸，可危及生命，必须积极抢救。脓胸、脓气胸、肺大疱多见于金黄色葡萄球菌肺炎、耐药肺炎链球菌肺炎和某些革兰阴性杆菌肺炎。胸部X线检查可见液气平面。

3. 肺大疱　细支气管形成活瓣性阻塞导致气体入多出少或只进不出，致肺泡扩大、破裂而形成肺大疱，数目不定。体积小者无症状，体积大者可有呼吸困难。胸部X线检查可见薄壁空洞。此外，还可伴有肺不张、支气管扩张等并发症。

(五) 辅助检查

1. 血液检查

(1) 血常规　细菌性肺炎白细胞总数及中性粒细胞多增高，可见核左移、胞质中有中毒颗粒。病毒性肺炎白细胞计数大多正常或稍低，淋巴细胞数增高，偶见异型淋巴细胞。

(2) C－反应蛋白 (CRP)　细菌感染时，血清CRP升高。

(3) 前降钙素原 (PCT)　细菌感染时可升高，抗生素治疗有效时迅速下降。

2. 病原学检查

(1) 细菌培养　采取血液、痰液、气管吸出物、胸腔穿刺液等进行细菌培养和药敏试验，可明确病原菌和指导治疗。

(2) 病毒分离和鉴定　起病7天内取鼻咽或气管分泌物做病毒分离。阳性率高，但费时长，不能用作早期诊断，可做回顾性诊断。

(3) 其他检查　有条件者，可做特异性抗原抗体检测、补体结合试验、基因探针技术等，以达到快速、特异性诊断。

3. 胸部X线检查　早期肺纹理增粗，以后出现大小不等的点状或小片絮状阴影，或融合成片状阴影，以双肺下野、中内带多见。可有肺不张、肺气肿。伴发脓胸、脓气胸或肺大疱则有相应改变。

(六) 诊断与鉴别诊断

有发热、咳嗽、气促、肺部固定的中、细湿啰音和胸部影像学有肺炎的改变等典型表现的儿童，不难做出诊断。确诊后应进一步判断病情轻重、有无并发症，明确诱因，尽可能做病原学检查，以便指导治疗。临床上常需与急性支气管炎、肺结核和支气管异物相鉴别。

(七) 治疗

应采取综合措施，积极控制炎症，改善通气功能，对症治疗，防止并发症。

1. 一般治疗　室内空气流通，温度18～20℃，湿度以55%～65%为宜。注意隔离，以防交叉感染。给予营养丰富饮食，重症不能进食者可静脉补充营养。注意液体平衡，液体量以60～80ml/(kg·d)为宜，速度不宜过快，以免加重心脏负担。经常变换体位，以减少肺部淤血，促进痰液排出和炎症吸收。

2. 病原治疗 按不同病原体选择药物。

（1）抗生素 由于绝大多数重症肺炎是由细菌感染引起的，或在病毒感染的基础上合并细菌感染，故需采用抗生素治疗。

使用原则是：①根据病原菌选用敏感药物；②早期用药；③联合用药；④选用在下呼吸道浓度高的药物；⑤适宜剂量、合适疗程，重症宜静脉联合给药。

根据不同病原菌选择抗菌药物。①肺炎链球菌：首选青霉素，对青霉素过敏者可用大环内酯类抗生素，如红霉素等。②金黄色葡萄球菌：首选苯唑西林或氯唑西林，耐药者选用万古霉素或联用利福平。③流感嗜血杆菌：首选阿莫西林/克拉维酸、氨苄西林/舒巴坦。④大肠埃希菌：首选三代头孢菌素，如头孢他啶等。⑤铜绿假单胞菌：首选替卡西林/克拉维酸。⑥肺炎支原体和衣原体：首选大环内酯类抗生素，如红霉素、阿奇霉素等。

用药时间是：应用持续至体温正常后5～7天，临床症状体征基本消失后3天。支原体肺炎至少用药2～3周，以免复发。葡萄球菌肺炎比较顽固，易于复发及产生并发症，疗程宜长，一般于体温正常后继续用药2～3周，总疗程可达6周以上。

（2）抗病毒药物 应用α－干扰素，雾化吸入治疗比肌内注射疗效好，疗程5～7天。

3. 对症治疗

（1）氧疗 有烦躁、口唇发绀、喘憋等缺氧表现时，需要吸氧。一般采用鼻前庭导管给氧，氧流量为0.5～1L/min，氧浓度不超过40%，氧气应湿化。新生儿或婴幼儿可用面罩、鼻塞给氧，面罩氧流量为2～4L/min，氧浓度为50%～60%。若出现呼吸衰竭则需使用人工呼吸机治疗。

（2）气道管理 及时清除呼吸道分泌物，保持呼吸道通畅；注意湿化气道，痰液黏稠不易咳出者可雾化吸入；酌情选用祛痰剂，必要时负压吸痰；喘憋严重者可选用支气管扩张剂。

（3）腹胀的处理 伴低钾血症者，应补充钾盐。如系中毒性肠麻痹，应禁食、胃肠减压。

（4）其他 高热时用物理降温或药物降温。对烦躁不安或惊厥的患儿可给镇静剂，常用水合氯醛或苯巴比妥钠。

4. 糖皮质激素 应用糖皮质激素可减少炎症渗出，解除支气管痉挛，改善血管通透性和微循环，降低颅内压。

应用指征是：①中毒症状明显；②严重喘憋或呼吸衰竭；③合并脑水肿、中毒性脑病、感染性休克等；④有胸膜炎或胸腔积脓者。常用地塞米松0.1～0.3mg/(kg·d)或氢化可的松5～10mg/(kg·d)静脉滴注，疗程3～5天。

5. 并发症的治疗 并发心力衰竭时，除镇静、给氧、限制液体总量和输液速度外，还需使用洋地黄类药物、利尿剂和血管活性药物。

合并中毒性脑病时，应采用糖皮质激素、减轻脑水肿、改善通气、扩血管、止痉挛、促进脑细胞恢复等治疗。

合并抗利尿激素异常分泌综合征（SIADH）时，应限制出入量，补充高渗盐水。

脓胸、脓气胸者应及时抽液、抽气处理；对年龄小、中毒症状重、反复穿刺抽液不畅或发生张力性气胸者，应行胸腔闭式引流。肺大疱一般可随炎症的控制而消失。

并存佝偻病、贫血、营养不良者，应给予相应治疗。

6. 其他治疗 重症肺炎可静脉注射免疫球蛋白400mg/(kg·d)，3～5天为1个疗程。若恢复期肺部啰音消失缓慢，可用超短波等物理疗法促进炎症的吸收。

（八）预防

注意营养。经常锻炼，增强体质。及时防治佝偻病及营养不良。婴幼儿应尽可能避免接触呼吸道感染的患者，注意防治呼吸道感染及呼吸道传染病，如流感、麻疹和腺病毒感染。有条件者可针对性进行疫苗接种，如接种肺炎链球菌疫苗、流感病毒疫苗等，有效降低儿童肺炎患病率。

二、几种不同病原体所致肺炎的特点

（一）呼吸道合胞病毒肺炎

由呼吸道合胞病毒感染所致。多见于婴幼儿，尤以1岁以内婴儿多见，是最常见的病毒性肺炎。轻症患儿发热、呼吸困难等症状不重；中、重症患儿有较明显的症状，如呼吸困难、喘憋、口唇发绀、鼻翼扇动、三凹征。双肺听诊可闻及哮鸣音、呼气性喘鸣及中、细湿啰音。胸部X线片显示两肺可见小点片状、斑片状阴影，部分患儿有不同程度的肺气肿。外周血白细胞总数多正常或降低。

（二）腺病毒肺炎

为腺病毒所致，3、7两型是引起腺病毒肺炎的主要病原体，11、21型次之。本病多见于6个月至2岁儿童。体温多在39℃以上，呈稽留热或弛张热，可持续2～3周，全身中毒症状明显，精神萎靡，嗜睡，面色苍白。咳嗽剧烈，可出现喘憋、呼吸困难、发绀等。肺部体征出现较晚，发病3～7天后开始出现湿啰音，以后病变融合而呈现肺实变体征。常有腹泻、呕吐、肝脾大、心率增快、心音低钝等表现。少数患儿可并发渗出性胸膜炎。X线特点是：①X线改变早于肺部体征；②多见大小不等的片状阴影或融合成大病灶，可伴肺气肿；③病灶吸收缓慢，需数周至数月。

（三）金黄色葡萄球菌肺炎

多见于新生儿及婴幼儿。由呼吸道入侵或经血行播散入肺，金黄色葡萄球菌能产生多种毒素与酶，使肺组织广泛出血、坏死和多发性小脓肿为其病变特点。炎症易引起迁徙性化脓病灶。临床起病急、病情重、进展快；多呈弛张高热，婴儿可呈稽留热；中毒症状明显，面色苍白、咳嗽、呻吟、呼吸困难；肺部体征出现较早，双肺可闻及中、细湿啰音，并发脓胸、脓气胸时呼吸困难加剧，并出现相应体征。可合并循环系统、神经系统及胃肠功能障碍。部分患儿可出现猩红热样或荨麻疹样皮疹。胸部X线常见小片浸润阴影，可出现多发性肺脓肿、肺大疱、脓胸、脓气胸等，随病情变化呈现不同的胸部X线征象，胸片病灶阴影持续时间一般较长（2个月或更长）。多变性是金黄色葡萄球菌肺炎的另一个X线特征。外周血白细胞总数及中性粒细胞明显增高，常伴有核左移及中毒颗粒。

（四）革兰阴性杆菌肺炎

近年来，由于广泛使用广谱抗生素、免疫抑制剂以及院内感染等因素，革兰阴性杆菌肺炎有上升趋势。主要以流感嗜血杆菌和肺炎克雷伯杆菌为主，伴有免疫缺陷者常发生铜绿假单胞菌肺炎，新生儿易患大肠埃希菌肺炎。此类肺炎病情较重，治疗困难，预后较差。临床起病较缓，病程为亚急性，但全身中毒症状明显，表现为发热、精神萎靡、嗜睡、咳嗽、呼吸困难、面色苍白、口唇发绀甚至休克。肺部听诊有湿啰音。胸部X线改变多种多样，但基本改变为支气管肺炎征象，或呈一叶、多叶节段性或大叶性炎症阴影，可见胸腔积液。

（五）肺炎支原体肺炎

病原体为肺炎支原体（MP）。主要通过呼吸道传染，好发于年长儿，婴幼儿亦不少见。起病缓慢，常有发热，体温可达39℃左右，热程1～3周，可伴有咽痛和肌肉酸痛。突出症状为咳嗽，一般于病后2～3天开始，初为干咳，后转为顽固性剧烈咳嗽，或类似百日咳样咳嗽，常有黏稠痰液，偶带血丝，可持续1～4周。本病的特点是肺部体征多不明显，甚至全无，与剧咳、发热等临床表现不一致。婴幼儿起病急、病程长、病情重，呼吸困难、喘憋及哮鸣音较突出，肺部湿啰音比年长儿多。部分患儿可有心肌炎、脑膜炎等肺外表现。胸部X线改变为本病的重要诊断依据，可以为多种改变：①支气管肺炎；

②间质性肺炎；③肺门阴影增浓；④均匀一致的片状阴影似大叶性肺炎。上述改变可相互转化，有时一处消散，另一处又出现新的病变，即所谓游走性浸润；有时呈薄薄的云雾状浸润影。体征较轻而胸部X线改变明显是本病鲜明特点。

（六）衣原体肺炎

由衣原体感染引起。①沙眼衣原体肺炎：多见于1～3个月婴儿，主要通过母婴垂直传播而感染。起病缓慢，一般不发热，可先有轻度的上呼吸道感染症状，如鼻塞、流涕，而后出现呼吸增快和具有特征性的阵发性不连贯咳嗽，酷似百日咳样阵咳，但无回声。肺部可闻及干、湿啰音。半数患儿伴有结膜炎。胸部X线检查呈弥漫性间质性和过度充气改变，或有片状阴影，肺部体征和X线所见可持续一个多月。②肺炎衣原体肺炎：多见于学龄儿童，大多为轻型。起病隐匿，体温不高，无特异性临床表现，呼吸系统最多见的症状是咳嗽。早期多为上呼吸道感染，1～2周后上呼吸道感染症状逐渐消退而咳嗽逐渐加重，可持续1～2个月或更长，两肺可闻及干、湿啰音或哮鸣音。X线胸片显示单侧肺下叶浸润，少数呈广泛单侧或双侧肺浸润病灶。

第六节 支气管哮喘

PPT

支气管哮喘（bronchial asthma）简称哮喘，是儿童期最常见的气道慢性炎症性疾病。发病率近年呈上升趋势，以1～6岁多见。其实质是慢性炎症致使气道反应性增高，出现广泛多变的可逆性气流受限，引起患儿出现反复发作性喘息、气促、胸闷或咳嗽等症状，常在夜间和清晨发作或加剧，多数患儿经治疗可以缓解或自行缓解。儿童哮喘若不及时诊治，随着病程的延长可引起气道不可逆性狭窄和气道重塑。因此，早期防治非常重要。

一、病因和发病机制

哮喘的病因与发病机制较为复杂，目前认为与免疫、神经、精神、内分泌因素和遗传学背景等密切相关。

1. 免疫因素 Th_2细胞促进B细胞产生大量IgE和包括黏附分子在内的分泌炎症性细胞因子，刺激如上皮细胞、内皮细胞、嗜碱性粒细胞、肥大细胞和嗜酸性粒细胞等产生一系列炎症介质，最终诱发速发型变态反应和慢性气道炎症。慢性气道炎症被认为是哮喘的本质。

2. 遗传学背景 哮喘具有明显的遗传倾向，为多基因遗传性疾病。特应性体质与本病的形成关系很大，患儿及其家庭成员患过敏性疾病者，本病的发病率明显高于正常人群。

3. 神经、精神和内分泌因素 哮喘患儿的β-肾上腺素能受体功能低下和迷走神经张力亢进，或同时伴有肾上腺素能神经反应性增强，从而发生气道高反应性。部分患儿哮喘发作与情绪有关。还有部分患儿在月经期或伴甲状腺功能亢进时症状加重，于青春期哮喘症状消失，这些均提示哮喘的发病与内分泌功能变化有关。

二、危险因素

1. 呼吸道感染 尤其是病毒和支原体感染。

2. 接触过敏原 吸入花粉、尘螨、动物毛屑、蟑螂、真菌、油漆、职业粉尘等；食入鱼、虾、鸡蛋、牛奶、食品添加剂等；服用磺胺类药物、阿司匹林等。

3. 其他 过度运动、冷空气、强烈的情绪变化等。

三、病理与病理生理

哮喘患儿肺组织呈肺气肿，大、小气道内填满黏液栓。黏液栓由黏液、血清蛋白、炎症细胞和细胞碎片组成。

气道受阻是哮喘病理生理改变的核心，支气管痉挛、管壁炎症性肿胀、黏液栓形成和气道重塑均是造成患儿气道受阻的原因。其中黏液栓形成主要发生于迟发型哮喘，重症病例黏液栓广泛阻塞细小支气管，引起严重呼吸困难，甚至发生呼吸衰竭。气道重塑则是由于慢性和反复的炎症损害而致，主要表现为气道壁增厚和基质沉积、胶原沉积，平滑肌增生和肥大，上皮下网状层增厚，微血管生成。

气道高反应是哮喘的基本特征之一，指气道对过敏原、理化因素、运动和药物等多种刺激因素呈现高度敏感状态，在一定程度上反映了气道炎症的严重性。气道炎症通过气道上皮损伤、细胞因子和炎症介质的作用引起气道高反应性。

四、临床表现

典型表现为反复、阵发性出现的咳嗽、胸闷、喘息和呼吸困难，常于夜间和清晨加重。发作前可有流涕、打喷嚏和胸闷。发作时出现呼吸性呼吸困难，呼气相延长伴有喘鸣。严重病例呈端坐呼吸，烦躁不安，大汗淋漓，面色青灰。

体格检查可见胸廓饱满、三凹征，呼气相延长，双肺叩诊过清音，听诊双肺呼吸音减弱，满布哮鸣音，有时可有粗湿啰音，当剧烈咳嗽后或体位变化时湿啰音消失，提示湿啰音的出现是由于气管内分泌物增多所致。严重者气道广泛堵塞，哮鸣音反而消失，称为闭锁肺，提示哮喘症状加重的重要体征。部分患儿体格检查还可发现有过敏性鼻炎和湿疹。

在哮喘发作间歇期，几乎无任何症状和体征。哮喘发作一般可自行缓解或服药后缓解。若哮喘发作，经应用常规药物治疗后仍有严重或进行性呼吸困难者，提示出现哮喘危重状态，患儿除有严重的喘息、呼吸困难、端坐呼吸等表现外，还可有严重发绀、意识障碍及心、肺功能不全征象。

五、辅助检查

1. 血常规检查 常有嗜酸性粒细胞增高。

2. X 线检查 急性期 X 线胸片正常或肺透亮度增高，肺纹理增强，可有肺气肿或肺不张。

3. 肺功能检查 有条件的医院可以做肺功能检查。肺功能检查主要适用于 5 岁以上的患儿，可确定是否有气流受限、判断气流受限程度及对治疗的反应、监测病情变化。对于一秒用力呼气容积（FEV_1）≥正常预计值 70% 的疑似哮喘患儿，应做支气管激发试验，测定气道反应性；对于 FEV_1 < 正常预计值 70% 的疑似哮喘患儿，应做支气管舒张试验，以评估气流受限的可逆性。此外，肺功能检查可查呼气峰流速（PEF），正常 PEF 在 24 小时内是有变化的，正常变异率 < 13%。若日间变异率 > 13%、使用支气管舒张剂后其值增加≥20%，可以诊断为哮喘。

4. 过敏原测试 过敏原皮肤试验是诊断变态反应疾病的首要工具，可测试患儿是否对该过敏原过敏。临床常用方法有皮肤点刺试验法、斑贴试验和皮内试验法。血清特异性 IgE 测定有一定的价值，血清总 IgE 测定只能反映是否存在特应性体质。

六、诊断与鉴别诊断

（一）诊断标准

中华医学会儿科学分会呼吸学组于 2016 年修订了我国《儿童支气管哮喘诊断与防治指南》。

(1) 儿童哮喘诊断标准

1) 反复喘息、咳嗽、气促、胸闷，多与接触变应原、冷空气、物理性刺激、化学性刺激、呼吸道感染、运动以及过度通气（如大笑和哭吵）等有关，常在夜间和（或）凌晨发作或加剧。

2) 发作时在双肺可闻及散在或弥漫性、以呼气相为主的哮鸣音，呼气相延长。

3) 上述症状和体征经抗哮喘治疗有效，或自行缓解。

4) 除外其他疾病所引起的喘息、咳嗽、气促和胸闷。

5) 临床表现不典型者（如无明显喘息或哮鸣音），应至少具备以下 1 项。A. 证实存在可逆性气流受限：①支气管舒张试验阳性：吸入速效 β_2受体激动剂（如沙丁胺醇压力定量气雾剂 200～400μg）15 分钟 FEV_1 增加≥12%；②抗感染治疗后肺通气功能改善；给予吸入型糖皮质激素和（或）抗白三烯药物治疗 4～8 周后，FEV_1 增加≥12%。B. 支气管激发试验阳性。C. PEF 日间变异率（连续监测 2 周）≥13%。

符合第 1)～4) 条或第 4)、5) 条者，可以诊断为哮喘。

(2) 咳嗽变异性哮喘诊断标准

1) 咳嗽持续 >4 周，常在运动、夜间和（或）凌晨发作或加重，以干咳为主，不伴有喘息。

2) 临床上无感染征象，或经较长时间抗生素治疗无效。

3) 抗哮喘药物诊断性治疗有效。

4) 排除其他原因引起的慢性咳嗽。

5) 支气管激发试验阳性和（或）PEF 日间变异率（连续监测 2 周）≥13%。

6) 个人或一、二级亲属特应性疾病史，或变应原检测阳性。

以上 1)～4) 项为诊断基本条件。

（二）临床分期

哮喘分急性发作期、慢性持续期和临床缓解期三期。急性发作期是指突然发生喘息、咳嗽、气促、胸闷等症状，或原有症状急剧加重；慢性持续期是指近 3 个月内不同频度和（或）不同程度地出现过喘息、咳嗽、气促、胸闷等症状；临床缓解期系指经过治疗或未经治疗，症状、体征消失，肺功能恢复到急性发作前水平，并维持 3 个月以上。

（三）鉴别诊断

以喘息为主要症状的哮喘需要与毛细支气管炎、气道异物、先天性气管支气管畸形等相鉴别；咳嗽变异性哮喘应注意与支气管炎、鼻窦炎、胃食管反流和嗜酸性粒细胞支气管炎等疾病相鉴别。

七、治疗

治疗原则为去除病因，控制发作和预防复发，早治疗，坚持长期、持续、规范和个体化治疗。

急性发作期治疗重点为平喘、抗炎，快速缓解症状；慢性持续期应坚持长期抗炎，目的是降低气道反应性，防止气道重塑，同时注意避免触发因素和自我保健。

（一）哮喘急性发作期治疗

1. β_2受体激动剂 为临床应用最广泛、最有效的支气管舒张剂。吸入 β_2受体激动剂是目前治疗哮喘最好的方法，药物吸入后以较高浓度迅速到达病变部位，因而起效快、所用药物剂量较小。吸入型速效 β_2受体激动剂常用沙丁胺醇或特布他林，每次 2.5～5.0mg，疗效可维持 4～6 小时，是缓解哮喘急性发作的首选药物；严重发作时，第 1 小时可每 20 分钟吸入 1 次，以后每 1～4 小时可重复吸入。急性发作病情较轻时也可选择短期口服短效 β_2受体激动剂，如沙丁胺醇片和特布他林片等。

2. 糖皮质激素 病情较重的急性病例应给予口服泼尼松短程治疗（1～7天），1～2mg/(kg·d)，分2～3次。不主张长期使用口服糖皮质激素。严重哮喘发作时应给予甲基泼尼松龙，2～6mg/(kg·d)，分2～3次静脉输注，或氢化可的松每次5～10mg/kg静脉输注，每日2～3次。一般静脉用糖皮质激素1～7天，症状缓解后即停止用药，若需持续使用糖皮质激素者，可改为口服泼尼松。

3. 抗胆碱能药物 吸入型抗胆碱能药物如溴化异丙托品，其舒张支气管的作用比β_2受体激动剂弱，起效也较慢，但耐药性少，不良反应少。

4. 茶碱 茶碱具有舒张支气管平滑肌、强心、利尿、扩张冠状动脉作用，还可兴奋呼吸中枢和呼吸肌，且具有抗炎和免疫调节作用。可作为缓解药物用于哮喘急性发作的治疗，是哮喘综合治疗的措施之一。需注意其不良反应，长时间使用者需要监测茶碱的血药浓度。

（二）哮喘慢性持续期治疗

1. 吸入型糖皮质激素（ICS） 哮喘长期控制的首选药物，也是目前最有效的抗炎药物，优点是通过吸入药物可以直接作用于气道黏膜，局部抗炎作用强，全身不良反应少。通常需要长期、规范吸入1～3年才能起到治疗作用。目前临床上常用的ICS有布地奈德、丙酸氟替卡松和丙酸倍氯米松。每3个月应评估病情，以决定升级治疗、维持目前治疗或降级治疗。

2. 白三烯调节剂 分为白三烯合成酶抑制剂和白三烯受体拮抗剂。该药耐受性好，副作用少，方便服用。白三烯受体拮抗剂包括孟鲁司特和扎鲁司特。

3. 缓释茶碱 缓释茶碱用于长期控制，主要作用是协助吸入性糖皮质激素抗炎，每日分1～2次服用，以维持昼夜稳定的血药浓度。

4. 长效β_2受体激动剂 包括沙美特罗、福莫特罗、班布特罗及丙卡特罗等。

5. 肥大细胞膜稳定剂 常用色甘酸钠，适用于预防运动及其他刺激诱发的哮喘，也可用于预防哮喘发作。

6. 全身性糖皮质激素 仅适用于哮喘慢性持续期控制哮喘发作过程，分级为重度持续患儿，长期使用高剂量ICS加吸入型长效β_2受体激动剂及其他控制药物疗效欠佳者。需短期使用。

7. 联合治疗 对病情严重程度分级为重度持续和单用ICS病情控制不佳的中度持续患儿，提倡长期联合治疗，如ICS联合吸入型长效β_2受体激动剂、ICS联合白三烯调节剂和ICS联合缓释茶碱。

8. 其他治疗 在无法避免接触过敏原或药物治疗无效时，可考虑针对过敏原进行特异性免疫治疗，如用花粉或尘螨提取物做脱敏治疗。可酌情使用免疫调节剂和中药等。

（三）哮喘危重状态的处理

1. 氧气吸入 危重哮喘患儿存在低氧血症，需用密闭面罩或双鼻导管提供湿化氧气，初始吸氧浓度以40%为宜，流量为4～5L/min。根据血气分析，及时调整氧流量。

2. 补液 注意维持水、电解质平衡，纠正酸碱平衡紊乱。

3. 糖皮质激素应用 是儿童危重哮喘治疗的一线药物，尽早全身应用，此时不能以吸入治疗替代，以免延误病情。

4. 支气管扩张剂应用 ①吸入型速效β_2受体激动剂；②抗胆碱能药物；③静脉滴注氨茶碱；④皮下注射肾上腺素。肾上腺素剂量：每次皮下注射1∶1000肾上腺素0.01ml/kg（儿童最大量不超过0.3ml）。

5. 镇静剂应用 可用水合氯醛灌肠，慎用或禁用其他镇静剂。

6. 抗生素治疗 如伴有下呼吸道细菌感染者，可选用病原体敏感的抗生素。

7. 机械辅助通气指征 ①持续严重的呼吸困难；②呼吸音减弱或几乎听不到哮鸣音及呼吸音；③因过度通气和呼吸肌疲劳而使胸廓运动受限；④意识障碍、烦躁或抑制，甚至昏迷；⑤吸氧状态下，发绀进行性加重；⑥$PaCO_2$≥65mmHg。

八、健康教育

应告知家长及患儿避免接触过敏原，积极治疗和清除感染灶，去除各种诱发因素（呼吸道感染和气候变化等）。对哮喘患儿的教育与管理是提高疗效、减少复发、提高患儿生活质量的重要措施。可通过多种形式，对患儿及家长进行哮喘基本防治知识的教育，调动其对哮喘防治的主观能动性，避免各种危险因素，巩固治疗效果，提高生活质量。教会患儿及家长正确应用儿童哮喘控制测试（C－ACT）等儿童哮喘控制问卷，以判定哮喘控制水平。

九、预后

儿童哮喘的预后较成人好。70%～80%的患儿症状缓解后不再反复，但仍可能存在不同程度的气道炎症和高反应性。30%～60%的患儿可完全治愈。病死率为1/10万～4/10万。

答案解析

目标检测

一、单选题

1. 婴幼儿时期最常见的肺炎是
A. 大叶性肺炎　B. 间质性肺炎　C. 支气管肺炎
D. 支原体肺炎　E. 衣原体肺炎

2. 引起疱疹性咽峡炎的病毒是
A. 柯萨奇A组病毒　B. 麻疹病毒　C. 轮状病毒
D. 呼吸道合胞病毒　E. 鼻病毒

3. 肺炎与支气管炎的鉴别要点为
A. 高热　B. 咳嗽、咳痰　C. 两肺哮鸣音或干啰音
D. 呼吸急促　E. 血白细胞及分类

4. 患儿，3岁。发热、咳嗽1周，加重伴气促2天。查体：精神不振，面色苍白，呼吸困难，皮肤可见荨麻疹样皮疹，双肺可闻及细湿啰音。X线检查显示：双肺多发性小脓肿。临床诊断最大可能是
A. 革兰阴性杆菌肺炎　B. 肺炎支原体肺炎　C. 腺病毒肺炎
D. 呼吸道合胞病毒肺炎　E. 金黄色葡萄球菌肺炎

5. 患儿，8个月。因发热、咳嗽伴气促3天，入院第2天，突然烦躁不安，面色苍白，呼吸60次/分，心率180次/分，心音低钝，双肺闻及密集的小水泡音，肝肋下3cm。心电图：T波低平。该患儿可能的诊断是
A. 肺炎合并肺不张　B. 肺炎合并肺大疱　C. 肺炎合并心力衰竭
D. 肺炎合并脓胸　E. 肺炎合并气胸

6. 患儿，6个月。2天前出现发热、咳嗽伴喘息来诊，查体：急性病容，烦躁不安，喘憋，三凹征（+），呼吸68次/分，心率160次/分，两肺可闻及哮鸣音，少量细湿啰音，腹软，肝肋下2cm，该患儿最可能的诊断是
A. 支气管炎　B. 哮喘性支气管炎　C. 毛细支气管炎

D. 婴幼儿哮喘　　E. 支原体肺炎

7. 患儿，5 岁。发热、咳嗽伴气促 2 天，诊断为细菌感染性肺炎。用抗生素治疗的疗程应持续至体温正常后几天

A. 2～4 天　　B. 5～7 天　　C. 8～10 天

D. 10～14 天　　E. 14～21 天

8. 患儿，5 岁。间断咳嗽伴喘息 4 个月余，期间服用多种抗生素治疗效果不佳，改用特布他林雾化吸入后有所缓解，凌晨及活动后加剧。查体：无发热。两肺呼吸音粗，首先考虑的诊断是

A. 儿童哮喘　　B. 咳嗽变异性哮喘　　C. 毛细支气管炎

D. 支气管淋巴结核　　E. 支气管异物

二、思考题

1. 儿童为什么容易患呼吸系统疾病？
2. 不同病原体所致肺炎的特点都有什么？

（王　吉）

书网融合……

本章小结

微课

题库

第八章 心血管系统疾病

学习目标

1. 通过本章学习，重点掌握室间隔缺损、房间隔缺损、动脉导管未闭、法洛四联症的临床表现、诊断及治疗原则。

2. 学会对先天性心脏病患儿进行病史采集、体格检查，并初步做出诊疗方案，制定先天性心脏病患儿的管理措施；能够开展先天性心脏病的预防工作；具有与患儿及其家长进行有效沟通的能力。

情境导入

情境描述 患儿，男，6月龄。因发热、咳嗽4天，加重1天入院。既往有2次“肺炎”病史。患儿系足月顺产，出生体重2.8kg，现不会坐，吃奶少，呼吸促，多汗。

查体：T 36℃，P 160次/分，R 62次/分，BP 80/50mmHg。体重5Kg，身长60cm，头围40cm。发育落后，营养差，急性病容。哭声弱，皮肤弹性较差。前囟1cm×1cm，平坦，张力不高。眼距宽，耳位偏低。咽部充血，呼吸急促，口周发绀，鼻翼扇动，三凹征（+），双肺可闻及密集中小水泡音。心前区隆起，心尖搏动弥散，胸骨左缘3～4肋间可触及震颤，心左界位于第4肋间左锁骨中线外2cm，心率160次/分，律齐，心音低钝，胸骨左缘3～4肋间可闻及Ⅲ级收缩期杂音，传导广泛，肺动脉听诊区第二心音增强。腹部平软，肝脏肋下3cm，质地软，边缘锐利，脾未触及。通贯掌，四肢肌张力低下，颈无抵抗，双膝腱反射对称，巴氏征（－）。

讨论 1. 该患儿的初步诊断是什么？诊断依据有哪些？

2. 为明确诊断进一步的检查有哪些？

3. 应采取哪些治疗措施？

第一节 儿童心血管系统解剖生理特点

PPT

一、心脏的胚胎发育

心脏发育的原始是在胚胎的头端，胚胎早期22天左右由胚盘的中胚层细胞发育形成原始心管，心管的头端和尾端分别与动脉和静脉相连。随着心管发育，逐渐形成动脉干、心球、心室、心房，心房的末端形成一个膨大，为静脉窦等结构。由于心球和心室的生长速度快，心管逐渐发生扭转，由于食管和心球的压迫，心房逐渐扩大形成房室管，心球的尾段逐渐融入心室，形成原始右心室，原来的心室形成左心室，两室之间由室间沟分隔。胚胎第5周时，心脏外形基本形成，房室管的心内膜组织增生，形成心内膜垫，将房室管分隔成左右房室孔，心内膜垫形成二尖瓣和三尖瓣。

心房的分隔起始于胚胎的第3周末，在心房腔的前背部长出一镰状隔，为第一房间隔（原发房间隔），其下缘向心内膜垫生长，未闭合时所留孔道称第一房间孔（原发孔），后第一房间隔上部发生筛孔样吸收，筛孔逐渐融合形成第二房间孔（继发孔）。胚胎第5～6周时，第一房间隔右侧又长出一镰状隔，即第二房间隔（继发房间隔），其在向心内膜垫延伸过程中，其游离缘形成一孔道，即卵圆孔，此孔与第一房间隔的继发孔上下相对。随着心脏进一步生长，第一、二房间隔逐步融合，第二房间孔被第二房间隔完全掩盖，第一房间隔紧贴着形成此孔的幕帘，血流由右房流向左房，反向时幕帘遮盖卵圆孔而阻止血液自左房流向右房。若心内膜垫不能与第一房间隔闭合，第一房间孔仍然保持开放，就形成房间隔第一孔缺损（原发孔缺损）；若第一房间隔上部筛孔样吸收过多或第二房间隔发育不良，房间隔第二孔没有关闭，则形成房间隔第二孔缺损（继发孔缺损），第二种临床多见（图8－1）。

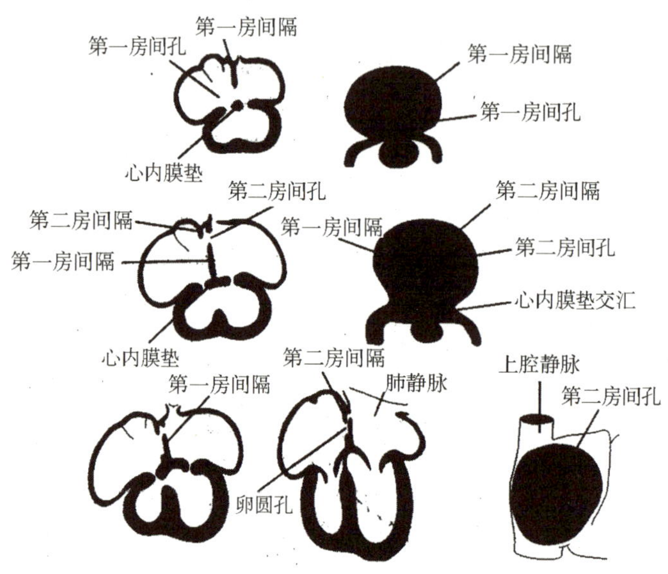

图8－1　人类胚胎30天左右心房间隔的发育过程

心室底壁肌层形成室间隔肌部，向心内膜垫方向生长，与心内膜垫融合之前，其上缘形成一个室间孔，心球内部形成的球嵴将孔的大部分闭合，心内膜垫向下生长，与室间隔肌部融合，形成室间隔膜部，将室间隔的其余部分闭合，最终左右心室分隔。若胚胎期室间隔肌部或膜部发育不良，则形成室间隔肌部缺损或膜部缺损。后者缺损临床最常见（图8－2）。

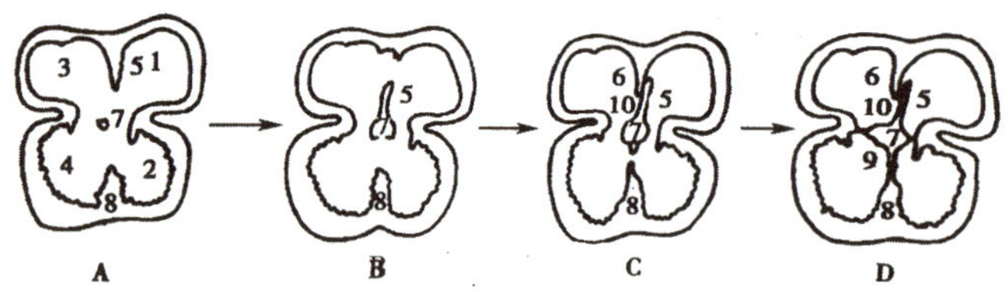

图8－2　人类室间隔的发育

原始的心脏出口是一根动脉总干，在总干的内层、对侧各长出一纵嵴，两者在中央轴相连，将总干分为主动脉与肺动脉。由于该纵隔自总干分支处成螺旋形向心室生长，使肺动脉向前、向右旋转与右心室连接，主动脉向左、向后旋转与左心室连接。如该纵隔发育障碍，分隔发生偏差或扭转不全，则可造成主动脉骑跨或大动脉错位等畸形。

心脏的发育在胚胎第2～8周形成，约于第4周起有血液循环，第8周房室间隔已形成，成为四腔心脏。先天性心脏畸形的形成主要就是在这一时期。

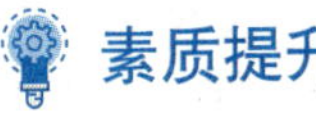

我国先天性心脏病诊治的回顾与进展

先心病是儿童最常见的心脏病。我国先心病发病率较高，其中约80%需要手术治疗，先心病也是5岁以下儿童死亡的主要原因之一。

经过多年努力，我国先心病诊治水平有了巨大的进步，先心病领域的专家前辈们打破重重困难，在技术研究和自主创新领域填补了我国先心病治疗的多项空白，奠定了我国先心病外科治疗发展的基础。1944年吴英恺教授行第一例动脉导管结扎手术，开创了中国先心病外科新篇章。1958年苏鸿熙教授完成首例体外循环下室间隔缺损修补术，填补了我国体外循环下先心病心内畸形矫治的空白，我国先心病的诊治水平由此也向世界领先水平迈进了一步。

中青年专家们传承老一辈的医者精神，进一步提高诊疗质量，在先心病的手术难度、治疗时间和技术改进领域寻求突破和创新，推动了我国先心病事业的发展。以法洛四联症治疗发展为例，1984年汪曾炜等将法洛四联症根治手术死亡率降至3.69%。1996年刘迎龙等扩大了手术适应证，进一步使死亡率降至1.1%。

在一代又一代医疗人的艰苦努力下，我国的先心病诊治事业从无到有、从简单到复杂，在曲折中前行，正向着健康中国的宏伟目标大步迈进。

二、胎儿新生儿循环转换

（一）正常胎儿循环

胎儿时期的营养和气体代谢是通过脐血管和胎盘与母体之间以弥散方式进行交换的。由胎盘来的动脉血经脐静脉进入胎儿体内至肝脏下缘，约50%血流入肝与门静脉血流汇合，另一部分经静脉导管入下腔静脉，与来自下半身的静脉血混合，共同流入右心房。由于下腔静脉瓣的阻隔，使来自下腔静脉的混合血（以动脉血为主）入右心房后，约1/3经卵圆孔入左心房，再经左心室流入升主动脉，主要供应心脏、脑及上肢；其余的流入右心室。从上腔静脉回流的、来自上半身的静脉血，入右心房后绝大部分流入右心室，与来自下腔静脉的血一起进入肺动脉。由于胎儿肺处于压缩状态，故肺动脉的血只有少量流入肺，经肺静脉回流到左心房，约80%的血液经动脉导管与来自升主动脉的血汇合后，进入降主动脉（以静脉血为主），供应腹腔器官及下肢，同时经过脐动脉回流至胎盘，换取营养及氧气。故胎儿期供应脑、心、肝及上肢的血氧含量远较下半身高（图8－3）。胎儿时期肝脏的血氧含量最高（SaO_2 85%，PaO_2 4kPa），下肢的血氧含量最低（SaO_2 60%，PaO_2 2.7kPa）。

（二）生后血循环的改变

出生后数分钟，由于脐带血管结扎，流入右心房的血量减少，右心房压力降低，同时自主呼吸建立，肺泡扩张，肺循环压力下降，肺循环血量增加，由肺静脉回流至左心房的血量增加，左心房压力增高，当左心房压力高于右心房时，卵圆孔形成功能上关闭。生后5～7个月，由于周围组织增生，形成卵圆孔窝，即为解剖关闭。足月儿约80%在生后10～15小时动脉导管功能性关闭，约80%婴儿于生后3个月、95%婴儿于生后一年内形成动脉导管解剖上关闭，形成动脉韧带。动脉导管关闭的机制与以下原因有关：一是肺动脉压力下降，主动脉压力增加，使得动脉导管内的血流逐渐减少，直至中断；二是动脉导管内血液的氧含量生后增高，刺激导管壁平滑肌收缩导致关闭；此外，前列腺素E的作用可保持导管开放，脐带结扎后，由于胎盘分泌的前列腺E在新生儿的血含量水平下降，促进导管关闭。脐血管在血流停止 6～8 周完全闭锁，形成韧带。

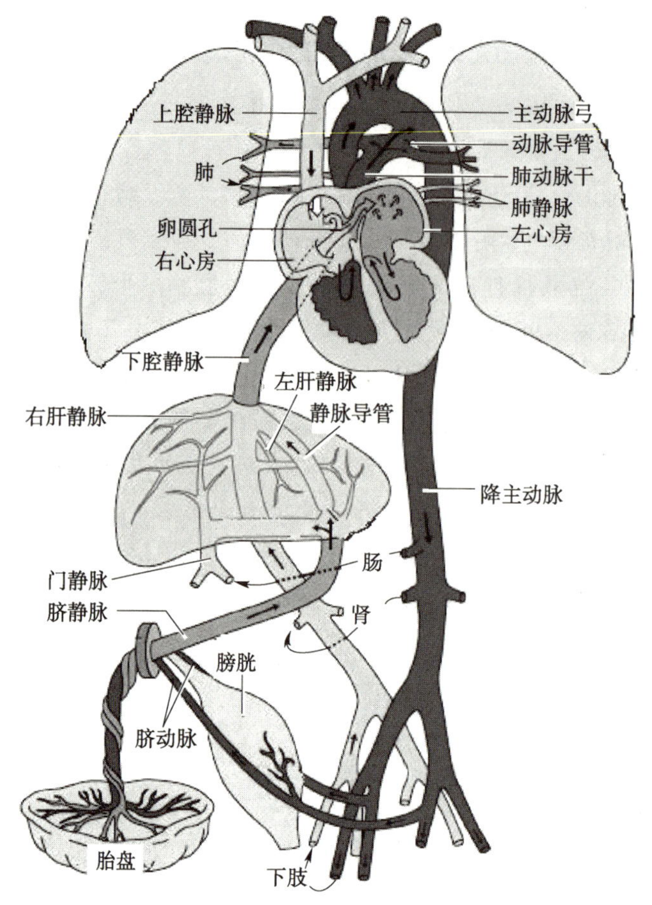

图 8－3　正常胎儿血液循环特点

三、心脏的大小和位置

儿童心脏的体积和重量相对比成人大。新生儿心脏的重量为 20～25g，占体重的 0.8%，而成人只占体重的 0.5%。四个心腔的容积出生时 20～22ml，1 岁时达 2 倍，7 岁左右增至 5 倍，100～120ml，18～20 岁时达到 240～250ml。儿童心脏的位置随年龄而改变，2 岁以内多呈横位，2 岁以后心脏逐渐转为斜位。心尖搏动部位随年龄和心脏位置而变化，2 岁以内心尖搏动位于左侧第 4 肋间锁骨中线外 1cm，5～6 岁时心尖搏动在左侧第 5 肋间锁骨中线上，7 岁以后逐渐移至左侧第 5 肋间锁骨中线内 0.5～1cm。

四、心率

儿童处于生长发育阶段，新陈代谢旺盛，机体需要更多的血液提供营养。由于儿童心腔小，搏出量少，只有提高心率，才能够满足机体需要。此外，新生儿和婴幼儿交感神经占优势，也是此阶段心率快的原因。年龄越小，心率越快，随年龄增长逐渐接近成人（表 8－1）。

儿童心率受诸多因素影响，如发热，体温每增高 1℃，心率增快 10～15 次/分；小儿哭闹、激烈运动、情绪紧张或服用影响自主神经的药物，都可使心率增快。安静睡眠时心率减少 10～15 次/分。儿童体检时应避开影响因素，在儿童安静时测量心率。

表 8-1　各年龄组心率的正常值

年龄	心率（次/分）	年龄	心率（次/分）
新生儿	120～140	4～7 岁	80～100
1 岁以内	110～130	8～14 岁	70～90
2～3 岁	100～120		

五、血压

动脉血压的高低取决于心搏出量和外周血管阻力。儿童动脉内径相对成人宽，外周阻力小，心搏出量也相对小，故动脉血压相对成人低，随年龄增长而逐渐升高。儿童测量血压时用的袖带宽度应为上臂长度的 1/2～2/3，过长或过短都会影响测量结果。新生儿收缩压平均为 8.6kPa（65mmHg）。2 岁及 2 岁以上儿童血压的正常值可用公式推算：收缩压（mmHg）= 80 +（年龄 ×2），此数值的 1/2～2/3 为舒张压（mmHg 与 kPa 的换算：mmHg 测定值 ÷7.5 = kPa 测定值）。收缩压高于此标准 20mmHg 为高血压，低于此标准 20mmHg 为低血压。正常情况下，下肢血压比上肢血压高 20mmHg。

第二节　先天性心脏病概述

PPT

先天性心脏病（简称先心病）是胎儿期心脏及大血管发育异常而致的先天畸形，是儿童最常见的心脏病。国内调查发现我国围生儿先心病发病率为 2.9‰，我国每年有 10 万～15 万患有先心病的新生儿出生。先心病如未及时治疗，约 1/3 在生后 1 年内因病情严重和复杂畸形而夭折。近年来，随着诊疗技术的普及和提高，多数患儿可早期诊断，若及时干预治疗，多数常见先心病可以得到彻底根治，某些复杂心脏畸形亦能在新生儿期甚至胎儿期采取手术，先天性心脏病的预后大为改观。

一、病因

先心病的发生与遗传和环境因素及其相互作用有关。

染色体异常或多基因突变的患儿多伴有先天性心脏病，如唐氏综合征和 18 - 三体综合征的患儿，50%～80% 同时患有先天性心脏病；环境因素包括宫内感染，特别是母亲孕早期遭受病毒感染，如风疹病毒、疱疹病毒和柯萨奇病毒感染等，孕母缺乏叶酸、接触放射线、服用某些药物（抗癌药、抗癫痫药等）、患代谢性疾病（高钙血症、糖尿病、苯丙酮尿症等）、宫内缺氧等，均可能与发病有关。

大多数先心病的病因尚不明确，目前认为先心病的发生可能是胎儿周围环境因素与遗传因素相互作用的结果。因此，加强孕妇的保健，特别是在妊娠早期适量补充叶酸，积极预防感染，避免与发病相关的因素，对预防先心病具有积极的意义。

二、分类

先心病有多种分类方法。临床上根据左、右两侧及大血管之间有无血液分流，将先心病分为三大类。

1. 左向右分流型（潜伏青紫型）　是先心病中最常见的一型。左心和右心或肺动脉和主动脉之间有异常通道，正常情况下由于体循环压力高于肺循环，故血液从左向右分流而不出现青紫。当剧哭、屏气或任何病理情况下使肺动脉或右心压力增高并超过左心压力时，则使血液自右向左分流而出现暂时性青紫。最常见的为室间隔缺损、房间隔缺损和动脉导管未闭。

2. 右向左分流型（青紫型）　某些原因（如右心室流出道狭窄）导致右心压力增高并超过左心，使血流持续从右向左分流；或因大动脉起源异常，如肺动脉起源于左心室，使大量低血氧含量的血液流入体循环，出现持续性青紫。前者多见于法洛四联症，后者多见于大动脉转位。

3. 无分流型（无青紫型） 左、右心之间无异常通道或分流，患儿也无青紫表现，如肺动脉狭窄和主动脉缩窄等。

三、诊断

先心病的诊断需详细询问病史和体格检查，同时结合临床获得的辅助检查结果进行综合分析，最终做出诊断。

1. 病史询问 包括母孕史，尤其询问孕期最初3个月有无病毒感染、接触放射线和服用影响胎儿发育的药物，家族中有无同类疾病。患儿有无哭闹伴呼吸急促或口周发绀，是否易呛奶、吸奶有间歇、易出汗、声音嘶哑、喂养困难、体重不增及反复肺炎的病史。对于明显发绀的患儿应注意询问是否有蹲踞现象。

2. 查体 评价生长发育，根据患儿的身高和体重判断患儿的生长发育是否落后于同龄儿童。注意有无特殊面容（如唐氏综合征）以及是否合并其他畸形，检查口唇、鼻尖、指（趾）末端及全身有无发绀，青紫6个月至1年后，是否出现杵状指（趾）。心脏查体包括心脏的视诊、触诊、叩诊、听诊以及有无周围血管征。

3. 辅助检查

（1）X线检查　先天性心脏病诊断的常用检查，包括胸部透视和摄片。透视可动态观察心脏和大血管的搏动、形态、位置以及肺血管的分布、粗细，但对细微病变不能观察。摄片可弥补这一缺点，常规拍摄正、侧位片，必要时辅以心脏斜位片。分析X线片时，应注意以下几点：①吸气相拍摄，显示肺纹理清晰，对比良好，心影轮廓清晰，心影后的胸椎及椎间隙可见；②心胸比值年长儿应小于50%，婴幼儿小于55%，呼气相及卧位时心胸比值增大；③注意肝、胃泡及横膈的位置，必要时可摄增高电压（100～140kV）的胸片，观察支气管的形态；④肺血管阴影，是充血还是缺血，有无侧支血管形成；⑤心脏的形态、位置及各房室有无增大，血管有无异位，主动脉段是凸出还是凹陷，主动脉结是增大还是缩小。

（2）心电图　心电图对许多心脏病的诊断有一定的帮助，尤其对心律失常的诊断起到决定性作用，对心室肥厚、心房扩大、心脏位置及心肌病变的诊断也有重要参考价值。24小时动态心电图及各种负荷心电图能提供更多的信息。在分析小儿心电图时应注意年龄的影响。①年龄越小，心率越快，各间期及各波时限较短，有些指标的正常值与成人有差别；②右胸前导联的T波在不同年龄有改变，如生后第1天，V_1导联T波直立，4～5天后T波转为倒置或双相；③QRS综合波以右心室占优势，尤其在新生儿及婴幼儿，随着年龄增长逐渐转为左心室占优势。

（3）超声心动图　超声心动图是一种无创检查技术，不仅可以提供详细的心脏解剖结构信息，还能提供血流动力学及心脏功能信息，可对先天性心脏病做出较为准确的诊断，在很大程度上取代了创伤性心导管检查及造影术。经胸部检查的方法最为常用，近年来经食管超声心动图也得到广泛应用，大多用于心脏直视手术和介入性导管术中，进行监护及评估手术效果。

（4）心导管检查　是先心病进一步明确诊治的一项重要检查，根据检查目的不同，分为右心导管和左心导管检查两种。右心导管检查通过测定上下腔静脉、右心房、右心室至肺动脉的血氧饱和度和压力变化，可明确心腔及大血管之间有无分流及分流的部位；左心导管检查时，导管经股动脉、降主动脉逆行至左心室。通过测定连续压力的变化，可评价瓣膜或血管狭窄的部位、类型和程度。

（5）心血管造影　心血管造影是复杂性先天性心脏病及血管畸形的主要检查手段。心导管检查时，根据诊断需要将导管送到选择的心腔或大血管，并根据观察不同部位病损的要求，采用轴向造影，同时进行快速摄片或摄影，以明确心血管的解剖畸形。

（6）计算机断层扫描（CT） 多层螺旋CT有利于观察心内结构及大血管的关系，能清晰显示心内及心外复杂畸形，有利于对先天性心脏病、各种心肌病、心包疾病、心内血栓及肿瘤等做出全面、准确的诊断。此技术对心外畸形、心外肿瘤的诊断优于普通X线和超声心动图。

（7）磁共振成像（MRI） 磁共振成像具有多剖面成像能力，能显示心脏、冠状动脉以及胸腔内血管的解剖学特征，对复杂先天性心脏病的诊断可提供更多信息，且无电离辐射损伤，常用于诊断复杂先天性心脏病、主动脉等大血管异常。

（8）放射性核素检查 放射性核素显像对心肌缺血的程度和范围的评价有重要价值。核素心血管造影技术可以对左右心室功能进行定量分析，包括室壁运动情况、心室腔大小、射血分数（EF）等心脏功能参数及心内的分流量。

第三节 先天性心脏病

PPT

先天性心脏病，简称先心病，是胎儿期心脏及大血管异常而致的先天畸形，是小儿最常见的心脏病。以下主要介绍室间隔缺损、房间隔缺损、动脉导管未闭、法洛四联症。

一、室间隔缺损 微课

室间隔缺损（VSD）是最常见的先天性心脏病，约占先心病总数的50%，大多单独存在，也可与心脏的其他畸形并存。

（一）病理分型

根据缺损部位不同分为膜周部缺损、肌部缺损，以膜周部缺损最常见。根据室间隔缺损的大小可分为大型缺损、中型缺损和小型缺损。缺损直径>10mm为大型室间隔缺损，由于缺损大，左、右心室压力差变小，分流的血液在两心室间自由交通，也称非限制性室缺；缺损直径5~10mm，为中型空间隔缺损；缺损直径<5mm，为小型室缺，左向右分流量少，血流动力学变化少，可无症状，也称Roger病。

（二）病理生理

室间隔缺损时，由于左心室收缩压高于右心室，血液从左室流入右室，导致肺循环血流量增加，当超过肺血管床的容量限度时，出现容量性肺动脉高压，肺小动脉痉挛，产生动力型肺动脉高压，日久肺小动脉发生硬化，形成梗阻型肺动脉高压。肺循环血流量增多，回流至左心的血量增加，导致左室、左房增大（图8-4）。在大、中型室间隔缺损，大量的分流导致右心室和肺动脉压力显著增高，当超过左室收缩时的压力，即逆转为双向分流甚至反向分流，临床上出现发绀，称为艾森曼格综合征 。

（三）临床表现

1. 症状 取决于缺损大小和心室间压力差大小。小型缺损可无症状，缺损越大，症状出现越早。患儿多有生长迟缓、体重不增、消瘦、喂养困难、活动后气短、多汗，易反复呼吸道感染，易致充血性心力衰竭。肺动脉压力增高时，可致肺动脉扩张，压迫喉返神经，可引起声音嘶哑。

2. 体征 心前区饱满、隆起，心尖搏动弥散，心界扩大，胸骨左缘第3~4肋间可闻及收缩期杂音，分流量大者可闻及Ⅲ~Ⅳ级粗糙的全收缩期杂音，伴有收缩期震颤；心尖区可闻及舒张中期杂音，为二尖瓣相对狭窄所致。大型缺损伴有明显肺动脉高压时，右室压力显著升高，逆转为右向左分流，出现青紫，并逐渐加重，此时心脏杂音较轻甚至消失，而肺动脉第二听诊音显著亢进。继发漏斗部肥厚时，则肺动脉第二听诊音降低。

室间隔缺损由于左、右心室压力差明显，血液分流量大，肺循环血量明显增多，易并发肺炎、充血性心力衰竭及感染性心内膜炎。

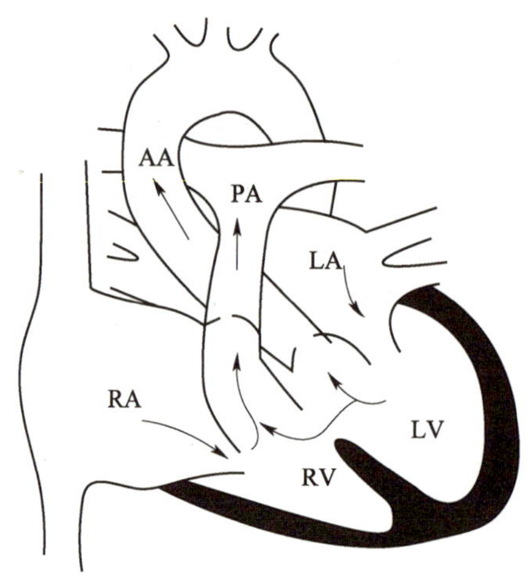

图 8-4 室间隔缺损示意图

（四）辅助检查

1. X 线检查 小型室间隔缺损 X 线检查无明显改变。大、中型缺损心影增大，以左室增大为主，肺动脉高压时右心室也增大，主动脉弓影较小，肺动脉段突出，肺野充血。当肺动脉高压转为双向或右向左分流时，肺动脉主支增粗，而肺外周血管影很少，心影可基本正常或轻度增大。

2. 心电图 小型室间隔缺损心电图可基本正常或表现为左室轻度肥大；大、中型室间隔缺损以左室肥厚为主，肺动脉高压可致双心室肥厚。出现心力衰竭时，多伴有心肌损害。

3. 超声心动图 M 型超声心动图可显示左心室及左心房内径增大，肺动脉增宽；二维超声可以解剖定位室间隔回声中断的数目、部位及测量缺损直径大小；多普勒超声可测量分流血流的速度，估测左、右室间的压力阶差，进而估算肺动脉压力；彩色多普勒超声可显示分流束起源的方向和位置。

4. 心导管检查和心血管造影 小型缺损，右室和肺动脉压力增高不明显；大、中型缺损，右室和肺动脉压力均增高。右室血氧含量高于右房，提示心室水平存在左向右分流。通过测量各腔室的压力和血氧含量，可评估左右分流量及肺血管阻力等，进一步明确诊断。

5. CT 和磁共振 室间隔缺损合并其他心脏畸形时，经超声心动图如不能明确诊断，可进一步做 CT 和 MRI 检查。CT 和 MRI 检查可明确室间隔连续中断的部位、合并的畸形、周边的解剖学变化及与室间隔缺损的关系。

（五）治疗原则

室间隔缺损可并发呼吸道感染、感染性心内膜炎及充血性心力衰竭等，需及时治疗。部分小型膜周部和肌部缺损在 5 岁内有自然闭合可能，多发生于 1 岁内，出现并发症时可予以相应内科处理。手术指征是：大中型缺损；有难以控制的充血性心力衰竭；肺动脉压力持续升高超过体循环压力的 1/2 或肺循环、体循环血流量之比大于 2∶1；年长儿合并主动脉瓣脱垂或返流等。

二、房间隔缺损

房间隔缺损（ASD）是房间隔在胚胎发育过程中发育不良所致，约占先天性心脏病总数的 10%。男女比例为 1∶2。ASD 还可合并其他心脏畸形，如室间隔缺损、肺动脉狭窄、动脉导管未闭等。

（一）病理分型

根据病变部位不同，房间隔缺损分3种类型。

1. 继发孔型缺损 最为常见，约占75%。缺损位于心内膜垫与房间隔交界处。如合并三尖瓣或二尖瓣裂缺，此时称为部分型房室间隔缺损。

2. 原发孔型缺损 也称Ⅰ孔型房间隔缺损，约占15%，缺损位于房间隔与心内膜垫交界处。由于位置靠近房室瓣，常合并二尖瓣或三尖瓣畸形，形成二尖瓣或三尖瓣关闭不全。

3. 静脉窦型缺损 约占5%，分为上腔型和下腔型。上腔静脉窦型缺损位于上腔静脉入口处，下腔静脉型缺损位于下腔静脉入口处。

（二）病理生理

出生后左房压力高于右房，故房间隔缺损的血液分流方向为左向右分流，右心除接受上下腔静脉回流的血液外，还接受左房分流的血液，故右心的容量负荷增加，舒张期负荷加重，导致右心房、右心室增大（图8-5）。缺损大者分流量亦大，右心和肺动脉血容量持续增加，导致肺动脉压力增高。早期肺动脉痉挛、收缩，形成动力型肺动脉高压，晚期肺小动脉内膜和肌层增厚，形成梗阻型肺动脉高压，左向右分流减少，当右心压力高于左心，出现右向左返流，逐渐发展为艾森曼格综合征，临床出现发绀。由于左向右分流，导致体循环血流量不足，患儿生长发育落后于同龄儿。

（三）临床表现

1. 症状 出现早晚和轻重因缺损大小而不同。缺损小的可无症状，仅在体检时发现胸骨左缘2~3肋间有收缩期杂音。缺损较大时分流量也大，导致体循环血流量不足，表现为体形瘦长、面色苍白、多汗、乏力，活动后气促及生长发育迟缓。其次，肺循环血流增多可致反复呼吸道感染，严重者早期即可出现心力衰竭。

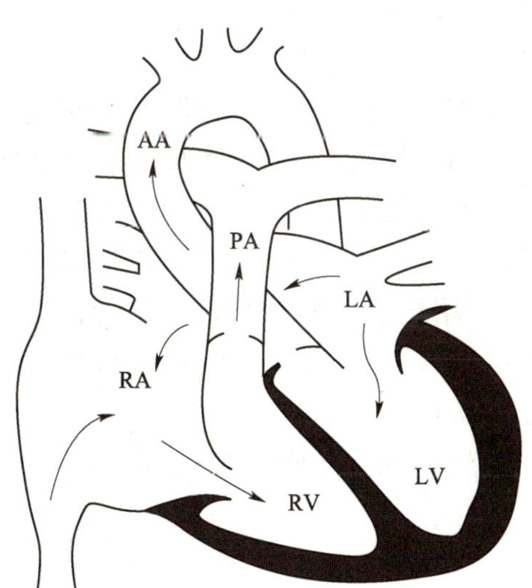

图8-5 房间隔缺损示意图

2. 体征 多数患儿在婴幼儿期无明显体征，随心脏增大，触诊心前区有抬举冲动感，一般无震颤，少数大缺损分流量大者可出现震颤。由于肺动脉瓣相对狭窄，在胸骨左缘第2~3肋间可闻及Ⅱ~Ⅲ级收缩期喷射性杂音，较柔和，不传导。右心室血容量增加，收缩期射血时间延长，肺动脉瓣关闭迟于主动脉瓣，可致肺动瓣第二心音固定性分裂。肺动脉压力增高，致肺动脉第二心音亢进。当肺循环血流量超过体循环达1倍以上时，由于三尖瓣相对狭窄，在胸骨左缘第4~5肋间可闻及舒张早中期隆隆样杂音。

（四）辅助检查

1. X 线检查 心脏大小、形态的改变取决于缺损的大小及分流量的多少，小型房缺分流量少，心脏外形无明显变化。大型房缺分流量大，心影增大，以右心房及右心室为主，右心缘膨隆，心影向两侧膨出，心胸比值 >0.5，主动脉结影缩小，肺动脉段突出，肺血管影增粗，透视下可出现“肺门舞蹈”征。当出现艾森曼格综合征时，外周肺野血管影稀少。

2. 心电图 电轴右偏。右心房、右心室肥大。多数病例可有完全性或不完全性右束支传导阻滞表现，V_1 及 V_{3R} 导联 QRS 波群呈 rsR′或 rSr′的图形，P－R 间期可延长，出现 I 度房室传导阻滞。原发孔型病例常见电轴左偏及左心室肥大。

3. 超声心动图 M 型超声心动图可显示右心房、右心室增大及室间隔的矛盾运动。二维超声心动图可显示房间隔缺损的位置及大小，彩色多普勒超声显示由左心房入右心房的穿隔血流束，即可判断分流的方向，可提高诊断的可靠性。利用多普勒超声技术可以通过测量分流血流量的大小及速度，估测肺动脉压力和右心室收缩压。三维超声心动图能以三维视角观察房间隔缺损的整体形态，观察缺损与周围结构的空间关系及随心动周期的动态变化，帮助提高诊断的准确率。

4. 心导管检查 如超声心动图已经确诊房间隔缺损，一般不需做心导管检查，如合并肺动脉高压、肺动脉狭窄或肺静脉异位引流时可行右心导管检查。导管可通过缺损由右心房进入左心房。右心房的血氧含量高于上、下腔静脉，肺动脉和右心室压力正常或轻度增高。通过导管测量的数据，可计算出肺动脉阻力和分流量大小。合并肺静脉异位引流者，需探查异位引流的肺静脉。诊断不清者，可结合心血管造影，将造影剂注入右上肺静脉，可见造影剂通过房间隔缺损迅速由左心房进入右心房。

5. CT 和磁共振 房间隔缺损合并其他心脏畸形时，经超声心动图不能明确诊断，可进一步做 CT 和 MRI 检查。CT 和 MRI 检查可明确房间隔连续性是否中断，能清晰地显示右心房增大、右心室增大、肺动脉扩张等房间隔缺损的间接征象。

（五）治疗原则

1. 一般治疗 动态观察房间隔缺损的变化，小型继发孔房间隔缺损有 15% 自然闭合的可能，多数发生在 4 岁以前，特别是 1 岁以内。分流量大者易发生肺部感染，需注意预防。并发感染性心内膜炎者较少，但拔牙或扁桃体摘除术前及术后要给予抗生素，预防心内膜炎发生。缺损大、分流量大的患儿，当出现心率增快、肝脏增大、发生心力衰竭时，应给予洋地黄药物治疗，必要时实施手术。

2. 介入治疗 房间隔缺损介入封堵技术成熟，损伤小，在排除合并其他畸形，严格掌握指征的情况下，推荐介入封堵术治疗：年龄大于 2 岁，缺损边缘距右上肺静脉、腔静脉、冠状静脉窦口之间的距离 ≥5mm，至房室瓣距离 ≥7mm，均可选择介入治疗。

3. 手术治疗 不适于做介入治疗者可选择体外循环下心脏修补术，但创伤大，恢复时间长。

三、动脉导管未闭

动脉导管未闭（PDA）是小儿先天性心脏病常见类型之一，约占先心病发病总数的 10%。动脉导管是胎儿血液循环的重要通道，胎儿时期肺动脉的大部分血流经动脉导管流入降主动脉。出生大约 15 小时，动脉导管即发生功能性关闭，80% 在生后 3 个月能形成解剖上关闭。若导管持续开放，出现左向右分流，即称为动脉导管未闭。动脉导管未闭大多单独存在，约 10% 的病例合并其他心血管畸形，如室间隔缺损、主动脉狭窄、肺动脉狭窄。在依赖动脉导管供应肺循环或体循环血流的血管畸形（如肺动脉闭锁），未闭的动脉导管是患儿生存的必需血流通道，如动脉导管关闭可致死亡。

早产儿动脉导管未闭占早产儿的 20%，与未成熟儿动脉导管平滑肌发育不良，其平滑肌对氧分压的反应低于成熟儿有关，且常伴呼吸窘迫综合征。

（一）病理分型

根据未闭动脉导管的形态、大小、长短，可分为三型。

1. 管型　导管长度多在 1cm 左右，直径粗细不等，主动脉端和肺动脉端内径基本一致。

2. 漏斗型　长度与管型相似，但其主动脉端内径宽，肺动脉端逐渐变窄，临床多见。

3. 窗型　肺动脉壁与主动脉壁几乎紧贴，两个大动脉之间为一孔道，直径较大。

（二）病理生理

血液动力学改变与通过导管引起的分流有关，分流量的大小与导管的直径、主动脉和肺动脉的压力差有关。由于主动脉在收缩期和舒张期的压力均超过肺动脉，因而在收缩期和舒张期均有血流连续不断地通过动脉导管，由主动脉流至肺动脉，使肺循环及左心房、左心室的血流量明显增加，导致左心负荷加重，排血量可达到正常时的 2～4 倍，左心增大，甚至发生充血性心力衰竭（图 8－6）。肺循环血流量增加，肺小动脉反射性痉挛，形成动力性肺动脉高压，继之内膜和肌层增厚、硬化，发生梗阻性肺动脉高压，导致右心室收缩期负荷过重，右心室肥厚甚至衰竭。当肺动脉压力超过主动脉时，左向右分流逐渐减少直至中断，此后肺动脉血返流入主动脉，患儿出现差异性青紫，即下半身青紫，左上肢可有轻度青紫，右上肢正常。

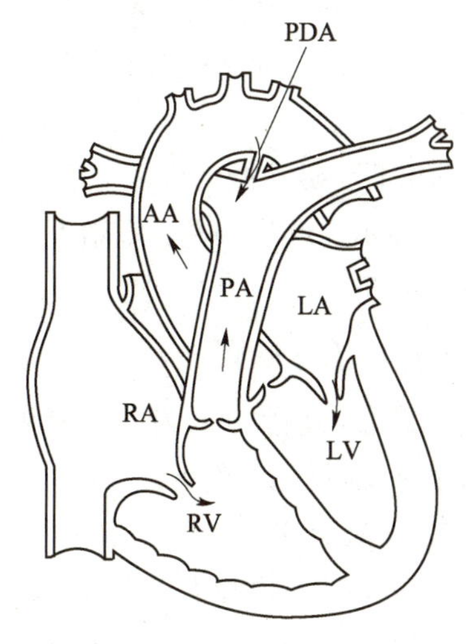

图 8－6　动脉导管未闭示意图

（三）临床表现

1. 症状　细小的动脉导管未闭临床上可无任何症状，生长发育不受影响，只是在常规体检时偶然发现心脏杂音。粗大的导管未闭在婴儿期即有喂养困难、咳嗽、气急、多汗、易呛奶、体重增长慢等表现，严重者出现心力衰竭症状。

2. 体征　分流量大者可出现心前区隆起、心尖搏动弥散、鸡胸等现象。新生儿或细小的导管未闭，在胸骨左缘第 2 肋间仅能闻及短促、柔和的收缩期杂音，随着左向右分流的增加，杂音占据整个收缩期与舒张期，于收缩末期最响，胸骨左缘上方闻及连续性机器样杂音，向左锁骨下、颈部和背部传导，杂音最响处可触及震颤。肺动脉第二心音亢进，但常被连续响亮的杂音所掩盖。未经治疗或动脉导管粗大的患儿，由于肺动脉压力进行性增高，左向右分流逐渐减少，杂音逐渐消失。由于主动脉分流致舒张压降低，脉压差增宽，可出现周围血管征，如水冲脉、股动脉枪击音、毛细血管搏动征等。

早产儿动脉导管未闭时，出现心前区搏动明显，周围动脉搏动宏大，锁骨下或肩胛间区及收缩期杂音（偶闻及连续性杂音），肝脏增大，气促，可导致呼吸衰竭发生，需依赖机械辅助通气。

（四）辅助检查

1. X 线检查　导管细小者心影大小形态可正常，导管粗大者左心室增大明显，心尖向下延伸，左心房轻度增大，心胸比率增大。肺血流增多，肺动脉段突出，肺门血管影增粗，主动脉结正常或凸出。肺动脉高压时，肺门处肺动脉总干及分支扩大，其远端肺野肺小动脉狭小，左心室有扩大肥厚征象。出现心力衰竭时，可见肺淤血表现，透视下左心室和主动脉搏动增强。

2. 心电图　导管细小者分流量小，心电图可完全正常，导管粗大者，心电图显示左心室肥大、电轴左偏，部分有左心房增大，肺动脉高压者可见 T 波高尖，右胸导联 R 波振幅增大，与心室肥厚有关。

3. 超声心动图　M 型超声心动图可以显示左心房及左心室内径增大，肺动脉增宽；二维超声心动图可以在降主动脉和肺动脉之间探查到未闭合的动脉导管，并能测量导管内径的大小；脉冲多普勒在动脉导管开口处可探测到典型的收缩期与舒张期连续性湍流频谱；彩色多普勒可见红色分流束出自降主动脉，通过未闭导管注入肺动脉；重度肺动脉高压时，可见蓝色分流束自肺动脉经未闭导管进入降主动脉。连续多普勒超声通过测量经导管的分流速度，以此估测体循环与肺循环之间的压力阶差。

4. 心导管和心血管造影 心导管术主要是用于辅助诊断合并其他畸形。导管细小者右室和肺动脉压力增高不明显，导管粗大者分流量大，右心室和肺动脉压力均增高。肺动脉血氧含量高于右心室，提示大动脉水平存在左向右分流。通过测量各腔室的压力和血氧含量，可计算肺血管阻力及体肺分流量等，进一步确认和完善诊断。心导管可以从肺动脉通过未闭导管插入降主动脉。逆行降主动脉造影可显示动脉导管的走向和解剖学形态，可见主动脉、未闭动脉导管及肺动脉同时显影，对复杂病例的诊断有重要价值。

5. CT 和磁共振 从多个角度显示动脉导管未闭的直接征象，有助于判断动脉导管未闭的类型和大小，能显示左心房和左心室增大、肺动脉和升主动脉扩张等动脉导管未闭的间接征象，能较好地显示其他伴随畸形。

（五）治疗原则

为防止心内膜炎，有效治疗和控制肺动脉高压和心功能不全，一般主张动脉导管未闭及时手术矫正或经介入方法予以关闭。

1. 一般治疗 细小的导管有自然闭合的可能。分流量大者极易发生肺部感染和充血性心力衰竭，易并发感染性心内膜炎，应有效地预防和对症治疗。早产儿动脉导管未闭的处理根据分流大小、呼吸窘迫综合征情况而定。生后 1 周内口服抑制前列腺素合成药物如吲哚美辛，促进导管关闭，但仍有 10% 的患者需要手术治疗。

2. 介入治疗 目前大多选择介入治疗，采用螺旋弹簧圈或蘑菇伞等封堵器关闭动脉导管已取得良好疗效，术后并发症较少。

3. 手术治疗 不适于做介入治疗者可选择手术结扎或切断缝合治疗，适合年龄 3～5 岁。但反复呼吸道感染、发生心力衰竭或合并肺动脉高压者应尽早手术治疗。

四、法洛四联症

法洛四联症（TOF）是最常见的发绀型先天性心脏病，约占所有先天性心脏病的 12%。1888 年法国医生归纳总结了该病的病理改变及临床特点，因此用他的名字命名。

（一）病理解剖

法洛四联症由四种畸形组成，其中右心室流出道狭窄是决定患儿病理生理、病情预后及严重程度的主要原因。其狭窄程度随着时间的推移逐渐加重，并常伴有冠状动脉的形态和走行异常。

1. 右室流出道梗阻 狭窄范围可从右室漏斗部入口至左、右肺动脉分支。可表现为漏斗部狭窄、动脉狭窄或两者并存。狭窄的严重程度差异较大，极少数表现为肺动脉闭锁。

2. 主动脉骑跨 主动脉根部增宽，顺时针方向旋转右移并骑跨在室间隔缺损之上。

3. 室间隔缺损 缺损为膜部周围型缺损，向流出道延伸，多位于主动脉下，有时向肺动脉下方延伸，称之为对位不良型室间隔缺损。

4. 右心室肥厚 继发于右室流出道梗阻。肺动脉狭窄及左右心室水平分流，可导致右心室压力负荷增加。

以上四种畸形中，室间隔缺损及右心室流出道狭窄是必须存在的，其中右心室流出道狭窄是决定患儿的病理生理、病情严重程度和预后的主要因素，其狭窄程度随时间推移会逐渐加重，室间隔缺损必须足够大，使左心室和右心室压力相等。

（二）病理生理

室间隔缺损为非限制性，左心室压力基本等于右心室压力。根据右心室流出道狭窄程度的情况，心室水平可出现左向右、双向甚至右向左分流。肺动脉狭窄较轻者，表现为左向右分流，患者可无明显青紫；肺动脉狭窄严重者，可见明显的右向左分流，临床见明显青紫。心脏杂音产生的机制与右室流出道梗阻有关，而非室间隔缺损所致。右室流出道梗阻导致右心室后负荷加重，引起右心室代偿性肥厚。

由于主动脉骑跨于左右心室之上，主动脉除接受左心室的血液外，还直接接受一部分来自右心室的静脉血，导致进入体循环为混合血，因而出现青紫；同时因肺动脉狭窄，通过肺循环进行气体交换的血流减少，导致青紫的程度加重。肺动脉狭窄导致进入肺动脉的血流减少，增粗的支气管动脉与肺血管之间形成侧支循环（图8－7）。

动脉导管未关闭时，肺循环血量得到补充，其减少程度较轻，青紫可不明显，随着动脉导管的关闭和漏斗部狭窄的逐渐加重，青紫逐渐加重，长期慢性缺氧，可出现杵状指（趾）。由于缺氧，刺激骨髓代偿生成红细胞，红细胞数量增多，导致血液黏稠度高，血流减慢，可引起脑血栓，若为细菌性血栓，则易形成脑脓肿。故脑血栓、脑脓肿及感染性心内膜炎是本病常见的并发症。

（三）临床表现

1. 症状

（1）紫绀　生后半年左右多见，其出现早晚和程度与肺动脉狭窄有关。常为全身性发绀，多见于毛细血管丰富的浅表部位，如口唇、鼻尖和指（趾）甲床、球结膜等部位。因血氧含量下降，活动耐力差，哭闹、情绪激动或劳累后可出现紫绀加重及气急。

（2）蹲踞现象　患儿表现为活动、游戏时，常主动下蹲片刻。蹲踞时下肢动脉受压，使体循环阻力增加，右向左分流量减少，缺氧状态暂时得以缓解。此外，蹲踞时下肢屈曲，下肢静脉受压，使静脉回心血量减少，减轻了心脏前负荷，也有助于提高血氧含量。

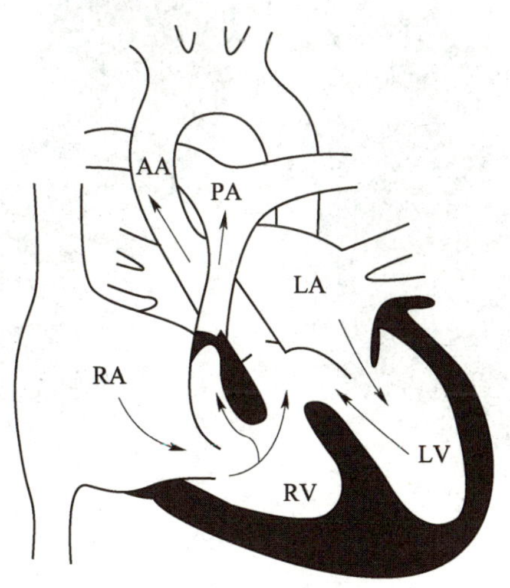

图8－7　法洛四联症示意图

（3）阵发性缺氧发作　多见于婴儿，常于吃奶、排便、哭闹、情绪激动、贫血或感染时出现。表现为阵发性呼吸困难，严重者突然抽搐、晕厥，甚至死亡。年长儿常诉头痛、头昏。发生机制可能与漏斗部在原来狭窄的基础上该处肌肉突然痉挛，导致一过性肺动脉梗阻，使脑组织缺氧加重导致。

2. 体征　生长发育及智力发育均落后于同龄儿。患儿长期处于缺氧环境中，如紫绀持续半年以上，可见指（趾）端毛细血管扩张增生及局部软组织和骨组织增生肥大，出现杵状指（趾），表现为指

（趾）端膨大如骨槌状。心前区正常或轻度隆起，胸骨左缘第2～4肋间可闻及Ⅱ～Ⅲ级粗糙喷射性收缩期杂音，为肺动脉狭窄所致，一般无收缩期震颤。肺动脉第二音减弱或消失。部分患儿可闻及亢进的第二心音，为右跨的主动脉传来。

（四）辅助检查

1. 实验室检查 TOF患儿红细胞计数、血细胞比容和血红蛋白明显增高，且与发绀程度成正比。红细胞数在（5.0～8.0）$\times 10^{12}$/L，血细胞比容53%～80%，血红蛋白170～200g/L，血液黏稠度增高。严重发绀者，血小板降低，凝血酶原时间延长。

2. X线检查 心脏大小一般正常或稍增大，右心房可增大，典型患者由于右心室肥厚，使心尖圆钝上翘，而肺动脉段凹陷，使心影呈“靴形”（图8－8）。肺门血管影缩小，搏动不明显。肺野清晰，肺血管影较细小，透亮度增加。年长儿可因侧支循环形成，肺野呈网状纹理。

3. 心电图 典型病例示电轴右偏，右心室肥大，狭窄严重者往往出现心肌劳损，可见右心房肥大。

4. 超声心动图 超声心动图是确诊TOF的首选方法。可见主动脉根部增宽，骑跨于室间隔之上，可判断主动脉骑跨的程度，同时显示室间隔中断；大血管短轴切面可显示右心室流出道及肺动脉狭窄。此外，左心室内径缩小，右心室内径增大，彩色多普勒可显示心室水平分流情况及评估肺动脉狭窄程度。

5. 心导管和心血管造影 一般不需要做心导管造影。但对外周肺动脉分支发育不良及体肺侧支血管存在的患者，应做导管检查和心血管造影。除此之外，心血管造影还可判断是否伴有冠状动脉畸形及其他畸形存在，对制定手术方案和评估预后至关重要。

6. CT或MRI检查 能显示外周肺动脉、侧支血管和冠状动脉的形态及走行。磁共振血管成像和多层螺旋CT技术，能显示肺动脉及肺内动脉分支狭窄。多层螺旋CT可清晰显示冠状动脉异常。

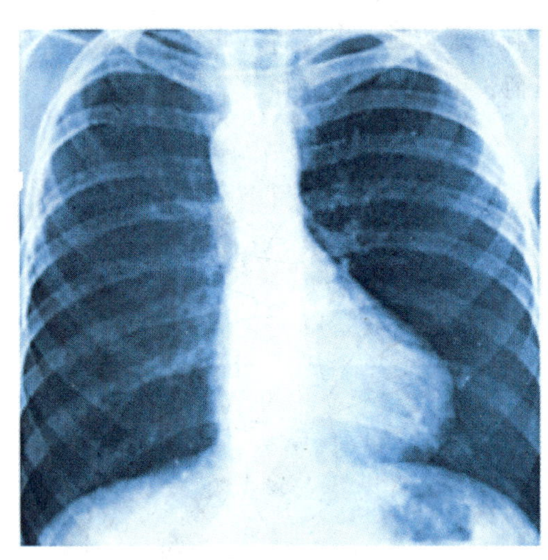

图8－8 法洛四联症X线征

（五）治疗原则

凡是诊断明确的TOF患者，都应行外科手术治疗。内科治疗的原则是对症处理，预防及处理并发症，使患儿能在较好的条件下进行手术。

1. 一般治疗

（1）血栓形成及栓塞的预防 TOF患者因代偿性红细胞增多，血细胞比容增高，易于形成血栓，导致脏器发生栓塞。应注意液体的补充，防止脱水，尤其在气温高、腹泻或多汗、脱水的情况下，需及时补充液体，防止血栓形成。

（2）感染性心内膜炎的防治　存在感染时，及时给予抗生素以防止感染性心内膜炎的发生。如发生了感染性心内膜炎，必须给予足量、足疗程抗生素治疗，必要时行外科手术取出栓子。

（3）缺氧发作的防治　避免出现引起缺氧发作的诱因，如贫血、感染，尽量保持患儿安静。对缺氧发作的患儿，应立即将患儿置于膝胸位，重者需立即吸氧，同时给予普萘洛尔每次 0.1mg/kg 静脉注射，或去甲肾上腺素每次 0.05mg/kg 静脉注射。必要时可皮下注射吗啡每次 0.1～0.2mg/kg，提高外周动脉血管阻力，减少心室水平右向左分流。纠正酸中毒，给予 5% 碳酸氢钠 1.5～5.0ml/kg 静脉注射。长期反复发作者，可预防性给药，普萘洛尔 1～3mg/(kg·d)，分 3 次口服，以减少发作机会。

2. 外科手术　目前手术是本病唯一的治疗方法。根据患儿情况可选择姑息手术或根治手术。决定根治手术与否，主要取决于左、右肺动脉发育、左心室发育情况和冠状动脉情况，特别是外周肺动脉发育情况。轻症患者可考虑于学龄前期行一期根治手术，临床症状明显的患儿应于生后 6 个月内行根治手术。对重症患儿结合病情可先行姑息手术，如一般情况改善，肺血管发育好转后，再行根治术。锁骨下动脉－肺动脉分流术是常用的姑息手术方式。

目标检测

答案解析

一、单选题

1. 心脏发育的关键时期是胚胎
   A. 第 1～6 周　B. 第 2～8 周　C. 第 4～10 周
   D. 第 8～10 周　E. 第 6～12 周

2. 房间隔缺损杂音产生是因为
   A. 血流通过缺损口　B. 主动脉瓣相对狭窄　C. 肺动脉瓣相对狭窄
   D. 三尖瓣相对狭窄　E. 二尖瓣相对狭窄

3. 小儿先天性心脏病最常见类型是
   A. 房间隔缺损　B. 室间隔缺损　C. 法洛四联症
   D. 动脉导管未闭　E. 房室间隔缺损

4. 法洛四联症最重要的畸形是
   A. 肺动脉狭窄　B. 室间隔缺损　C. 主动脉骑跨
   D. 右心室肥厚　E. 房间隔缺损

5. 患儿，女，12 岁。外院诊断为“先天性心胜病”，近因头晕、失眠来诊。体检：肺动脉瓣区有Ⅰ级收缩期杂音，柔和，不传导肺动脉瓣区第二心音正常，无分裂。心电图及超声心动图正常。此时最合适的处理措施是
   A. 通知家属来院面谈
   B. 请班主任来院联系
   C. 建议每半年随访一次
   D. 解释为生理性杂音，消除顾虑
   E. 做心脏超声及心导管等辅助检查进一步确诊

6. 3 个月婴儿，体检时发现胸骨左缘第 2～3 肋间有Ⅱ～Ⅲ级收缩期杂音，经超声心动图证实为房间隔缺损。下列不正确的是
   A. 右心房压力大于左心房　B. 右心血流量多

C. 肺循环血流量增多　　D. 体循环血流量减少

E. 右心室压力增高

7. 患儿，男，4 岁。自幼青紫，心电图示右室肥大，X 线胸片示心脏呈“靴形”，两侧肺野透亮度增加，可见网状血管影。最可能的诊断是

A. 房间隔缺损　　B. 室间隔缺损　　C. 肺动脉瓣狭窄

D. 动脉导管未闭　　E. 法洛四联症

（8～10 题共用题干）

患儿，女，7 岁。因发热 2 周就诊。查体：发育营养差，面色苍白，体温 39.2℃，双下肢皮肤有散在小瘀点，胸骨左缘第 2～3 肋间有连续性杂音，伴震颤，腹软，肝肋下 2.5cm，脾肋下 1cm。血白细胞 15×10^9/L，中性占 78%，血红蛋白 95g/L。尿常规：RBC（+），WBC 偶见，蛋白（±）。心电图示：Rvs 3.4mV。

8. 该患儿患有

A. 房间隔缺损　　B. 室间隔缺损　　C. 动脉导管未闭

D. 肺动脉狭窄　　E. 法洛四联症

9. 目前临床诊断还应考虑为

A. 合并感染性心内膜炎　　B. 合并心力衰竭　　C. 合并尿路感染

D. 合并急性肾炎　　E. 以上都不对

10. 下列诊疗措施是亟需的是

A. 尿培养　　B. 血培养　　C. 肝功能

D. 肾功能　　E. 以上都不对

二、思考题

1. 简述先天性心脏病的分类。
2. 动脉导管未闭的患儿发展为肺动脉高压之后出现的青紫为什么不是全身青紫？
3. 为什么法洛四联症患儿喜蹲踞？

（刘　晶）

书网融合……

本章小结

微课

题库

第九章　泌尿系统疾病

学习目标

1. 通过本章学习，了解儿童泌尿系统解剖生理特点，重点把握急性肾小球肾炎、肾病综合征的病因、病理、临床特点、诊断标准和治疗。

2. 学会对急性肾小球肾炎、肾病综合征患儿进行病史采集和体格检查，具有对急性肾小球肾炎、肾病综合征作出诊断和制订个体治疗方案的能力。

情境导入

情境描述　患者，男，10岁，因“双眼睑水肿、血尿10天”入院。患儿10天前无明显诱因晨起发现双眼睑水肿，渐蔓延至四肢，尿色红，病程中无发热、咳嗽等症状。患病以来，患儿精神、食欲稍差，睡眠较好，大便正常。患儿2个月前咽部不适，无用药史。既往曾患“气管炎、咽炎”，无肾病史。

查体：T 36.9℃，P 90次/分，R 24次/分，BP 145/80mmHg，精神差，眼睑水肿，双下肢凹陷性水肿。辅助检查：血常规见Hb 83g/L，RBC 2.8×10^{12}/L，WBC 11.3×10^{9}/L，尿检见比重1.010，RBC 10～12/HP，WBC 1～4/HP，24小时尿蛋白定量2.2g，尿蛋白（++）。生化检查见BUN 36.7mmol/L，Cr 546.60μmol/L，TP 60.9g/L，ALB 35.4g/L，CHO 4.5mmol/L，C3 0.48g/L，ASO 800IU/L。

讨论　1. 患儿最可能的临床诊断和依据是什么？

2. 为明确诊断还应做哪些检查？

第一节　儿童泌尿系统解剖生理特点

PPT

一、解剖特点

（一）肾脏

小儿年龄越小，肾脏相对越大，位置越低，新生儿双肾重量约为体重的1/125，而成人双肾重量为体重的1/220。婴儿肾脏位置较低，其下极可低至髂嵴以下第4腰椎水平，2岁以后才达到髂嵴以上。由于右肾上方有肝脏，故右肾位置稍低于左肾。由于婴儿肾脏相对较大，位置低，且腹壁肌肉薄而松弛，2岁以内健康小儿腹部触诊时容易扪及。

（二）输尿管

婴幼儿肾盂和输尿管长且弯曲，管壁肌肉及弹力纤维发育不全，容易受压扭曲而导致尿潴留，并诱发泌尿系感染。

（三）膀胱

相较于年长儿和成人，婴儿膀胱位置更高，因此当婴儿尿液充盈时，膀胱顶入腹腔而易在腹部触及；随着年龄的增长，膀胱逐渐降入盆腔内。

（四）尿道

女婴尿道较短，新生女婴尿道长为1cm，尿道外口暴露，且接近肛门，易被粪便污染，发生上行感染。男婴尿道口虽较长，但常因包皮过长、包茎污垢积聚引起上行感染。

二、生理特点

肾脏有许多重要功能。①排泄功能：排出体内代谢终末产物，尿素、有机酸等；②调节功能：调节机体水、电解质、酸碱平衡，维持内环境相对稳定；③内分泌功能：产生激素和生物活性物质，如促红细胞生成素、肾素、前列腺素等。

肾脏完成其生理活动，主要通过肾小球滤过和肾小管重吸收、分泌及排泄。小儿肾脏虽具备大部分成人肾的功能，但其发育是由未成熟逐渐趋向成熟。在胎龄36周时，小儿肾单位数量已达成人水平，出生后上述功能已基本具备，但调节能力较弱，贮备能力差，一般1～1.5岁时达到成人水平。

（一）胎儿肾功能

胚胎发育12周末，由于近曲小管刷状缘的分化及小管上皮细胞开始运转，已能形成尿液。但胎儿此时主要通过胎盘来完成机体的排泄和调节内环境稳定，故无肾的胎儿仍可存活和发育。

（二）肾小球滤过率（GFR）

新生儿出生时肾小球滤过率比较低，2岁时才达到成人水平。生后1周GFR为成人的1/4；3～6个月为成人的1/2；6～12个月为成人的3/4，故不能有效地排出过多的水分和溶质。

（三）肾小管重吸收和排泄功能

新生儿葡萄糖肾阈较成人低，静脉输入或口服大量葡萄糖时易出现糖尿。氨基酸和磷的肾阈也较成人低。新生儿排钠能力较差，如输入过多钠，容易发生钠潴留和水肿。低体重儿排钠较多，如输入不足，可出现钠负平衡而致低钠血症。生后10天内的新生儿，因对钾的排泄能力较差，故血钾偏高。

（四）浓缩和稀释功能

新生儿及婴幼儿由于肾脏的髓袢短，尿素形成量少（婴儿蛋白质合成代谢旺盛）以及抗利尿激素分泌不足，使肾脏浓缩尿液功能不足，在应激状态下保留水分的能力低于年长儿和成人，故入量不足时易发生脱水甚至诱发急性肾功能不全。新生儿及婴幼儿尿稀释功能接近成人，但因GFR较低，大量水负荷或输液过快时易出现水肿。

（五）酸碱平衡

新生儿及婴幼儿易发生酸中毒，主要原因是：①肾保留HCO_3^-的能力差，碳酸氢盐的肾阈低，仅为19～22mmol/L；②泌NH_3和泌H^+的能力低；③尿中排磷酸盐量少，故排出可滴定酸的能力受限。

（六）肾脏的内分泌功能

新生儿的肾脏已具有内分泌功能，其血浆肾素、血管紧张素和醛固酮均等于或高于成人，生后数周内逐渐降低。新生儿肾血流量低，因而前列腺素合成速率较低。由于胎儿血氧分压较低，故胚肾合成促红细胞生成素较多，生后随着血氧分压的增高，促红细胞生成素合成减少。

（七）小儿排尿及尿液特点

1. 排尿次数 93%新生儿在生后24小时内排尿，99%在48小时内排尿。生后头几天内，因水分摄入量少，每日排尿仅4～5次；1周后，新陈代谢旺盛，进水量较多而膀胱容量小，排尿突增至每日20～25次；1岁时每日排尿15～16次；学龄前和学龄期每日6～7次。

2. 排尿控制 正常排尿机制在婴儿期由脊髓反射完成，以后逐渐由脑干－大脑皮层控制，至3岁已能控制排尿。在1.5~3岁之间，小儿主要通过控制尿道外括约肌和会阴肌来控制排尿，若3岁后仍保持这种排尿机制，不能控制膀胱逼尿肌收缩，则出现不稳定膀胱，表现为白天尿频、尿急，偶尔尿失禁和夜间遗尿。

3. 每日尿量　小儿尿量个体差异较大（表9－1），与气温、饮水量、食物种类和精神因素等有关。新生儿生后48小时尿量一般每小时为1~3ml/kg，2天内平均尿量为30~60ml/d，3~10天为100~300ml/d，~2个月为250~400ml/d，~1岁为400~500ml/d，~14岁为800~1400ml/d，>14岁为1000~1600ml/d。若新生儿尿量每小时<1.0ml/kg为少尿，每小时<0.5ml/kg为无尿。学龄儿童每昼夜排尿量<400ml，学龄前儿童<300ml，婴幼儿<200ml时，即为少尿；每昼夜尿量<30~50ml为无尿。

表9－1　小儿尿量

年龄	正常尿量	少尿	无尿
新生儿	1~3ml/(kg·h)	<1.0ml/(kg·h)	<0.5ml/(kg·h)
婴幼儿	400~600ml/d	<200ml/d	<30~50ml/d
学龄前期	600~800ml/d	<300ml/d	<30~50ml/d
学龄期	800~1400ml/d	<400ml/d	<30~50ml/d

4. 尿的性质

（1）尿色　生后头2~3天尿色深，稍混浊，放置后有红褐色沉淀，此为尿酸盐结晶，数日后尿色变淡。正常婴幼儿尿液淡黄透明，但在寒冷季节放置后可有盐类结晶析出而变浑，尿酸盐加热后、磷酸盐加酸后可溶解，可与脓尿或乳糜尿鉴别。

（2）酸碱度　生后头几天因尿内含尿酸盐多而呈强酸性，以后接近中性或弱酸性，pH多为5~7。

（3）尿渗透压和尿比重　新生儿的尿渗透压平均为240mmol/L，尿比重为1.006~1.008，随年龄增长逐渐增高；婴儿尿渗透压为50~600mmol/L，1岁后接近成人水平，儿童通常为500~800mmol/L。尿比重范围为1.003~1.030，通常为1.011~1.025。

（4）尿蛋白　正常小儿尿中仅含微量蛋白，通常≤100mg/(m^2·24h)，定性实验为阴性；若尿蛋白含量>150mg/d，或>100mg/L，定性实验阳性为异常。

（5）尿细胞和管型　正常新鲜尿液离心后沉渣镜检，红细胞<3个/HP，白细胞<5个/HP，偶见透明管型。12小时尿细胞计数（Addis count）：红细胞<50万，白细胞<100万，管型<5000个，为正常。

第二节　急性肾小球肾炎

微课

PPT

急性肾小球肾炎（acute glomerulonephritis，AGN）常简称急性肾炎，是指一组病因及发病机制不一，临床上表现为急性起病，以血尿、蛋白尿、水肿、高血压和肾小球滤过率下降为特点的肾小球疾病。本病是儿童最常见的一种肾脏疾病，多见于儿童和青少年，以5~14岁多见，小于2岁极少见，男女比例约为2∶1。

一、病因

急性肾小球肾炎有多种病因，可分为急性链球菌感染后肾小球肾炎（acute poststreptococcal glomerulonephritis，APSGN）和非链球菌感染后肾小球肾炎（non－poststreptococcal glomerulonephritis）。绝大多

数的病例属 A 组 β 溶血性链球菌感染后引起的免疫复合物性肾小球肾炎。溶血性链球菌感染后，肾炎的发生率在 0～20%。呼吸道及皮肤感染为主要的前期感染，其中上呼吸道感染或扁桃体炎最常见，占 51%；皮肤感染占 25.8%；急性咽炎、脓皮病、猩红热等也可引起。除 A 组 β 溶血性链球菌外，葡萄球菌、链球菌、革兰阴性杆菌、流感病毒、柯萨奇病毒、EB 病毒、肺炎支原体及原虫等也可导致。

二、发病机制

多种因素参与肾小球疾病的发生发展，其机制十分复杂，如图 9－1，免疫机制是其中重要的一环。细菌感染多是通过抗原－抗体复合物在肾小球沉积后激活补体，诱发炎症反应而发病，而病毒、支原体等则是直接侵袭肾组织而致肾炎。关于 A 组 β 溶血性链球菌感染后导致肾炎的机制，一般认为与肾小球沉积伴随补体活化、链球菌抗原循环免疫复合物、链球菌和肾组织产生自身免疫反应、抗原引起的自身免疫反应等有一定的关系。

链球菌相关受体可以激活补体途径，产生肾小球基底膜局部炎症，从而造成内皮下免疫复合物沉积；链球菌的某些抗原成分（如胞壁的 M 蛋白或胞质中某些抗原成分）产生抗体，形成循环免疫复合物，免疫复合物的沉积和在局部的活化有助于诱导炎性细胞的聚集，是造成肾小球肾炎的发病关键。循环免疫复合物随血流抵达肾脏，并沉积于肾小球基底膜，进而激活补体，造成肾小球局部免疫损伤而致病。

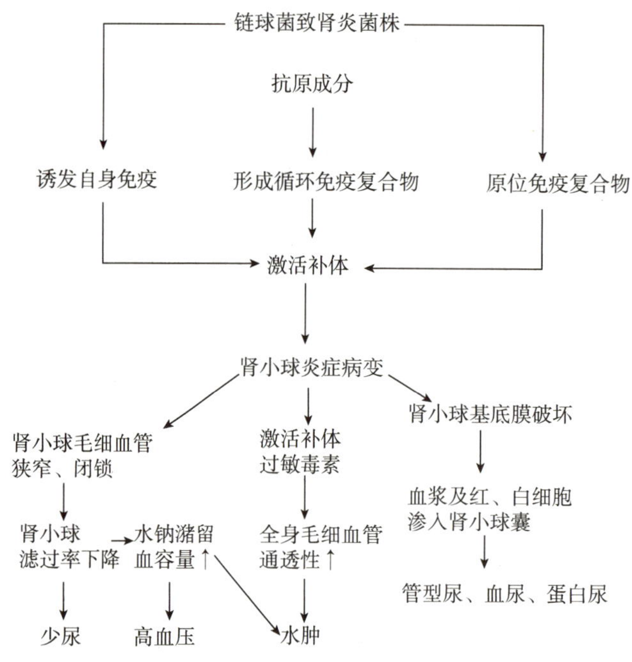

图 9－1 急性链球菌感染后肾炎发病机制示意图

三、病理

急性链球菌感染后肾小球肾炎（APSGN）的早期肾活检主要为弥漫性毛细血管内增生性肾小球肾炎。

光镜下病变主要在肾小球，表现为程度不等的弥漫性增生性炎症及渗出性病变。可见肾小球肿胀、内皮细胞及系膜细胞增生（称为毛细血管内增生）及炎性细胞浸润，毛细血管腔内常见多形核细胞。毛细血管腔狭窄甚至闭锁、塌陷。肾小球囊内可见红细胞、球囊上皮细胞增生。部分患儿中还可见到上皮细胞的节段性增生所形成的新月体，从而使肾小球囊腔受阻。肾小管病变较轻，呈上皮细胞变性、间质水肿及炎症细胞浸润。

电镜检查可见内皮细胞胞质肿胀，呈连拱状改变，使内皮孔消失。电子致密物在上皮细胞下沉积，呈现本病具有特征意义的“圆顶状驼峰样”分布。浸润和驼峰在2～3周后开始消退，2个月后常不明显。

免疫荧光检查可分系膜型、星空型及花环型三种，在毛细血管袢周围和系膜区可见IgG和C_3颗粒样沉积，但较少见有IgM沉积。

四、临床表现

临床表现轻重不一，轻者可无明显临床症状，重者可在短期内出现严重循环充血、高血压脑病或急性肾衰竭等表现。

1. 前驱感染　90%的病例有链球菌的前驱感染，以呼吸道及皮肤感染为主。在前驱感染后经1～3周无症状的潜伏期而急性起病，致病抗原初次免疫后诱导机体产生免疫复合物所需时间即为潜伏期，呼吸道感染者的潜伏期较皮肤感染者短。咽炎为诱因者病前6～12天多有发热、颈淋巴结肿大及咽部渗出。皮肤感染多见于病前14～28天。

2. 典型表现　急性期表现常有全身不适、乏力、食欲下降、发热、头痛、头晕、恶心、呕吐、腹痛及鼻出血等。

（1）水肿　是最早出现的症状，典型表现为晨起以眼睑及颜面水肿为主，渐下行至四肢，呈非凹陷性，罕见合并腹腔积液及胸腔积液。约70%的病例有水肿，为本病最常见的症状。

（2）血尿、蛋白尿　几乎所有病例均有镜下血尿。疾病初期50%～70%患儿可出现肉眼血尿，通常1～2周后肉眼血尿转为镜下血尿，镜下血尿持续1～3个月，少数持续半年或更久，绝大多数可恢复正常。同时出现不同程度的蛋白尿，一般为轻至中度。持续时间短，尿蛋白定量≤3g/d。

（3）高血压　见于30%～80%的病例，因水钠潴留血容量扩大所致。一般轻至中度增高，大多于1～2周后随利尿消肿而降至正常。不同年龄组高血压的标准不同：学龄期儿童≥130/90mmHg；学龄前期儿童≥120/80mmHg；婴幼儿≥110/70mmHg。少数可出现严重高血压，甚至高血压脑病。

（4）少尿　尿量减少与水肿平行，尿量越少，水肿越重。因肾小球滤过率下降，水钠潴留而尿量减少，甚至少尿，随利尿后数日可逐渐恢复正常。

（5）其他　部分患儿出现腰痛及尿痛症状，高血压明显时常伴有头晕、头痛、恶心、呕吐和纳差等。

3. 严重症状　少数病例在疾病早期（2周内）可出现严重表现，应及早发现、及时治疗。

（1）严重循环充血　多于起病1周内发生。因严重水、钠潴留，血容量增加引起严重循环充血及心力衰竭，轻者表现为呼吸、心率增快，肝脏增大。严重者表现为胸闷、气短、不能平卧、烦躁、双肺底湿啰音、心音低钝、奔马律和肝脏进行性增大等。

（2）高血压脑病　血压急骤升高达150～160/100～110mmHg以上，超过脑血管代偿收缩功能，致脑血管痉挛，脑缺血缺氧、血管通透性增高使脑血流灌注过多而出现脑水肿，表现为剧烈头痛、频繁呕吐、视物模糊，乃至失明，严重者神志不清、昏迷、惊厥等。

（3）急性肾功能不全　常发生于疾病早期，因肾小球滤过率下降，水钠潴留表现为严重少尿甚至无尿，肾功能一过性受损，引起暂时性血肌酐及尿素氮明显升高，出现高钾血症及代谢性酸中毒。一般持续3～5日，不超过10日，尿量逐渐增加，肾功能于利尿后数日逐渐恢复正常。

五、辅助检查

1. 尿液常规检查　提示血尿、肉眼血尿或镜下血尿，尿中红细胞镜检多为严重变形红细胞。此外还可见红细胞管型，提示肾小球有出血渗出性炎症，是急性肾炎的重要特点。尿蛋白通常为+～+++，且与血尿程度相平行。尿沉渣还常见肾小管上皮细胞、白细胞、大量透明和颗粒管型。尿常规一般在4～8周内恢复正常。残余镜下血尿或12小时尿细胞计数异常或少量蛋白尿（可表现为孤立性蛋白尿）可持续半年或更长。

2. 血常规 因血容量增多，血液稀释，红细胞计数及血红蛋白可稍低。外周血白细胞计数可正常或增高。血沉多增快，提示疾病活动，其程度与病情轻重无关，2～3个月内可恢复正常。

3. 血生化及肾功能检查 肾小球滤过率（GFR）呈不同程度下降，但肾血浆流量仍可正常，因而滤过分数常减少。临床常见一过性氮质血症，血中尿素氮、肌酐增高。不限水量的患儿，可有轻度稀释性低钠血症。此外患儿还可有高血钾及代谢性酸中毒。

4. 细胞学和血清学检查 急性肾炎发病后自咽部或皮肤感染灶培养出β溶血性链球菌的阳性率约30%左右，早期接受青霉素治疗者更不易检出，经有效抗生素治疗者其阳性率减低，皮肤感染灶患者阳性率也低。尚可检测抗脱氧核糖核酸酶B（antiDnase B）及抗透明质酸酶（anti－Hase），并注意应于2～3周后复查，如滴度升高，则更具诊断价值。链球菌感染后可产生相应抗体，常借检测抗体证实前驱的链球菌感染。如前驱期为咽炎病例，抗链球菌溶血素O（ASO）往往增加，10～14天开始升高，3～5周达高峰，3～6个月后恢复正常。判断其临床意义时应注意，其滴度升高仅表示近期有过链球菌感染，与急性肾炎的严重程度无直接相关，并可通过抗双磷酸吡啶核苷酸酶滴度升高提示前驱感染为咽炎。

5. 血补体测定 除个别病例外，80%～90%的肾炎患儿病程早期血总补体及C3明显下降，6～8周后恢复正常。血清补体下降程度与病情轻重无明显相关性，但对急性肾炎的鉴别诊断有重要意义。

6. 其他检查 部分病例急性期可测得循环免疫复合物及冷球蛋白。通常典型病例不需肾活检，但如与急进性肾炎鉴别困难，或病后3个月仍有高血压、持续低补体血症或肾功能损害者可行。

六、诊断与鉴别诊断

典型病例诊断一般不难，诊断依据是：①急性链球菌感染后肾小球肾炎起病前1～3周有链球菌前驱感染史。②临床出现急性发作的少尿、水肿、高血压、血尿（可伴有不同程度蛋白尿）等表现。③尿沉渣检查有蛋白、红细胞和管型。④急性期血清ASO滴度升高，血清补体C3浓度降低。对于急进性肾炎或临床、化验不典型者，或病情迁延进行者，应行肾穿刺活检以明确诊断。

由于多种肾脏疾病均可表现为急性肾炎综合征，还有一些肾脏病伴有血C3下降，因此需要进行鉴别诊断。

1. 其他病原体感染后的肾小球肾炎 多种病原体（如细菌、病毒、肺炎支原体及原虫等）感染也可引起肾炎，并表现为急性肾炎综合征。参考前驱感染史、原发感染灶及其各自临床特点一般均可区别，这些感染后肾炎患者往往C3下降不如APSGN显著。如病毒性肾炎一般前驱期短（3～5日），临床症状轻，以血尿为主，无明显水肿及高血压，补体C3不降低，ASO不升高。

2. 其他原发性肾小球疾病

（1）膜增生性肾炎　起病似急性肾炎，但常有显著蛋白尿、血补体C3持续低下，病程呈慢性过程无自愈倾向，必要时行肾活检鉴别。

（2）急进性肾炎　起病与急性肾炎相同，常在3个月内病情持续进展恶化，血尿、高血压、急性肾衰竭伴少尿持续不缓解，病死率高。

（3）IgA肾病　潜伏期短，多于上呼吸道感染后1～2天内即以血尿起病，以血尿为主要症状，表现为反复发作性肉眼血尿，通常不伴水肿和高血压，血清补体C3一般正常，病情无自愈倾向，有时有既往多次血尿发作史，鉴别困难时需行肾活检。

（4）原发性肾病综合征肾炎型 肾炎急性期偶有蛋白尿，严重达肾病水平者，与肾炎性肾病综合征易于混淆。经分析病史、补体检测，阶段随访观察，可以区别，困难时需行肾活体组织检查。

3. 继发性肾脏疾病 也可以急性肾炎综合征起病，如系统性红斑狼疮、过敏性紫癜、溶血尿毒综合征、坏死性小血管炎等，根据各病的其他表现可以鉴别。

4. 急性泌尿系感染 小儿也可表现有血尿，但多有发热、尿路刺激症状，尿镜检中以白细胞为主，尿细菌培养阳性可以区别。

5. 慢性肾炎急性发作 较少见于儿童，常有既往肾脏病史，常于感染后 1～2 天发病。缺乏间歇期且常有较重贫血，持续高血压、肾功能异常，有时伴心脏、眼底变化，低比重尿，B 超检查有时见两肾体积偏小。

七、治疗

以支持疗法为主，主要治疗原则为清除体内残余病原，通过休息与饮食调整，抗感染、利尿、降压等对症处理，保护肾功能，防治并发症。

（一）一般治疗

1. 休息 急性期应绝对卧床休息 2～3 周。待水肿显著消退、血压正常及肉眼血尿消失方可下床轻微活动。血压正常可以出院，血沉正常后可上学，但应避免剧烈体力活动。12 小时尿沉渣细胞绝对计数正常后方可恢复体力活动。

2. 饮食 急性期宜限制水、盐及蛋白质摄入量。一般采用低盐或无盐、低蛋白饮食，供给高糖饮食以满足能量需要，伴肾功能不全时用优质蛋白质饮食。明显少尿时注意控制液体的摄入量。

（二）抗感染

对有残余感染灶的患儿，可在疾病早期用青霉素或其他敏感抗生素治疗 10～14 天。

（三）对症治疗

1. 利尿 休息、低盐后仍有少尿和水肿者可加用利尿剂。轻度水肿者可选用氢氯噻嗪 1～2mg/(kg·d)，分 2～3 次口服；口服利尿剂效果差或重度水肿患者可应用呋塞米，口服剂量 2～5mg/(kg·d)，静脉注射每次 1～2mg/kg，每日 1～2 次。

2. 降血压 对于经休息、控制水盐及利尿后仍有高血压者，应给予降压药。①首选硝苯地平，开始剂量为 0.25mg/(kg·d)，最大剂量为 1mg/(kg·d)，3～4 次/日口服或舌下含服；②卡托普利，起始剂量为 0.3～0.5mg/(kg·d)，最大剂量为 5～6mg/(kg·d)，3 次/日口服，两者交替使用效果更佳。

（四）高血压脑病的治疗

应选用降压效力强而迅速的药物。首选硝普钠，剂量为 5～20mg 加入 5% 葡萄糖液 100ml 中，以 1μg/(kg·min) 速度静脉滴注，最大量不宜超过 8μg/(kg·min)，需新鲜配制，超过 4 小时后不宜使用，输液中需避光，将针筒、输液管等用黑纸覆盖以免药物遇光分解。对惊厥者可用地西泮、苯巴比妥镇静。

（五）严重循环充血的治疗

1. 应卧床休息，纠正水钠潴留，严格限制水、钠摄入，尽快利尿降压，可注射呋塞米。

2. 明显肺水肿者可予扩血管药硝普钠，用药时严密监测血压，随时调节药液滴速，以 1～5μg/(kg·min) 速度静脉滴注，以防发生低血压；烦躁不安时予镇静剂，如哌替啶或吗啡皮下注射。

3. 难以控制的循环充血可用腹膜透析或血液滤过治疗。

（六）急性肾衰竭的治疗

急性肾小球肾炎患儿多于起病第 1～2 周尿量减少，可有氮质血症，以后随肾脏病变的好转而尿量增加，BUN、Cr亦随之降至正常，但有少数患儿病变严重，可在短期内导致严重少尿甚至无尿、肾衰竭，亦有可能发展为急进性肾炎。

1. 少尿期治疗 维持水电解质及酸碱平衡，加强利尿。

（1）严格控制水、钠摄入 坚持“量出为入”原则，严格控制水分及钠的摄入。每日液量 = 前一日尿量 + 显性失水（呕吐、大便、引流量） + 不显性失水 − 内生水。

（2）热量和蛋白质入量 选择高糖、低蛋白、富含维生素的食物。

（3）纠正电解质紊乱 包括高钾血症、低钠血症、低钙血症和高磷血症的处理。

（4）代谢性酸中毒 轻症多不需治疗，当血 HCO_3^- < 12mmol/L 时应给予碳酸氢钠，5% 碳酸氢钠 1ml/kg 可提高 HCO_3^- 1mmol/L。给碱性液可使血容量增大和诱发低钙抽搐。

（5）凡上述保守治疗无效者，均应尽早进行透析治疗。

2. 多尿期治疗 多尿期早期，肾小球功能和GFR尚未恢复，血肌酐、尿素氮、血钾及酸中毒仍继续升高，随着多尿，可出现低钾血症、低钠血症等电解质紊乱，应注意监测尿量、电解质及血压变化，及时纠正水、电解质紊乱，当血肌酐接近正常水平时，应增加饮食中蛋白质摄入量。

3. 恢复期治疗 此期肾功能逐渐恢复正常，应注意休息，加强营养，预防感染。

八、预后

小儿急性肾小球肾炎预后良好，大多数患儿可完全恢复。绝大多数患儿2～4周内肉眼血尿消失，尿量增多，水肿消退，血压逐渐恢复，残余少量蛋白尿及镜下血尿多于6个月内消失，少数重症患儿可迁延1～3年，甚至发展成慢性肾炎或慢性肾功能不全。仅有不超过1%的患儿可因肾衰竭死亡。

九、预防

本病根本的预防措施是防治链球菌感染。平时应加强锻炼，注意皮肤清洁卫生，以减少呼吸道及皮肤感染，如感染A组溶血性链球菌应及时应用青霉素或其他敏感抗生素进行治疗，2～3周后，定期监测尿常规以及时发现异常并治疗。

素质提升

民族自信，攻坚克难

血液透析机被称为“人工肾脏”。长期以来国内使用的血液透析机一直被国外垄断而不能实现国产化，导致我国透析患者治疗成本过高。2000年中国立志要研制更先进、更便宜的血液透析机，让它造福中国的肾脏疾病患者。但是当时在国内买不到血液透析机的零部件，我国研发团队就在仅30平米的实验室里打磨零件，当时连一张血液透析机的图纸都找不到，只能自己设计，研发团队废寝忘食，耗时8个月，草拟了8000多张图纸，凭借着攻坚克难的决心和毅力，最终研制出国内第一台平板血液透析机的血泵，转子偏差精度达到0.02mm，远优于进口机型。创新设计出“双腔配液平衡供液系统”，解决了在国际上存在了50多年的难题：透析液流速只能固定在500ml/min，由于患者的年龄、体重、血压不同，对透析液的剂量要求就会不同，相应会给患者带来头痛、恶心、低血压等不良反应。因此我们要传承攻坚克难的气魄，继续研发策划更科学的救治策略，树立民族自信心。

PPT

第三节　肾病综合征

肾病综合征（nephrotic syndrome，NS），简称肾病，是由多种病因造成肾小球基底膜通透性增高，导致血浆内大量蛋白质从尿中丢失的临床综合征。临床表现有四大特点，“三高一低”，即：①大量蛋白尿；②低蛋白血症；③高度水肿；④高胆固醇血症。其中前两项为诊断必要条件。

肾病综合征在儿童肾脏疾病中发病率仅次于急性肾小球肾炎，本病约占儿科泌尿系统疾病住院患儿的20%，学龄前儿童发病较多，3～5岁为发病高峰，男女比例为3.7∶1。

一、临床分型

1. 按病因　可分为：①先天性肾病综合征：生后不久起病，具有肾病四大特点，属常染色体隐性遗传，临床较少见；②原发性肾病综合征（primary nephrotic syndrome，PNS）：约占儿童时期NS总数的90%；③继发性肾病综合征：指继发于全身性疾病、某些药物或金属中毒等所致的肾病，包括过敏性紫癜肾炎、系统性红斑狼疮肾炎、乙型肝炎病毒相关性肾炎等情况。本节主要论述原发性肾病综合征。

2. 按临床表现　分为单纯性肾病综合征（simple type NS）和肾炎性肾病综合征（nephritic type NS）。

（1）单纯性肾病综合征　较多见，约占68.4%。多见于2～7岁儿童。具备肾病综合征四大临床特征。

（2）肾炎性肾病综合征　肾炎型肾病约占31.6%。多见于7岁以上儿童。除具备四大特征外，还须具备以下四项之一或多项：①2周内检查出3次以上尿常规红细胞>10个/HP，并证实为肾小球源性血尿；②反复或持续高血压（≥3次于不同时间点测量的收缩压和（或）舒张压大于同性别、年龄和身高的儿童青少年血压的第95百分位数），并除外糖皮质激素等原因所致，学龄儿童≥130/90mmHg；学龄前期儿童≥120/80mmHg；婴幼儿≥110/70mmHg；③氮质血症，尿素氮超过10.71mmol/L，并除外血容量不足所致；④血总补体或补体C3降低。

3. 按糖皮质激素反应　分为激素敏感型肾病、激素耐药型肾病、激素依赖型肾病和肾病复发与频复发。

（1）激素敏感型肾病　泼尼松足量［2mg/(kg·d)或60mg/(m^2·d)］治疗≤4周，尿蛋白转阴。

（2）激素耐药型肾病　泼尼松足量治疗>4周，尿蛋白仍呈阳性。

（3）激素依赖型肾病　对激素敏感，但连续2次减量或停药2周内复发。

（4）肾病复发与频复发　复发是指连续3天，尿蛋白由阴性转为+++或++++，或24小时尿蛋白定量≥50mg/kg或尿蛋白/肌酐（mg/mg）≥2.0；频复发是指肾病病程中半年内复发≥2次，或1年内复发≥3次。

二、病因与发病机制

原发性肾病综合征占小儿肾病综合征的90%，也是我国儿童慢性肾功能不全的重要病因，其发病率为3.0/10万～16.9/10万，不同国籍和种族不同，我国属于该病高发病地区。具体病因与发病机制尚不明确，目前研究已证实下列事实：①肾小球毛细血管壁的结构或电化学改变可导致蛋白尿。②非微小病变型肾内常见免疫球蛋白和（或）补体成分沉积，局部免疫病理过程可损伤滤过膜的正常屏障作用而发生蛋白尿。③微小病变型肾小球未见上述沉积，其滤过膜静电屏障损伤原因可能与细胞免疫失调有关。④诱发因素如感染、疫苗或过敏原等，通过刺激抗原呈递细胞和B细胞免疫应答，而B细胞又通过抗原呈递和产生细胞介质，介导T细胞免疫应答紊乱，进而分泌或促进机体分泌循环因子，这些因子靶向攻击肾小球滤过屏障，致大量蛋白尿产生。研究表明T细胞、B细胞功能紊乱参与本病的发病。

三、病理生理

基本病变是肾小球通透性增加，导致大量蛋白尿是肾病综合征最主要的病理生理改变，而低蛋白血症、水肿和高胆固醇血症是继发的病理生理改变。

1. 大量蛋白尿 当肾小球滤过膜的分子屏障和电荷屏障受损时，阴性电荷减少，肾小球滤过膜对血浆蛋白（以白蛋白为主）的通透性增加，致尿中蛋白含量增多，当超过远曲小管回吸收量时，形成大量蛋白尿。

2. 血浆蛋白变化 由于肾小球基底膜的通透性增高，大量白蛋白从尿中丢失，促进白蛋白在肝的代偿性合成，当肝白蛋白合成增加不足以克服丢失时，则出现低蛋白血症。此外，如肝脏白蛋白合成及白蛋白分解代谢率的改变也决定了血浆白蛋白的失衡。

3. 水肿 低蛋白血症使血浆胶体渗透压下降，水分从血管腔内进入组织间隙，是导致水肿的主要原因。同时血浆胶体渗透压降低使血容量减少，刺激容量和压力感受器，引起抗利尿激素和醛固酮分泌增加而导致水钠潴留，水钠继续向组织间隙渗出，进一步加重水肿。

4. 高脂血症 高胆固醇和（或）高甘油三酯血症、血清中低密度脂蛋白、极低密度脂蛋白和脂蛋白浓度增加，常与低白蛋白血症并存。低蛋白血症刺激肝脏合成大量的蛋白质，其中包括脂蛋白，因其分子量较大，不能从肾小球滤过，在体内储积引起高脂血症。

四、病理

PNS可见于各种病理类型，即微小病变型、局灶性节段性肾小球硬化、膜性增生性肾小球肾炎、单纯系膜增生、增生性肾小球肾炎、膜性肾病等。儿童PNS最主要的病理类型是微小病变型肾病。

五、临床表现

水肿是最常见的临床表现，常最早为家长所发现。始自眼睑、颜面，渐及四肢全身，进展缓慢，指压有凹陷。严重者可有胸水、腹水。男孩阴囊水肿可使皮肤变薄而透明。水肿为可凹性，严重程度通常与预后无关。水肿的同时常有尿量减少。除水肿外，患儿可因长期蛋白质丢失出现蛋白质营养不良，出现倦怠无力、面色苍白、皮肤和毛发干燥、反复感染等症状。病程长或反复发作者发育落后。一般无明显血尿，大多数血压正常，约15%的患儿可有血压轻度升高。一般肾功能正常，急性肾衰竭少见。部分病例晚期可有肾小管功能障碍，出现低血磷性佝偻病、肾性糖尿、氨基酸尿和酸中毒等。

六、并发症

1. 感染 肾病患儿极易罹患各种感染，是最常见的并发症及引起死亡的主要原因。感染也常是病情反复和（或）加重的诱因，并可影响激素的疗效。常见的有呼吸道感染、泌尿道感染、皮肤感染及原发性腹膜炎，其中呼吸道感染最为多见，占50%以上。呼吸道感染中病毒感染常见。院内感染以呼吸道感染及泌尿道感染最为多见，致病菌以条件致病菌为主。

2. 高凝状态及血栓栓塞 肾病时体内凝血和纤溶系统的变化可导致血液处于高凝状态，并可发生血栓栓塞，其中以肾静脉血栓最多见。急性发作者表现为骤然发作的腹痛、肉眼血尿、少尿，检查有脊肋角压痛和肾区肿块，双侧者有急性肾功能减退。但临床以不同部位血管血栓形成的亚临床型更加常见，如下肢动脉或深静脉血栓、股动脉血栓、脑栓塞和肺栓塞等。

3. 钙及维生素 D 代谢紊乱 肾病时血中维生素 D 结合蛋白由尿中丢失，体内维生素 D 不足，影响肠道钙的吸收，并反馈导致甲状旁腺功能亢进。临床表现为低钙血症、循环中维生素 D 不足、骨钙化不良。

4. 低血容量 因血浆白蛋白低下、血浆胶体渗透压降低，本病常出现血容量不足，加以部分患儿长期不恰当忌盐，当有较急剧的体液丢失时即可出现程度不等的血容量不足的症状，如直立性低血压、肾前性氮质血症甚至出现休克。

5. 急性肾功能减退 本病急性期暂时性轻度氮质血症并不少见。

6. 肾小管功能障碍 可表现为糖尿、氨基酸尿、尿中高钾高磷、浓缩功能不足等。

七、辅助检查

1. 尿常规 尿蛋白定性多为+++~++++，24 小时尿蛋白定量≥50mg/(kg·d)。尿沉渣镜检可见透明管型及少数颗粒管型。肾炎性患儿还可见红细胞，且易见到肾上皮细胞及细胞管型。

2. 血浆蛋白 血浆总蛋白降低，白蛋白<30g/L 或更低，并有白蛋白/球蛋白比例倒置。球蛋白中 α_2-球蛋白、β-球蛋白和纤维蛋白原增高，γ-球蛋白下降，IgG 和 IgA 水平降低，IgE 和 IgM 有时升高。

3. 血清胆固醇 胆固醇明显增高>5.72mmol/L，其他脂类如甘油三酯、磷脂、低密度脂蛋白（LDL）和极低密度脂蛋白（VLDL）增高，高密度脂蛋白（HDL）多正常。

4. 高凝状态及血栓形成的检查 血小板增多，血小板聚集率增加，血浆纤维蛋白原增加，尿纤维蛋白裂解产物（FDP）增高。有可疑血栓形成者可行彩色多普勒超声检查以明确诊断，必要时可行数字减影血管造影检查。

5. 肾活检 大多数患儿不需要进行肾活检。NS 肾活检指征是糖皮质激素治疗耐药频繁复发者；临床或实验室证据支持肾炎性肾病、慢性肾小球肾炎者。

八、诊断与鉴别诊断

凡具有“三高一低”四大临床特征者即可诊断为肾病综合征。具体标准如下：大量蛋白尿（24 小时尿蛋白定量≥50mg/kg）、高度水肿、高胆固醇血症（>5.72mmol/L）、低白蛋白血症（血浆白蛋白<25g/L）。四项中大量蛋白尿及低白蛋白血症为诊断的必要条件。

PNS 还需与继发于全身性疾病的肾病综合征相鉴别。参考病史、体征及化验检查，除外引起继发性肾病综合征的病因后即可诊断为原发性肾病综合征。

根据有无低补体血症、镜下或肉眼血尿、氮质血症或高血压，区别单纯性及肾炎性肾病综合征。

九、治疗

采用以糖皮质激素为主的综合治疗。治疗包括控制水肿、维持水电解质平衡、供给适量营养、预防和控制感染。反复发作或对激素耐药者联合应用免疫抑制剂。

1. 一般治疗

（1）休息　一般不需绝对卧床，高度水肿及并发感染者应卧床，病情缓解后活动量逐渐增加，缓解 3~6 个月后可逐渐参加学习，但宜避免过度劳累。

（2）饮食　饮食不宜限制过严。有明显水肿和高血压者应短期限制水、钠摄入，给予低盐饮食每日 1~2g，水肿消退、血压正常，即恢复正常饮食。蛋白质摄入应控制在每日 1.5~2g/kg，以优质动物蛋白如乳、鱼、蛋及瘦肉等为宜。在应用糖皮质激素过程中每日应给予维生素 D400IU 及适量钙剂。

2. 对症治疗　激素敏感的病例，一般在用药7～10天后多可利尿消肿，故可不用利尿剂。严重水肿伴有尿少者可酌用利尿剂，氢氯噻嗪每日1～2mg/kg，分2～3次口服。顽固性水肿，可先扩容再利尿，有良好效果。应注意肾病患儿有效循环血量处于脆弱状态，利尿剂应用不当易导致低血容量性休克。

3. 糖皮质激素的治疗　糖皮质激素仍为治疗肾病综合征的首选药物。

（1）泼尼松　口服治疗应用最广泛，适用于初治患者。诊断确定后应尽早选用泼尼松治疗。短程疗法复发率高，临床上常用中长程疗法。可用于各种类型的肾病综合征。

短程疗法：泼尼松2mg/(kg·d) 口服4周或尿蛋白转阴后2周，然后剂量减少1/2或减少1/3，改为隔天晨顿服8周后骤停。

中程疗法：泼尼松2mg/(kg·d) 口服4周，若尿蛋白转阴，巩固治疗2周，最长不超过6周，然后改为每次2mg/kg，隔天晨顿服4周，此后2～4周减2.5～5mg，直至停药总疗程不少于6个月。

长程疗法：泼尼松2mg/(kg·d) 口服4周，尿蛋白未转阴者可继续口服至转阴后2周，最长不超过8周，后改为每次2mg/kg，隔天晨服，然后2～4周减量1次，直至停药，总疗程9～12个月。

（2）频繁复发和激素依赖性肾病的其他激素治疗　调整激素剂量和疗程：激素治疗后或在减量的过程中复发的病例，原则上再次恢复到初始疗效剂量或上一个疗效剂量，或改隔日疗法为每日疗法，或将激素减量的速度减慢，延长疗程，同时注意查找患儿有无感染或影响激素疗效的其他因素存在。

更换激素类型：对泼尼松疗效较差的病例，可换用其他糖皮质激素制剂，如地塞米松、阿赛松等。

甲泼尼龙冲击治疗：慎用，宜在肾脏病理基础上选择适应证。

应注意，长期超生理剂量使用糖皮质激素可出现以下副反应。①代谢紊乱：可出现蛋白质营养不良、高血糖、高血压和骨质疏松等。②精神症状：可出现欣快感、兴奋、失眠甚至精神病、癫痫发作等；还可发生消化性溃疡、白内障、无菌性股骨头坏死、生长停滞等。③易发生感染或诱发结核的活动。④急性肾上腺皮质功能不全或戒断综合征。

4. 免疫抑制剂的治疗　主要用于肾病综合征频繁复发，糖皮质激素依赖、耐药或出现严重副作用的患儿。一般与中小剂量的皮质激素合用有协同作用。常用的药物如下。

（1）环磷酰胺（CTX）　2.0～2.5mg/(kg·d) 口服，分3次口服，疗程8～12周，累积量不超过200mg/kg。静脉冲击时，每次10～12mg/(kg·d)，连续2天为一疗程，累积量＜150～200mg/kg，冲击时应充分水化。主要不良反应有胃肠反应、血白细胞减少、脱发、出血性膀胱炎及性腺损害（主要为男孩），故用药时，鼓励患儿多饮水。青春期应慎用。

（2）其他　包括苯丁酸氮芥、环孢素A、硫唑嘌呤等。

5. 抗凝及纤溶药物　由于肾病往往存在高凝状态及纤溶障碍，易并发血栓形成，需加用抗凝及溶栓药物，如肝素钠、双嘧达莫、尿激酶。

6. 免疫调节剂　适用于常伴感染、频繁复发或糖皮质激素依赖者。左旋咪唑2.5mg/kg，隔日用药，疗程6个月。副作用可有胃肠不适，流感样症状、皮疹、中性粒细胞减少等，停药即可恢复。

7. 血管紧张素转换酶抑制剂（ACEI）　尤其适用于有高血压的NS。常用卡托普利、依那普利、福辛普利等。

8. 中医药　中药对NS有一定疗效，可根据中医辨证论治，选用雷公藤多苷片、川芎嗪、肾炎舒等。

十、预后

儿童肾病综合征的预后与原发病病理类型、治疗反应密切相关。微小病变型预后最好，局灶性肾小球硬化、系膜毛细血管性肾小球肾炎预后最差。微小病变型90%～95%对首次应用激素有效，其中

85%可有复发，复发在第一年比以后更常见。3～4年未复发者，其后复发概率约为5%。NS患儿大多死于感染或糖皮质激素的严重副作用。

目标检测

答案解析

一、单选题

1. 有关急性肾小球肾炎的描述，下列正确的是
   A. 多见于8岁后的年长儿
   B. 1/3～1/2患者有镜下血尿
   C. 患者均有不同程度的高血压
   D. 水肿多为重度，指凹性明显
   E. 严重症状常在1～2周内发生
2. 急性肾小球肾炎与哪种病原体有关
   A. 金黄色葡萄球菌　B. 流感嗜血杆菌　C. 肺炎支原体
   D. A组β溶血性链球菌　E. 乙型肝炎病毒
3. 肾病综合征诊断中必备的两项条件是
   A. 大量蛋白尿，低蛋白血症　B. 高脂血症，水肿
   C. 高血压，酸碱平衡紊乱　D. 高血压，尿量减少
   E. 血尿，高血压
4. 肾病综合征最常见并发症是
   A. 呼吸道感染　B. 高凝状态及血栓形成
   C. 急性肾衰竭　D. 严重循环充血
   E. 低钠、低钾、低钙血症
5. 急性肾炎的主要临床表现是
   A. 水肿、蛋白尿、高血压、高脂血症
   B. 高血压、血尿、蛋白尿、低蛋白血症
   C. 水肿、血尿、少尿、高血压
   D. 少尿、水肿、蛋白尿、高脂血症
   E. 少尿、水肿、血尿、低蛋白血症
6. 8岁患儿，水肿、少尿4天。近1天来自诉头痛、头昏，频繁呕吐并抽搐1次。查体：T 37.3℃，BP 170/120mmHg，BUN 7.8mmol/L。尿常规：蛋白（++），红细胞>100个/HP，白细胞30个/HP。该患儿准确的诊断为
   A. 急进性肾炎　B. 慢性肾炎急性发作
   C. 肾炎性肾病，高血压脑病　D. 急性肾炎，高血压脑病
   E. 肾病综合征
7. 患儿，男，10岁。反复水肿半年。查体：BP 150/100 mmHg。尿常规：PRO（+++～++++），RBC 8～18/HP，BUN 10.8mmol/L，TP 40g/L，ALB 15g/L。诊断考虑为
   A. 急性链球菌感染后肾炎　B. 单纯性肾病
   C. 病毒性肾炎　D. 急进性肾炎

E. 肾炎性肾病

8. 患儿，男，5 岁。患肾病综合征，长期忌盐，5 天来低热，咳嗽，颜面四肢水肿，曾用呋塞米 4 支。体检：精神萎靡，嗜睡，手足冷，BP 74/40 mmHg，最可能的诊断是

A. 低钠血症　　B. 低钙血症　　C. 代谢性酸中毒

D. 代谢性碱中毒　　E. 低钾血症

9. 患儿，男，3 岁。因水肿、少尿 5 天入院。入院查体：BP 90/55mmHg，双眼睑水肿，双下肢凹陷性水肿。PRO（+++），ALB 20g/L，TC 7.72mmol/L，其最可能的诊断是

A. 急性肾小球肾炎　　B. 肾病综合征　　C. 急性肾衰竭

D. 慢性肾炎　　E. 以上都不是

10. 患儿，男，8 岁。水肿 5 天，伴血尿、少尿 2 天。查体：T 32 次/分，P 110 次/分，BP 130/95mmHg 烦躁、气促，颜面、双下肢明显水肿，两肺底可闻及中小水泡音，肝肋下 1cm。尿常规：PRO（+），RBC 20～30 个/HP，首先应采取的措施是

A. 应用止血药物　　B. 应用甘露醇　　C. 应用呋塞米

D. 应用硝苯地平　　E. 应用洋地黄类药物

二、思考题

1. 急性肾小球肾炎临床表现有哪些？
2. 肾病综合征的诊断标准是什么？

（孙慧楠）

书网融合……

本章小结

微课

题库

第十章　血液系统疾病

学习目标

1. 通过本章学习，重点把握血液系统疾病的临床表现、诊断、预防和治疗。

2. 学会对血液系统疾病的病史采集、体格检查，并能做出诊疗方案，能够指导家长正确预防血液系统相关疾病；具有与患儿及其家长进行有效沟通的能力。

情境导入

情境描述　患儿，男，14 个月。不爱活动，食欲减退，皮肤黏膜逐渐苍白，体格检查，肝脾淋巴结轻度肿大。血象示 Hb 75g/L，MCV 75fl，MCH 26pg，MCHC 0.28。血涂片显示红细胞大小不等，以小者为多，中央淡染区扩大，网织红细胞正常，白细胞和血小板正常，骨髓象显示有核红细胞增高，铁粒幼细胞减少。追问病史，未按时添加辅食。

讨论　1. 该患儿初步诊断是什么？

2. 首选的检查是什么？

3. 如何治疗？

第一节　儿童造血和血象特点

PPT

一、造血特点

（一）胚胎期造血

根据造血组织发育和造血部位发生的顺序，可将胚胎期造血分为三个不同的阶段。

1. 中胚叶造血期　胚胎第 3～6 周，由卵黄囊造血，在中胚叶组织中出现广泛的原始血液成分，主要是原始的有核红细胞。此现象在胚胎第 6 周后开始减退。

2. 肝脾造血期　胚胎第 6～8 周开始，肝脏出现造血组织，是胎儿中期的主要造血部位，4～5 个月时达高峰，至 6 个月后肝造血功能逐渐减退。肝造血主要产生有核红细胞，也可产生少量粒细胞和巨核细胞。胚胎第 8 周脾脏开始造血，主要生成红细胞，也生成粒细胞、淋巴细胞和单核细胞。胎儿 5 个月之后，脾脏造红细胞和粒细胞的功能逐渐减退，但终身维持造淋巴细胞功能。

胸腺是中枢淋巴器官，胚胎 6～7 周开始生成淋巴细胞。来源于卵黄囊、肝脏或骨髓的淋巴干细胞在胸腺中诱导分化为 T 淋巴细胞，并迁移至周围淋巴组织，这种功能维持终身。

此外，胚胎期胸腺还有短暂的生成红细胞和粒细胞功能。自胚胎第 11 周开始淋巴结生成淋巴细胞，自此，淋巴结成为终身造淋巴细胞和浆细胞的器官。

3. 骨髓造血期　胚胎第 6 周开始出现骨髓，胎儿 4 个月时骨髓开始造血，并迅速成为主要的造血器官，直至出生 2～5 周后成为唯一的造血场所。

（二）生后造血

1. 骨髓造血 出生后主要是骨髓造血。婴幼儿期所有骨髓均为红髓，全部参与造血，以满足生长发育的需要。5～7岁开始，脂肪组织（黄髓）逐渐代替长骨中的造血组织，因此年长儿和成人红骨髓仅限于肋骨、胸骨、脊椎、骨盆、颅骨、锁骨和肩胛骨等部分短骨、扁骨和不规则骨。黄髓有潜在的造血功能，当造血需要增加时，它可转变为红髓而恢复造血功能。

小儿在出生后头几年缺少黄髓，故造血代偿潜力小，如果需要增加造血，就会出现骨髓外造血。

2. 骨髓外造血 正常情况下，骨髓外造血极少。在婴幼儿期，当需要增加造血时，肝、脾、淋巴结可随时适应需要，恢复到胎儿时的造血状态，出现肝、脾、淋巴结肿大。同时外周血中可出现有核红细胞或（和）幼稚中性粒细胞。这是小儿造血器官的一种特殊反应，称为“骨髓外造血”，病因去除后即恢复正常的骨髓造血。

二、血象特点

（一）红细胞数和血红蛋白量

由于胎儿期处于相对缺氧状态，促红细胞生成素合成增加，故红细胞数和血红蛋白量较高，出生时红细胞数（5.0～7.0）$\times10^{12}$/L，血红蛋白150～220g/L。生后6～12小时因进食较少和不显性失水，其红细胞数和血红蛋白量往往比出生时高。生后随着自主呼吸的建立，血氧含量增加，促红细胞生成素减少，骨髓造血功能暂时性降低，网织红细胞减少；胎儿红细胞寿命较短，且破坏较多；婴儿生长发育迅速，循环血量迅速增加等因素，红细胞数和血红蛋白量逐渐降低，至2～3个月时（早产儿较早）红细胞数降至3.0$\times10^{12}$/L，血红蛋白降至100g/L左右，出现轻度贫血，称为“生理性贫血”。此贫血呈自限性，一般没有临床症状，3个月后，红细胞数和血红蛋白量又缓慢增加，约12岁时达成人水平。网织红细胞数在初生3天内为0.04～0.06，于生后第7天迅速下降至0.02以下，并维持在较低水平（约0.003），以后随生理性贫血恢复而短暂上升，婴儿期以后与成人大致相同。

（二）白细胞数与分类

初生时白细胞总数（15～20）$\times10^9$/L，生后6～12小时达（21～28）$\times10^9$/L，然后逐渐下降，1周时平均为12$\times10^9$/L，婴儿期白细胞数维持在10$\times10^9$/L左右，8岁以后接近成人水平。

白细胞分类主要是中性粒细胞与淋巴细胞比例的变化。出生时中性粒细胞约占0.65，淋巴细胞约占0.30。随着白细胞总数的下降，中性粒细胞比例也相应下降，生后4～6天时两者比例大约相等；至1～2岁时淋巴细胞约占0.60，中性粒细胞约占0.35，之后中性粒细胞比例逐渐上升，至4～6岁时两者比例又相等；以后白细胞分类与成人相似。此外，新生儿外周血中也可出现少量幼稚中性粒细胞，数天内消失。

（三）血小板数

血小板数与成人相似，为（150～300）$\times10^9$/L。

（四）血容量

儿童血容量相对较成人多，新生儿血容量约占体重的10%，平均300ml；儿童占体重的8%～10%；成人血容量占体重的6%～8%。

第二节 小儿贫血

PPT

贫血是指外周血中单位容积内的红细胞数或血红蛋白量低于正常。婴儿和儿童的红细胞数和血红蛋白量随年龄不同而有差异，根据世界卫生组织（WHO）的资料，血红蛋白的低限值在6个月~6岁者为110g/L，6~14岁为120g/L，海拔每升高1000米，血红蛋白上升4%；低于此值者为贫血。6个月以下的婴儿由于生理性贫血等因素，血红蛋白值变化较大，目前尚无统一标准。我国小儿血液会议（1989年）暂定：血红蛋白在新生儿期<145g/L，1~4个月时<90g/L，4~6个月时<100g/L者为贫血。

一、贫血分类

（一）程度分类

根据外周血血红蛋白含量或红细胞数可分为四度。

1. 轻度　血红蛋白Hb 90~120g/L，红细胞RBC（3~4）$\times10^{12}$。

2. 中度　血红蛋白Hb 60~90g/L，红细胞RBC（2~3）$\times10^{12}$。

3. 重度　血红蛋白Hb 30~60g/L，红细胞RBC（1~2）$\times10^{12}$。

4. 极重度　血红蛋白Hb<30g/L，红细胞RBC< 1$\times10^{12}$。

新生儿Hb 144~120g/L者为轻度，~90g/L者为中度，~60g/L者为重度，<60g/L者为极重度。

（二）病因分类

根据贫血的原因，分为3类。

1. 红细胞和血红蛋白生成不足　①造血物质缺乏：如缺铁性贫血，维生素B_{12}和叶酸缺乏、维生素B_6缺乏、铜缺乏、维生素C缺乏、蛋白质缺乏等。②骨髓造血功能障碍：如再生障碍性贫血、单纯红细胞再生障碍性贫血。③其他：感染性贫血、慢性肾病所致贫血、铅中毒、癌症性贫血等。

2. 溶血性贫血　①红细胞内在异常：包括红细胞膜结构缺陷（如遗传性球形红细胞增多症、阵发性睡眠性血红蛋白尿等）、红细胞酶缺乏（如葡萄糖-6-磷酸脱氢酶缺乏等）、血红蛋白合成或结构异常（如地中海贫血等）。②红细胞外在因素：包括免疫因素和非免疫因素所致贫血，前者为体内存在破坏红细胞的抗体，如新生儿溶血症、自身免疫性溶血性贫血、药物所致的免疫性溶血性贫血等；后者为感染、物理或化学因素、毒素等造成红细胞破坏。

3. 失血性贫血　包括急性失血和慢性失血引起的贫血。

（三）形态分类

根据红细胞数、血红蛋白量和血细胞比容计算红细胞平均容积（MCV）、红细胞平均血红蛋白量（MCH）和红细胞平均血红蛋白浓度（MCHC）的结果而将贫血分为四类（表10-1）。

表10-1　贫血的细胞形态分类

	MCV（fl）	MCH（pg）	MCHC（%）
正常值	80~94	28~32	32~38
大细胞性贫血	>94	>32	32~38
正细胞性贫血	80~94	28~32	32~38
单纯小细胞性贫血	<80	<28	32~38
小细胞低色素性贫血	<80	<28	<32

二、临床表现

贫血的临床表现与其病因、程度轻重、发生急慢等因素有关。急性贫血如急性失血或溶血，虽贫血程度轻，亦可引起严重症状甚至休克；慢性贫血，若机体各器官的代偿功能较好，可无症状或症状较轻，当代偿不全时才逐渐出现症状和体征。

1. 一般表现 皮肤、黏膜苍白为突出表现。贫血时皮肤（面、手掌等）、黏膜（睑结膜、口唇）及甲床呈苍白色；重度贫血时皮肤往往呈蜡黄色，易误诊为轻度黄疸。此外，病程较长的患儿还常有疲倦、毛发干枯、营养低下、体格发育迟缓等。

2. 造血器官反应 婴儿期的骨髓几乎全是红髓，当贫血时，骨髓代偿能力不足而出现骨髓外造血，导致肝、脾和淋巴结肿大，外周血中可出现有核红细胞和幼稚粒细胞。

3. 各系统受累表现

（1）循环和呼吸系统　贫血时可出现呼吸加速、心率加快、动脉压增高，有时可见毛细血管搏动。重度贫血代偿功能失调时，则出现心脏扩大，心前区闻及收缩期杂音，甚至发生充血性心力衰竭。

（2）消化系统　胃肠蠕动及消化酶分泌功能均受影响，出现食欲减退、恶心、腹胀或便秘等。偶有舌炎、舌乳头萎缩等。

（3）神经系统　常表现精神不振，注意力不集中，烦躁不安等。年长儿可有头痛、头晕、耳鸣及眼前发黑等。

三、诊断要点

贫血是一种症状和综合征，必须寻找出其贫血的原因，才能进行合理和有效的治疗。因此，详细询问病史、全面的体格检查和必要的实验室检查是贫血病因诊断的重要依据。

1. 病史

（1）发病年龄　可提供诊断线索。不同年龄发生贫血的病因不同。生后48小时内出现贫血伴有黄疸者，以新生儿溶血症可能性大；婴儿期发病者多考虑营养缺乏性贫血、遗传性溶血性贫血；儿童期发病者多考虑慢性失血性贫血、再生障碍性贫血等。

（2）病程经过和伴随症状　起病快、病程短者，提示急性溶血或急性失血；起病缓慢者，提示营养性贫血、慢性失血、慢性溶血等。如伴有黄疸和血红蛋白尿提示溶血；伴有呕血、便血、血尿、瘀斑等提示出血性疾病；伴有神经和精神症状如嗜睡、震颤、发育倒退等提示维生素B_{12}缺乏；肿瘤性疾病多伴有发热、肝脾及淋巴结肿大。

（3）个人史　出生情况、喂养史等对诊断营养性贫血很重要。单纯乳类喂养，未及时添加辅食的婴儿，易患缺铁性贫血或巨幼细胞贫血；幼儿及年长儿饮食质量差、存在不良饮食习惯者，可能为缺铁性贫血。

（4）既往史　询问有无寄生虫病特别是钩虫病史；有无其他系统疾病，包括消化系统疾病、慢性肾病、严重结核、慢性炎症性疾病等可引起贫血的有关疾病；有无服用对造血系统有不良影响的药物，如氯霉素、磺胺等。

（5）家族史　与遗传有关的贫血，如遗传性球形红细胞增多症、葡萄糖-6-磷酸脱氢酶缺乏、地中海贫血等，家族中常有同样患者。

2. 体格检查

（1）生长发育　慢性贫血往往有生长发育障碍。某些遗传性溶血性贫血，特别是重型β地中海贫血，除发育障碍外还伴有特殊面貌，如头颅增大、颧骨突出、额部隆起、眼距增宽，以及鼻梁塌陷等。

（2）营养状况　营养不良常伴有慢性贫血。

（3）皮肤、黏膜　苍白程度一般与贫血成正比。长期慢性贫血者皮肤苍黄，甚至呈古铜色。如贫血伴有皮肤、黏膜出血或瘀斑，要注意排除出血性疾病和白血病。

（4）指甲和毛发　缺铁性贫血的患儿指甲菲薄、脆弱，严重者扁平甚至呈匙形反甲。巨幼细胞贫血患儿头发细黄、干稀、无光泽，有时呈绒毛状。

（5）肝脾和淋巴结　肝脾和淋巴结肿大是婴幼儿贫血的重要体征。如肝脾明显肿大且以脾大为主者，多提示遗传性溶血性贫血；贫血伴有明显淋巴结肿大者，应考虑造血系统恶性病变。

3. 实验室检查

（1）外周血象　血液检查是贫血的诊断和鉴别诊断不可缺少的项目，可判断有无贫血及其程度，并可根据形态分类协助病因分析。观察血涂片中红细胞大小、形态及染色情况，对贫血的诊断有很大帮助。网织红细胞计数可反映骨髓造红细胞的功能，增多提示骨髓造血功能活跃，可见于溶血或失血性贫血；减少提示造血功能低下，可见于再生障碍性贫血、营养性贫血等。治疗过程中定期检查网织红细胞计数，有助于判断疗效，如缺铁性贫血经合理治疗后，网织红细胞1周左右开始增加。

（2）骨髓检查　骨髓检查可直接了解骨髓造血细胞的质和量变化，对某些贫血性疾病如白血病、再生障碍性贫血、巨幼细胞贫血具有重要诊断价值。

（3）其他检查　血红蛋白分析对地中海贫血和异常血红蛋白病的诊断有重要意义。红细胞酶活性测定对先天性红细胞酶缺陷所致的溶血性贫血有诊断意义。抗人球蛋白试验可协助自身免疫性溶血的诊断。血清铁、铁蛋白、红细胞游离原卟啉等检查可帮助诊断缺铁性贫血。

四、治疗原则

1. 去除病因　是治疗贫血的关键。

2. 一般治疗　加强护理，预防感染，改善饮食等。

3. 药物治疗　针对贫血的病因，选择有效药物给予治疗，如用铁剂治疗缺铁性贫血，用维生素 B_{12} 和叶酸治疗巨幼细胞贫血等。

4. 输血治疗　当贫血引起心功能不全时，输血治疗是抢救措施。对代偿功能良好的长期慢性贫血者，可不必输血；必须输血时应注意输血量和速度，贫血愈严重，一次输注量愈少且速度愈慢。对于贫血合并肺炎的患儿，每次输血量更应减少，速度减慢。

5. 造血干细胞移植　这是目前治疗严重遗传性溶血性贫血、再生障碍性贫血和白血病的有效治疗方法。

6. 并发症治疗　婴幼儿贫血易合并急慢性感染、营养不良、消化功能紊乱等，应予积极治疗。

第三节　营养性贫血

PPT

一、缺铁性贫血 微课

缺铁性贫血（iron deficiency anemia，IDA）是体内铁缺乏导致血红蛋白合成减少，临床上以小细胞低色素性贫血、血清铁蛋白减少和铁剂治疗有效为特点。婴幼儿发病率最高，严重危害小儿健康，是我国重点防治的小儿常见病之一。

（一）铁的代谢

人体内的铁分为两类，第一类是功能铁，约占总铁量的70%，主要是血红蛋白铁，其次是肌红蛋白铁，还有少量参与各种含铁酶的合成；第二类为贮存铁，约占总铁量的30%，主要以铁蛋白及含铁血黄素形式存在。铁的来源主要有两个途径。①外源性铁：主要从食物中摄取。动物性食物含铁高，吸收率为10%～25%；植物性食物中的铁吸收率低，为1.7%～7.9%。母乳与牛乳含铁量均低，但母乳的铁吸收率比牛乳高2～3倍。②内源性铁：体内红细胞衰老或破坏所释放的血红蛋白铁，几乎全部被再利用。

食物中的铁主要以Fe^{2+}形式在十二指肠和空肠上段被吸收，进入肠黏膜细胞的Fe^{2+}被氧化成Fe^{3+}，其中一部分与细胞内的去铁蛋白结合形成铁蛋白，暂时保存在肠黏膜细胞中；另一部分与细胞质中载体蛋白结合进入血液，与血浆中的转铁蛋白（Tf）结合，随血液循环将铁运送到需铁组织和贮铁组织，供给机体利用。红细胞破坏后释放出的铁，也同样通过与转铁蛋白结合后运送到骨髓等组织，被利用或贮存。正常情况下，血浆中的转铁蛋白仅1/3与铁结合，此结合的铁称为血清铁（SI）；其余2/3的转铁蛋白仍具有与铁结合的能力，在体外加入一定量的铁可使其成饱和状态，所加的铁量即为未饱和铁结合力。血清铁与未饱和铁结合力之和称为血清总铁结合力（TIBC）。血清铁在总铁结合力中所占的百分比称为转铁蛋白饱和度（TS）。铁到达骨髓造血组织后即进入幼红细胞，与原卟啉、珠蛋白结合形成血红蛋白。在体内未被利用的铁以铁蛋白及含铁血黄素的形式贮存。在机体需要铁时，这两种铁均可被利用，通过还原酶的作用，使铁蛋白中的Fe^{3+}释放，被氧化成Fe^{2+}，与转铁蛋白结合后被运送到需铁组织。

正常情况下，每日仅有极少量的铁排出体外。儿童每日需铁量相对较成人为多。自生后4个月至3岁，每天约需铁1mg/kg；早产儿需铁较多，约为2mg/kg；各年龄儿童每天摄入总量不宜超过15mg。胎儿通过胎盘从母体获得铁，足月儿从母体所获得的铁足够其生后4~5个月所需，未成熟儿从母体获得的铁较少，故早产儿容易发生缺铁。出生后4个月，婴儿从母体获取的铁逐渐耗尽，加上生长发育迅速，造血活跃，因此对膳食中铁的需要增加，而母乳或牛乳喂养均不能满足机体对铁的需要，故6个月~2岁小儿缺铁性贫血发生率高。青春期由于生长发育迅速而对铁的需要量增加，初潮后少女如月经过多，造成铁的丢失，也是此期缺铁的原因。

（二）病因

1. 铁摄入量不足 这是缺铁性贫血的主要原因。母乳、牛乳、谷物中含铁量均低，如不及时添加含铁较多的辅食，容易发生缺铁性贫血。

2. 生长发育因素 婴儿期生长发育较快，随着体重增加，血容量也增加较快，需铁量增多，如不及时添加含铁丰富的食物，则容易出现缺铁。

3. 铁的吸收障碍 食物搭配不合理可影响铁的吸收。慢性腹泻不仅铁的吸收不良，而且铁的排泄也增加。植物纤维、茶、咖啡、蛋、牛奶、抗酸药物等可抑制铁的吸收。

4. 铁的丢失过多 正常婴儿每天排泄铁量相对比成人多。每1ml血约含铁0.5mg，长期慢性失血可致贫血，儿童常见的引起慢性失血的疾病，如肠息肉、梅克尔憩室、膈疝、钩虫病等可致缺铁性贫血。

5. 先天储铁不足 胎儿从母体获得的铁以妊娠最后3个月最多，故早产、双胎或多胎、胎儿失血和孕母严重缺铁等均可使胎儿储铁减少。

（三）发病机制

1. 缺铁时贫血的发生机制 铁是合成血红蛋白的原料，缺铁时血红蛋白合成减少，导致新生红细胞内血红蛋白含量不足，细胞质减少，细胞体积变小；而缺铁对细胞分裂、增殖影响较小，故红细胞数量减少程度不如血红蛋白减少明显，从而形成小细胞低色素性贫血。

缺铁性贫血要经过以下三个阶段。①铁减少期（ID）：此期体内贮存铁已减少，但供红细胞合成血红蛋白的铁尚未减少；②红细胞生成缺铁期（IDE）：此期贮存铁进一步耗竭，红细胞生成所需的铁亦不足，但循环中血红蛋白的量尚未减少；③缺铁性贫血期（IDA）：此期出现小细胞低色素性贫血，还有一些非造血系统的症状。

2. 缺铁对其他系统的影响 缺铁可影响肌红蛋白的合成，并可使多种含铁酶的活性减低，由于这些酶参与生物氧化、组织呼吸、神经介质的分解与合成，故铁缺乏时可造成细胞功能紊乱，重要的神经介质不能发挥功能，从而产生相应的器官功能异常，出现胃酸分泌减少、脂肪吸收不良、舌炎、反甲、感染，以及易疲劳、表情淡漠、注意力减退和智力减低等。

（四）临床表现

任何年龄均可发病，以6个月至2岁最多见。发病缓慢，其临床表现随病情轻重而有不同。

1. 一般表现 皮肤黏膜逐渐苍白，以唇、口腔黏膜及甲床较明显。患儿易疲乏，不爱活动，年长儿可诉头晕、眼前发黑、耳鸣等。

2. 髓外造血表现 肝、脾可轻度肿大。年龄愈小、病程愈久、贫血愈重，肝脾大愈明显。

3. 非造血系统症状

（1）消化系统症状 食欲减退，少数有异食癖（如嗜食泥土、墙皮、煤渣等）；可有呕吐、腹泻、口腔炎、舌炎或舌乳头萎缩；重者可出现萎缩性胃炎或吸收不良综合征。

（2）神经系统症状 表现为烦躁不安或萎靡不振，精神不集中、记忆力减退，智力多数低于同龄儿。

（3）心血管系统症状 明显贫血时心率增快，严重者心脏扩大，甚至发生心力衰竭。

（4）其他 因细胞免疫功能降低，常合并感染。可因上皮组织异常而出现反甲。

（五）实验室检查

1. 外周血象 血红蛋白降低比红细胞数减少明显，呈小细胞低色素性贫血。外周血涂片可见红细胞大小不等，以小细胞为多，中央淡染区扩大。平均红细胞容积（MCV）<80fl，平均红细胞血红蛋白量（MCH）<28pg，平均红细胞血红蛋白浓度（MCHC）<31%。网织红细胞数正常或轻度减少。白细胞、血小板一般无改变。

2. 骨髓象 呈增生活跃，以中、晚幼红细胞增生为主。各期红细胞均较小，胞质少，染色偏蓝，显示胞质成熟程度落后于胞核。粒细胞和巨核细胞系一般无明显异常。

3. 有关铁代谢的检查

（1）血清铁蛋白（SF） 可较敏感地反映体内贮存铁情况，是诊断铁减少期的敏感指标。正常值（放射免疫法）：<3个月194～238μg/L，3个月后18～91μg/L。低于12μg/L，提示缺铁。

（2）红细胞游离原卟啉（FEP） 红细胞内缺铁时FEP不能完全与铁结合成血红素，未被利用的FEP在红细胞内堆积，导致FEP值增高，当FEP>0.9μmol/L（500μg/dl）即提示细胞内缺铁。如SF值降低、FEP升高而未出现贫血，这是红细胞生成缺铁期的典型表现。FEP增高还见于铅中毒、慢性炎症等。

（3）血清铁（SI）、总铁结合力（TIBC）和转铁蛋白饱和度（TS） 这三项检查反映血浆中铁含量，通常在IDA期才出现异常：即SI和TS降低，TIBC升高。SI正常值为12.8～31.3μmol/L（75～175μg/dl），<9.0～10.7μmol/L（50～60μg/dl）有意义，但其生理变异大，并且在感染、恶性肿瘤、类风湿关节炎等疾病时也可降低。TIBC>62.7μmol/L（350μg/dl）有意义，其生理变异较小，在病毒性肝炎时可增高。TS<15%有诊断意义。

（六）诊断与鉴别诊断

1. 诊断 根据病史特别是喂养史、临床表现和血象特点，一般可做出初步诊断。进一步做有关铁代谢的检查有确诊意义。必要时可做骨髓检查。铁剂治疗有效可证实诊断。

2. 鉴别诊断 地中海贫血、异常血红蛋白病、维生素B_6缺乏性贫血、铁粒幼红细胞性贫血等亦表现为小细胞低色素性贫血，应根据各病临床特点和实验室检查加以鉴别。

（七）治疗

主要原则为去除病因和补充铁剂。

1. 一般治疗 加强护理，避免感染，饮食增加含铁丰富的食物，注意饮食的合理搭配，注意休息。

2. 病因治疗 尽可能查找缺铁的原因和基础疾病，并采取相应措施去除病因，如纠正厌食和偏食等不良饮食习惯、治疗慢性失血疾病等。

3. 铁剂治疗

（1）口服铁剂 铁剂治疗是特效措施，主张口服易于吸收的二价铁盐制剂。常用的口服铁剂有硫酸亚铁、富马酸亚铁、葡萄糖酸亚铁、琥珀酸亚铁等，应按元素铁计算补铁剂量，每日补充元素铁4～6mg/kg，分3次口服，两餐之间服用，可同服维生素C促进铁的吸收。牛奶、茶、咖啡及抗酸药等与铁剂同服影响铁的吸收。循证医学资料表明，间断补充元素铁每次1～2mg/kg，每周1～2次或每日1次亦可达到补铁的效果，疗程2～3个月。

（2）注射铁剂 较易发生不良反应和致死性过敏反应，应慎用。适用于口服铁剂后无效，或胃肠反应严重，胃肠手术后不能口服铁剂者。

（3）铁剂治疗后反应 口服铁剂12～24小时后，细胞内含铁酶开始恢复，烦躁等精神症状减轻，食欲增加。网织红细胞于服药2～3天后开始上升，5～7日达高峰，2～3周后下降至正常。治疗1～2周后血红蛋白逐渐上升，通常于治疗3～4周达到正常。如3周内血红蛋白上升不足20g/L，注意寻找原因。如治疗反应满意，血红蛋白恢复正常后再继续服用铁剂6～8周，以增加铁贮存。

4. 输红细胞 适应证：①贫血严重，尤其是发生心力衰竭者；②合并感染；③急需外科手术者。贫血愈严重，每次输注量应愈少。Hb在30g/L以下者，应采用等量换血方法；Hb在30～60g/L者，每次可输注浓缩红细胞4～6ml/kg。

（八）预防

缺铁性贫血是可以预防的疾病。主要预防措施包括：①做好卫生宣教工作，使全社会尤其是家长认识到缺铁对儿童的危害性及预防的重要性。②加强孕期健康教育及预防，摄入富含铁的食物，从妊娠3个月开始可按元素铁60mg/d口服补铁。③做好喂养指导，提倡母乳喂养，因母乳中铁的吸收率较高；及时添加含铁丰富且铁吸收率高的辅助食品，并注意膳食合理搭配。④婴幼儿食品（谷类制品、牛奶制品等）应加入适量铁剂强化。⑤对早产儿，尤其是低体重的早产儿宜自2个月左右给予铁剂预防。

二、巨幼细胞贫血

巨幼细胞贫血是由于维生素B_{12}或（和）叶酸缺乏所致的一种大细胞性贫血。主要临床特点是贫血、神经精神症状、红细胞体积变大、骨髓中出现巨幼细胞、用维生素B_{12}或（和）叶酸治疗有效。

（一）病因

1. 摄入量不足 单纯母乳喂养而未及时添加辅食的婴儿，以及人工喂养不当及严重偏食的婴幼儿，其饮食中缺乏肉类、动物肝脏及蔬菜，可致维生素B_{12}和叶酸缺乏。羊乳含叶酸量低，单纯以羊乳喂养者，可致叶酸缺乏。

2. 需要量增加 婴儿生长发育较快，对叶酸、维生素B_{12}的需要量也增加，严重感染者维生素B_{12}的消耗量增加。若供给不充足，可导致缺乏。

3. 吸收和运输障碍 食物中维生素B_{12}的吸收是先与胃底部壁细胞分泌的糖蛋白结合成复合物，由回肠末端黏膜吸收，运送到肝脏贮存，此过程任何一个环节异常均可致维生素B_{12}缺乏。叶酸亦在小肠吸收，慢性腹泻、小肠病变、小肠切除等可影响叶酸吸收。

4. 药物作用 长期应用广谱抗生素可使正常结肠内含叶酸的细菌被清除而减少叶酸的供应。长期服用抗癫痫药也可导致叶酸缺乏。

（二）发病机制

体内叶酸经叶酸还原酶的还原作用和维生素 B_{12}的催化作用变成四氢叶酸，后者是 DNA 合成过程中必需的辅酶。维生素 B_{12}或叶酸缺乏均可致四氢叶酸生成减少，从而引起 DNA 合成不足。幼稚红细胞内的 DNA 合成减少使其分裂和增殖时间延长，导致细胞核的发育落后于胞质（但胞浆血红蛋白的合成不受影响），红细胞的胞体变大，形成巨幼红细胞。由于红细胞生成速度慢，加之异形的红细胞在骨髓内易被破坏，进入血循环的成熟红细胞寿命也较短，从而造成贫血。粒细胞核也因 DNA 合成不足而成熟障碍，出现巨大幼稚粒细胞和中性粒细胞分叶过多现象。巨核细胞也出现核发育障碍而致巨大血小板。维生素 B_{12}与神经髓鞘的脂蛋白形成有关，因而能保持中枢和外周神经髓鞘的功能完整性。当缺乏时，神经髓鞘受损，可出现神经精神症状。叶酸缺乏主要引起情感改变，偶见深感觉障碍，机制不明。

（三）临床表现

6 个月 ~2 岁多见，起病缓慢。

1. 贫血表现　颜面多呈虚胖、蜡黄，睑结膜、口唇、指甲等处苍白，毛发黄、纤细稀疏。易疲乏无力，常伴有肝脾大。偶有轻度黄疸。严重者皮肤有出血点或瘀斑。

2. 神经精神症状　可出现烦躁不安、易怒等症状。维生素 B_{12}缺乏者表现为表情呆滞、目光发直、对周围反应迟钝、嗜睡、不认亲人、少哭不笑及智力动作发育落后甚至退步。严重者可出现震颤，手足无意识运动，甚至抽搐、感觉异常、共济失调、踝阵挛和 Babinski 征阳性等。叶酸缺乏不发生神经系统症状，但可导致精神异常。

3. 消化系统症状　常出现较早，如厌食、恶心、呕吐、腹泻和舌炎等。

（四）实验室检查

1. 外周血象　呈大细胞性贫血，MCV >94fl，MCH >32pg。血涂片可见红细胞大小不等，以大细胞居多，可见巨幼变的有核红细胞，中性粒细胞呈分叶过多现象以及巨大血小板。网织红细胞、白细胞、血小板计数常减少。

2. 骨髓象　增生明显活跃，以红细胞系增生为主，粒、红系均出现巨幼变，表现为胞体变大、核染色质粗而松。中性粒细胞的胞质空泡形成，核分叶过多。巨核细胞的核有分叶过度现象。

3. 血清维生素 B_{12}和叶酸测定　血清维生素 B_{12}正常值为 200 ~800ng/L，<100ng/L 为缺乏。血清叶酸水平正常值为 5 ~6μg/L，<3μg/L 为缺乏。

（五）诊断

根据病史、临床表现、血象和骨髓象可以做出诊断。在此基础上，如神经精神症状明显，则考虑为维生素 B_{12}缺乏所致。有条件时测定血清维生素 B_{12}或叶酸水平可进一步协助确诊。

（六）治疗

1. 一般治疗　注意营养，及时添加辅食；加强护理，防止感染。

2. 去除病因　对引起维生素 B_{12}和叶酸缺乏的原因应予去除。

3. 维生素 B_{12}和叶酸治疗　有神经精神症状者，应以维生素 B_{12}治疗为主，如单用叶酸反而有加重症状的可能。维生素 B_{12}每次 100μg，肌内注射，每周 2 ~3 次，连用数周，直至临床症状好转，血象恢复正常为止。当有神经系统受累表现时，可予每日 1mg，连续肌注 2 周以上；由于维生素 B_{12}吸收缺陷所致者，每月肌注 1mg，长期应用。用维生素 B_{12}治疗 6 ~7 小时，骨髓内巨幼红细胞可转为正常幼红细胞；一般精神症状 2 ~4 天后好转；网织红细胞 2 ~4 天开始增加，6 ~7 天达高峰，2 周后降至正常；神经精神症状恢复较慢。叶酸用法：剂量为每次 5mg，每日 3 次，口服，连续数周至临床症状好转、血象恢复正常为止。同时口服维生素 C 有助于叶酸的吸收。口服叶酸 1 ~2 天后食欲好转，骨髓中巨幼红细胞转为正常；2～4天网织红细胞增加，4～7天达高峰；2～6周红细胞和血红蛋白恢复正常。先天性叶酸吸收障碍者，口服叶酸剂量应增至每日15～50mg才有效。

（七）预防

改善哺乳母亲的营养，婴儿应及时添加辅食，注意饮食均衡，及时治疗肠道疾病，注意合理应用抗叶酸代谢药物。

第四节　免疫性血小板减少性紫癜

PPT

免疫性血小板减少性紫癜（immune thrombocytopenia，ITP），过去称特发性血小板减少性紫癜，是儿童最常见的出血性疾病。其主要临床特点为皮肤、黏膜自发性出血和束臂实验阳性，血小板减少，出血时间延长和血块收缩不良。

一、病因和发病机制

病因不十分明确。现多认为ITP是与病毒感染有关的免疫性出血性疾病。患儿在发病前常有病毒感染史。病毒感染导致血小板减少的机制可能是由于：病毒感染后机体产生相应的抗体，这类抗体与血小板膜发生交叉反应，使血小板受损而被单核－巨噬细胞系统所清除；病毒感染后体内形成的抗原－抗体复合物附着于血小板表面，使血小板易被单核－巨噬细胞系统吞噬和破坏，使血小板的寿命缩短，导致血小板减少；血小板和巨核细胞有共同抗原性，抗血小板抗体同样作用于骨髓中巨核细胞，导致巨核细胞生成和释放均受到严重影响，使血小板进一步减少。

二、临床表现

本病见于各年龄儿童，1～5岁多见，发病无性别差异，冬春季节发病较多。发病前1～3周常有急性病毒感染史，如上呼吸道感染、流行性腮腺炎、水痘、风疹、麻疹、传染性单核细胞增多症等，偶见于免疫接种后。部分患儿可有发热。典型表现为自发性皮肤和黏膜出血。多为针尖大小的皮内或皮下出血点，也可为紫癜和瘀斑，少见皮肤出血斑和血肿。出血点或紫癜分布不均，以四肢为多，在易于碰撞的部位更多见。常伴有鼻出血或齿龈出血。胃肠道大出血少见，偶见肉眼血尿。青春期女性患者可有月经过多。少数患者可有结膜下和视网膜出血。颅内出血少见，如一旦发生，则预后不良。出血严重者可致贫血，偶见肝脾轻度肿大，淋巴结无肿大。80%～90%的患儿于发病后1～6个月内痊愈，10%～20%的患儿呈慢性病程。病死率为0.5%～1%，主要致死原因为颅内出血。

三、实验室检查

（一）外周血象

血小板计数$<100\times10^9/L$。出血轻重与血小板数多少有关，血小板$<50\times10^9/L$时可见自发性出血，$<20\times10^9/L$时出血明显，$<10\times10^9/L$时出血严重。出血较多时可致贫血，白细胞数正常。出血时间延长，凝血时间正常，血块收缩不良。血清凝血酶原消耗不良。

（二）骨髓象

急性病例骨髓巨核细胞数增多或正常。慢性者巨核细胞显著增多，幼稚巨核细胞增多，核分叶减少，核浆发育不平衡，产生血小板的巨核细胞明显减少，其胞质中有空泡形成、颗粒减少和胞质量少等现象。

（三）其他检查

1. 血小板抗体测定 主要是PAIgG增高，但PAIgG增高并非ITP的特异性改变，其他免疫性疾病亦可增高。

2. 血小板寿命测定 经放射性核素^{51}Cr或^{111}In标记血小板测定其寿命，发现患者血小板存活时间明显缩短，甚至只有数小时（正常为8~10天），一般不作为常规检查。

3. 束臂试验阳性。

四、诊断与鉴别诊断

根据病史、临床表现和实验室检查，即可做出诊断。根据病程长短和病情轻重分为4型。

（一）诊断分型

1. 新诊断ITP 确诊后3个月以内的ITP患者。

2. 持续性ITP 确诊后3个月至12个月血小板持续减少的ITP患者。

3. 慢性ITP 血小板持续减少超过12个月的ITP患者。

4. 重症ITP 血小板$<10\times10^9/L$，发病时存在出血症状或常规治疗中发生新的出血症状，且需要应用其他升血小板药物治疗或增加现有治疗的药物剂量。

（二）鉴别诊断

1. 急性白血病 ITP易与外周血白细胞不增高的急性白血病相混淆，后者通过血涂片和骨髓检查可见到白血病细胞。

2. 再生障碍性贫血 患儿表现为发热、贫血和出血，肝、脾和淋巴结无肿大，与ITP合并贫血者相似。再障贫血严重，外周血白细胞数和中性粒细胞数减少，巨核细胞减少，骨髓造血功能减低有助于诊断。

3. 过敏性紫癜 表现为出血性斑丘疹，成批出现，对称分布，多见于下肢和臀部，血小板数正常，易于鉴别。

4. 继发性血小板减少性紫癜 脾功能亢进、化学药物、部分自身免疫性疾病（如系统性红斑狼疮等）、某些溶血性贫血和恶性肿瘤侵犯骨髓等均可导致血小板减少，应注意鉴别。

五、治疗

（一）一般治疗

急性出血期间应住院治疗，避免外伤，适当限制活动，如有明显出血应卧床休息。积极预防及控制感染，避免服用影响血小板功能的药物（如阿司匹林等）。

（二）糖皮质激素

常用泼尼松，剂量为1.5~2mg/(kg·d)，分3次口服。出血严重者可用地塞米松或甲泼尼龙大剂量冲击疗法，静脉滴注，连用3天，症状缓解后改口服泼尼松。用药至血小板数回升、接近正常水平即可逐渐减量，疗程一般为4周。停药后如有复发，可再用泼尼松治疗。

（三）大剂量静脉丙种球蛋白

常用剂量为0.4~0.5g/(kg·d)，连续5天静脉滴注；或每次1g/kg静脉滴注，必要时次日可再用1次；以后每3~4周1次。

（四）抗-D免疫球蛋白

又称抗Rh球蛋白，其作用机制尚未完全清楚，主要作用是封闭网状内皮细胞的Fc受体。其升高血小板作用较激素和大剂量丙种球蛋白慢，但持续时间长。常用剂量为每日 25 ~ 50μg/kg，静脉注射，连用 5 天为 1 疗程。主要副作用是轻度溶血性输血反应和 Coombs 试验阳性。

（五）血小板输注

若发生颅内出血或危及生命的出血，应积极输注浓缩血小板以达到迅速止血的目的。

（六）脾切除

脾切除有效率约 70%，适用于病程超过一年，血小板持续 $<50\times10^9/L$（尤其是 $<20\times10^9/L$），有较严重的出血症状，内科治疗效果不好者，手术宜在 6 岁以后进行。10 岁以内发病的患者，其 5 年自然缓解机会较大，尽可能不做脾切除。术前必须做骨髓检查，巨核细胞数减少者不宜做脾切除。术前 PAIgG 极度增高者，脾切除的疗效亦较差。

（七）免疫抑制剂及其他药物

长春新碱、环磷酰胺和环孢素 A 等免疫抑制剂，单药或联合化疗，主要用于治疗慢性型 ITP，因副反应较多，应慎重使用，应用过程中应密切观察。其他药物如利妥昔单抗、重组人血小板生成素（TPO）、干扰素 α-2b 等，均可用于慢性 ITP 或难治性 ITP。

PPT

第五节　急性白血病

白血病（leukemia）是造血组织中某一血细胞系统过度增生，浸润到各组织和器官，从而引起一系列临床表现的恶性血液病，是我国最常见的小儿恶性肿瘤。我国 10 岁以下儿童白血病发生率为 3/10 万 ~ 4/10 万，男多于女，急性白血病占 90% ~ 95%，慢性白血病仅占 3% ~ 5%。

一、病因和发病机制

（一）病因

发病可能与下列因素有关。

1. 理化因素　电离辐射能引起白血病，苯及其衍生物、氯霉素和细胞毒药物等均可诱发急性白血病。

2. 遗传因素　白血病的发生与遗传因素有关。有遗传缺陷的儿童如唐氏综合征、先天性睾丸发育不全症及严重联合免疫缺陷病等患儿，其白血病的发病率较一般儿童明显增高。

3. 病毒感染　已证实属于 RNA 病毒的反转录病毒可引起人类 T 淋巴细胞白血病。

（二）发病机制

发病机制尚未完全明确，下列机制可能在白血病的发病中起重要作用。

1. 原癌基因的转化　人类和许多哺乳动物体内存在原癌基因。正常情况下，其主要功能是参与调控细胞的增殖、分化和衰老、死亡；当机体受到致癌因素的作用时，原癌基因可发生点突变、染色体重排或基因扩增，转化为肿瘤基因，从而导致白血病的发生。

2. 抑癌基因畸变　正常人体存在着抑癌基因，当这些基因发生突变、缺失等变异时，失去其抑癌活性，造成癌细胞异常增殖而发病。

3. 细胞凋亡受抑　细胞凋亡是在基因调控下的一种细胞主动自我消亡过程，是人体组织器官发育中细胞清除的正常途径。当细胞凋亡受到抑制或阻断时，细胞没有正常凋亡而继续增殖导致恶变。

二、分类与分型

根据增生的白细胞种类的不同，可分为急性淋巴细胞白血病（急淋，ALL）和急性非淋巴细胞白血病（急非淋，ANLL）两大类，前者占小儿白血病的70%～85%。目前，常采用形态学（M）、免疫学（Ⅰ）和细胞遗传学（C），即MIC综合分型，以指导治疗和提示预后。

1. 形态学分型（FAB分型） 将ALL分成L_1、L_2、L_3三型。①L_1型：以小细胞为主，平均直径6.6μm，核染色质均匀，核形规则，核仁很小，一个或无；细胞质少，细胞质空泡不明显。②L_2型：以大细胞为主，大小不一，平均直径8.7μm，核染色质不均匀，核形不规则，核仁一个或多个，较大；细胞质量中等，细胞质空泡不定。③L_3型：以大细胞为主，细胞大小一致，核染色质细点状，均匀，核形规则；核仁一个或多个；细胞质量中等，细胞质空泡明显。上述3型中以L_1型多见，占80%以上；L_3型最少，占4%以下。将ANLL分成M_0、M_1、M_2、M_3、M_4、M_5、M_6、M_7八型。

2. 免疫学分型 淋巴细胞在不同的发育和分化阶段表达不同的抗原，用单克隆抗体检测淋巴细胞的分化抗原，可将ALL分成T、B两大系列和不同的亚型，其中以B系急性淋巴细胞白血病（B－ALL）更多见。

3. 细胞遗传学和分子生物学分类 从亚细胞水平和分子水平检测白血病细胞的染色体DNA的变化，根据不同情况进行分类，目前应用较少。。

4. 临床分型 根据临床特点，将ALL分为3型，即标危型急淋（SR－ALL）、中危型急淋（IR－ALL）、高危型急淋（HR－ALL）；将ANLL分为2型，即标危型（SR）和高危型（HR）。

三、临床表现

各型急性白血病的临床表现基本相同，主要表现如下。

（一）一般症状

大多起病急，少数缓慢。早期症状有精神不振、乏力、食欲低下，鼻衄或齿龈出血等。少数患儿以发热和类似风湿热的关节痛，局部骨骼疼痛等首发症状。

（二）发热

多数有发热，热型不定，一般不伴寒战。发热主要原因是白血病性发热，多为低热且抗生素治疗无效；其次是合并感染，多为高热。

（三）贫血

贫血出现较早，随病情发展逐渐加重，常见面色苍白、虚弱无力、活动后气促等。贫血主要是由于骨髓造血干细胞受到抑制所致。

（四）出血

出血为常见的早期症状，以皮肤和黏膜出血多见，表现为紫癜、瘀斑、鼻出血、齿龈出血、消化道出血和血尿。颅内出血少见，是导致死亡的重要原因之一。出血的主要原因是骨髓中巨核系统造血功能受抑制，血小板的生成及功能受影响；白血病细胞浸润肝脏，使肝功能受损，纤维蛋白原、凝血酶原和凝血因子等生成不足；白血病细胞浸润和DIC导致毛细血管受损，血管通透性增加。

（五）白血病细胞浸润引起的症状和体征

1. 肝、脾、淋巴结肿大 70%～80%的患者有肝、脾、淋巴结肿大，急性淋巴细胞白血病尤其显著。肿大的肝、脾质软，表面光滑，可有触痛；全身浅表淋巴结可有轻度肿大，但多局限于颈部、颌下、腋窝和腹股沟等处。有时纵隔淋巴结肿大可引起压迫症状而发生呼吸困难、呛咳和静脉回流受阻。

2. 骨和关节疼痛 约25%患儿以四肢长骨、腕、肩、膝、踝等关节疼痛为首发症状，部分患儿表现为游走性关节痛，局部红肿现象多不明显，并常伴有胸骨压痛。骨骼X线检查可见骨质疏松、溶解，干骺端出现密度减低，横带和骨膜下新骨形成等征象。

3. 中枢神经系统浸润 白血病细胞侵犯脑实质和（或）脑膜时即引起中枢神经系统白血病（CNSL），表现为脑膜刺激征，颅内压增高，惊厥、昏迷，以及脑神经麻痹，脊髓炎或末梢神经炎等症状。因多数化疗药物不能透过血-脑屏障，故多在化疗后的缓解期发生CNSL，尤其在急性淋巴细胞白血病中多见，是导致急性白血病复发的主要原因。

4. 睾丸浸润 白血病细胞侵犯睾丸时引起睾丸白血病，可致睾丸肿大、触痛，阴囊皮肤呈红黑色，由于化疗药物不易进入睾丸，成为白血病复发的另一重要原因。

5. 其他器官浸润 白血病细胞可浸润眶骨、颅骨、胸骨、肋骨或肝、肾、肌肉等，在局部呈块状隆起而形成绿色瘤，是急性粒细胞白血病的一种特殊类型。白血病细胞还可浸润皮肤、心脏、肾脏、消化系统等组织引起相应的临床表现。

四、实验室检查

1. 外周血象 约50%的患儿白细胞增高，但整个病程中白细胞数可有增减变化；白细胞分类示原始细胞及幼稚细胞占多数。红细胞及血红蛋白均减少，大多呈正细胞正血色素性贫血。网织红细胞数多数较低。血小板呈不同程度降低。

2. 骨髓象 骨髓检查是明确诊断和评定疗效的重要依据。典型的骨髓象为该类型白血病的原始及幼稚细胞极度增生；幼红细胞和巨核细胞减少。但有少数患儿的骨髓象表现为增生低下。

3. 溶菌酶测定 用于鉴别白血病的细胞类型。正常人血清含量为4~20mg/L，尿液中不含此酶。急性淋巴细胞白血病时，溶菌酶减少或正常；急性粒细胞白血病时，中度增高；急性单核细胞白血病时，其血清及尿液中溶菌酶含量明显增高。

4. 组织化学染色 常用过氧化物酶、酸性磷酸酶、碱性磷酸酶、苏丹黑等组织化学染色，以协助区分不同类型的白血病。

五、诊断与鉴别诊断

根据病史、临床表现和体征，特别是血象和骨髓象的改变即可做出诊断。但由于白血病的临床表现不具有特异性，使早期诊断发生困难。须与以下疾病鉴别。

1. 再生障碍性贫血 本病出血、贫血、发热和全血细胞减少，与白血病表现有相似点，但肝、脾、淋巴结不肿大，骨髓有核细胞增生低下，无幼稚白细胞增生。

2. 传染性单核细胞增多症 本病为EB病毒感染所致，可有肝、脾、淋巴结肿大，白细胞数增高并出现异型淋巴细胞，易与ALL混淆。但本病病程经过一般良好，血红蛋白及血小板计数正常，血清嗜异性凝集反应阳性，骨髓检查无白血病改变。

3. 类白血病反应 为造血系统对感染、中毒和溶血等刺激因素的一种异常反应，以外周血出现幼稚白细胞或白细胞数增高为特征。当原发疾病被控制后，血象即恢复正常。此外，根据血小板数多正常、白细胞中有中毒性改变（如中毒颗粒和空泡形成）、中性粒细胞碱性磷酸酶积分显著增高等，可与白血病区别。

六、治疗

采用以化疗为主的综合疗法，基本原则是：早期诊断，早期治疗，严格分型，按照类型选用不同的化疗方案；采用早期连续适度化疗与分阶段长期规范治疗相结合；早期防治中枢神经系统白血病和睾丸白血病，注意支持疗法。持续完全缓解 2 ~3 年方可停止治疗。

（一）支持疗法

1. 防治感染 注意环境隔离，防止院内交叉感染。当并发细菌性感染时，应根据不同致病菌和药敏试验结果选用强力抗生素控制病情。并发真菌感染时，选用抗真菌药物如两性霉素 B 治疗。并发病毒感染时选用抗病毒药物如阿昔洛韦、更昔洛韦等治疗。

2. 成分输血 明显贫血时可输红细胞；若血小板减少而致出血，可输浓缩血小板。有条件时可酌情静脉输注丙种球蛋白。

3. 其他 在治疗过程中，要增加营养，注意口腔卫生，防止感染和黏膜糜烂。有发热、出血时应卧床休息。在化疗早期为预防高尿酸血症，可口服别嘌呤醇。化疗期间骨髓抑制明显者，可给予 G - CSF、GM - CSF 等集落刺激因子。并发弥散性血管内凝血时，及时给予相应治疗。

（二）化学药物治疗

目的是杀灭白血病细胞，解除白血病细胞浸润引起的症状，使病情缓解直至治愈。化疗的原则是多药联合。

1. ALL 的化疗 ①诱导缓解治疗：是患儿能否长期无病生存的关键，需联合数种化疗药物，最大程度迅速地杀灭白血病细胞，从而尽快达到完全缓解。应用柔红霉素、门冬酰胺酶、长春新碱、泼尼松或地塞米松治疗，其中柔红霉素和门冬酰胺酶是提高完全缓解率和长期生存率的两个重要药物。②巩固治疗：目的是在缓解状态下最大限度地杀灭白血病细胞，有效防止早期复发。多采用 CAM 方案，基本药物为环磷酰胺、阿糖胞苷、6 - 巯基嘌呤。③预防髓外白血病。CNSL 和 TL 均会导致骨髓复发，治疗失败，因此有效的髓外白血病的预防是白血病特别是 ALL 患儿获得长期生存的关键。可选用甲氨蝶呤、阿糖胞苷和地塞米松三联药物鞘内注射治疗，大剂量甲氨蝶呤 + 四氢叶酸钙疗法，颅脑放射治疗等方案。④维持和加强治疗：目的是巩固疗效，达到长期缓解或治愈。可采用 6 - 巯基嘌呤或 6 - 硫鸟嘌呤 + 甲氨蝶呤维持治疗，采用原诱导缓解方案或其他方案强化。总疗程 2 ~3 年。

2. ANLL 的化疗 化疗难度比 ALL 更大，并发症较多。①诱导缓解治疗。除 M_3 外，其他 ANLL 可用柔红霉素 + 阿糖胞苷，或柔红霉素 + 阿糖胞苷 + 依托泊苷治疗。M_3 者治疗方案可用：全反式维 A 酸 + 柔红霉素 + 阿糖胞苷，或全反式维 A 酸 + 三氧化二砷治疗。②缓解后治疗：巩固治疗采用原有效的诱导方案 1 ~2 个疗程；根治性强化治疗，采用含中大剂量阿糖胞苷的化疗方案治疗，或造血干细胞移植。

（三）造血干细胞移植

联合化疗是目前根治大多数 ALL 和部分 ANLL 的首选方法。鉴于造血干细胞移植是一种高风险、高投入的医疗手段，即使移植成功，仍有复发的可能性，因此，要严格掌握移植时机。

七、预后

近年来由于化疗药物和方案不断改进，急性淋巴细胞白血病已不再被认为是致死性疾病，5 年无病生存率达 70% ~80%；急性非淋巴细胞白血病的初治完全缓解率亦已达 80%，5 年无病生存率约 40% ~60%。

素质提升

为儿童血液肿瘤事业奉献一生的人——胡亚美院士

儿科学教授胡亚美院士是中国儿童血液肿瘤学开创者，新中国儿科医学事业奠基人之一，北京儿童医院院长。毕生从事儿科临床、科研、教学工作。

20 世纪 50 年代，胡亚美院士研究制定了适合中国国情的小儿营养性贫血治疗和预防方案。60 年代研究婴儿腹泻的病因、发病机制和临床特点。70 年代对郎格汉斯组织细胞增生症、血小板减少性紫癜、各类溶血性贫血，特别是儿童白血病进行了研究。1976 年将研究方向确定为当时还无法救治的儿童白血病及肿瘤性疾病，1977 年组织成立了中国第一个血液专业组。70 年代末带领北京儿童医院血液病专业组攻克严重危害小儿健康的白血病，五年以上无病存活率达到 74.4%，挽救了无数危重患儿的生命，居国际先进水平，为世界所瞩目。

胡亚美院士 90 岁后，饱受阿尔兹海默症折磨，失去了大部分记忆。每天只会喃喃重复一句话：你到我们儿童医院来工作吧。她忘记了家人、学生，甚至忘记了自己，但忘不掉的唯有她奉献一生的崇高使命——儿童血液肿瘤事业。

答案解析

目标检测

一、单选题

1. 6 个月 ~6 岁儿童贫血的血红蛋白值的低限是
   A. 90g/L　B. 100g/L　C. 110g/L
   D. 120g/L　E. 130g/L
2. 营养性巨幼细胞性贫血是因为缺乏
   A. 叶酸　B. 叶酸和维生素 B_{12}
   C. 维生素 C 和维生素 B_{12}　D. 叶酸和维生素 C
   E. 维生素 A 和维生素 C
3. 小儿生理性贫血发生于生后
   A. 1 ~2 周　B. 2 ~3 周　C. 1 ~2 个月
   D. 2 ~3 个月　E. 6 个月
4. 营养性缺铁性贫血早期最可靠的诊断依据是
   A. 血清铁减少　B. 血清铁蛋白降低
   C. 血清总铁结合力增高　D. 运铁蛋白饱和度降低
   E. 红细胞内原卟啉增高
5. 营养性巨幼细胞贫血的临床表现不包括
   A. 毛发稀疏、发黄　B. 头围增大　C. 肝、脾大
   D. 震颤　E. 舌炎
6. 营养性缺铁性贫血的临床表现，错误的是
   A. 年长儿可有头晕、眼前发黑、耳鸣等

B. 注意力不集中，记忆力减退

C. 食欲减退，可出现异食癖

D. 免疫功能低下，易合并感染

E. 年龄愈大，肝、脾大越明显

7. 患儿，11 个月。近 1 个月面色渐苍白，该患儿出生时为足月顺产，生长发育正常，未患过任何疾病，母乳喂养，其母孕期和哺乳期身体均健康，该患儿经检查诊断为缺铁性贫血，其缺铁的主要原因是

A. 先天储铁不足　　B. 铁摄入量不足

C. 生长发育过快　　D. 铁吸收障碍

E. 铁丢失过多

8. 14 个月男婴，牛奶和稀粥喂养，近 2 个月腹泻不愈，食欲欠佳，时而自食墙皮或泥块，皮肤黏膜渐苍白，肝脾轻度增大，Hb 60g/L，RBC $3.5\times10^{12}/L$，最可能的诊断是

A. 生理性贫血　　B. 再生障碍性贫血

C. 营养性缺铁性贫血　　D. 珠蛋白生成障碍性贫血

E. 营养性巨幼细胞贫血

9. 患儿，9 个月。母乳喂养，其母明显偏食，鱼肉类均不吃。患儿近 2 个月面色苍黄，呆滞，尚不能独坐。查体：嗜睡，伸手时手颤，心肺正常，肝肋下 4cm，脾未触及，膝反射亢进，踝阵挛阴性，血象 Hb 75g/L，RBC $2.0\times10^{12}/L$，WBC $3.09\times10^{9}/L$，PLT $96\times10^{9}/L$，此患儿诊断可能性最大的是

A. 营养性缺铁性贫血　　B. 营养性巨幼细胞贫血

C. 营养性混合性贫血　　D. 再生障碍性贫血

E. 急性白血病

10. 免疫性血小板减少性紫癜起病的症状大多是

A. 鼻、牙龈出血　　B. 颅内出血　　C. 呕血、便血

C. 血尿　　E. 皮肤黏膜出血

二、思考题

1. 简述缺铁性贫血铁剂治疗的注意事项。

2. 营养性巨幼细胞贫血的临床表现有哪些？

（蒋祥林）

书网融合……

本章小结

微课

题库

第十一章　神经系统疾病

学习目标

1. 通过本章学习，重点把握神经系统疾病的病因、临床表现、并发症、诊断和鉴别诊断、治疗原则。

2. 初步具备神经系统检查的基本技能，能在老师指导下进行腰椎穿刺等常用诊疗操作；能与患儿及其家长进行有效沟通，开展神经系统常见疾病的健康教育和预防工作。

情境导入

情境描述　患儿，男，10个月。发热、拒乳、呕吐2天。2天前突然发热，体温38.5～39℃，吃奶欠佳，哭闹不安，有时嗜睡。喷射性呕吐每日3～4次，为胃内容物。查体：T 39℃，R 32次/分，P 110次/分。发育正常，营养较差，皮肤未见皮疹。精神差，昏睡，有时躁动。前囟紧张，稍膨隆。颈稍有抵抗。心肺腹无异常。Kernig征（+），Brudzinski征（±）。辅助检查：血常规WBC 18×10^9/L，N 0.72，L 0.27。脑脊液检查示压力增高，外观微混，细胞数3000×10^6/L，多形核白细胞0.82，糖2.3mmol/L，氯化物105mmol/L，蛋白1.5g/L。

讨论　1. 该患儿的初步诊断是什么？诊断依据有哪些？

2. 应采取哪些治疗措施？

第一节　儿童神经系统解剖生理特点

PPT

一、解剖特点

（一）脑

儿童神经系统发育最早，尤其是脑的发育最为迅速。出生时脑重约为370克，6个月时达700克左右，1岁时约为900克，成人脑重约为1500克。

脑是由胚胎时期的神经管发育而成，新生儿的脑在大体形态上与成人无显著差别，已有主要的沟和回，但脑沟较浅、脑回较宽，随着年龄的增长逐渐加深增厚。新生儿大脑皮质细胞数已与成人相同，不再增加，以后主要变化是脑细胞的增大和分化，以及功能的逐渐成熟与复杂化。皮质发育在6个月时接近成人。皮层细胞的分化从胎儿5个月开始，逐渐形成分层结构，到3岁时皮层细胞分化大致完成，8岁时接近成人。

新生儿出生时已建立神经元之间的突触联系，视、听等主要的神经传导通路已经存在。婴幼儿期神经髓鞘形成不完全，故神经冲动传导慢且易泛化，不易形成明显的兴奋灶。神经髓鞘的形成因神经元不同而先后不同。脊髓神经髓鞘在胎儿4个月时开始，3岁时完成髓鞘化；锥体束在胎儿5～6个月开始，2岁完成；皮质的髓鞘化则最晚。

新生儿皮质下中枢（如丘脑、苍白球）的功能已比较成熟，初生婴儿的活动主要由皮质下中枢调节，随着大脑皮质发育成熟，逐渐转为大脑皮质中枢调节。脑干在出生时已发育良好，呼吸、循环、吞咽等维持生命的中枢功能已发育成熟。

（二）脊髓

脊髓出生时结构和功能已较完善，2 岁时结构接近成人。小儿脊髓相对较长，新生儿及小婴儿脊髓末端位于第三腰椎下缘，4 岁时平第一腰椎水平，故 4 岁以前小儿腰椎穿刺部位以第四至第五腰椎间隙为宜。

（三）脑脊液

新生儿脑脊液（CSF）量少，一般为 50ml，压力低，故抽取脑脊液较困难。随着年龄的增长和脑室的发育，脑脊液量逐渐增加，婴儿为 40 ~ 60ml，幼儿为 60 ~ 100ml，儿童为 100 ~ 150ml。外观无色透明，细胞数（0 ~ 10）$\times 10^6$/L（新生儿、小婴儿可少于 20 $\times 10^6$/L），葡萄糖 2.8 ~ 4.5mmol/L，氯化物 117 ~ 127mmol/L，蛋白质 0.2 ~ 0.4g/L。

二、生理特点

1. 大脑皮质兴奋性　新生儿及婴幼儿大脑皮质兴奋性低，神经活动过程弱，故睡眠时间较长；而皮质下中枢的兴奋性较高，皮质功能弱，不能对其进行控制，故兴奋或抑制易于扩散，加之神经纤维髓鞘形成不全，故在遇到强烈刺激时容易发生惊厥。

2. 神经反射　新生儿出生时即有的吸吮反射、觅食反射、握持反射、拥抱反射、颈肢反射等称为先天性反射（即原始反射）。随着大脑及各感觉器官的发育，在先天性反射基础上逐步产生了各种后天性反射（即条件反射）。3 ~ 4 个月的婴儿，开始形成兴奋性条件反射和抑制性条件反射。

3. 病理反射　包括巴宾斯基征（Babinski）、查多克征（Chaddock）、戈登征（Gordon）和奥本海姆征（Oppenheim）等，检查和判断方法同成人。巴宾斯基征，在 18 个月前双侧阳性为生理现象。若 18 个月以后出现阳性，则应考虑为病理情况。

4. 脑膜刺激征　包括颈强直、克尼格征（Kernig）和布鲁津斯基征（Brudzinski）。检查和判定方法同成人。

克尼格征和布鲁津斯基征在小儿 3 ~ 4 个月前可呈弱阳性，均属生理现象。此外，生后前几个月可有眼球震颤、膝反射亢进及踝阵挛。

第二节　化脓性脑膜炎

PPT

化脓性脑膜炎（purulent meningitis），临床上简称化脑，是中枢神经系统化脓性细菌感染引起的疾病，小儿尤其婴幼儿时期常见。临床以急性发热、意识障碍、惊厥、颅内压增高和脑膜刺激征，以及脑脊液改变为特征。随着脑膜炎球菌及流感嗜血杆菌疫苗的接种和对本病诊断治疗水平的不断发展，本病发病率和病死率明显下降。

一、病因

1. 致病菌　常见病原菌随年龄而异，<2 个月婴儿以革兰阴性杆菌和金黄色葡萄球菌多见，最常见的是大肠埃希菌；3 个月 ~ 3 岁婴幼儿以流感嗜血杆菌多见；学龄前和学龄期儿童以脑膜炎双球菌、肺

炎链球菌多见。机体免疫功能低下或血－脑屏障功能受损更易发生感染，免疫缺陷患儿可发生表皮葡萄球菌、白色葡萄球菌和铜绿假单孢菌等条件致病菌感染。

2. 感染途径 最常见的途径是通过血流，细菌穿过血－脑屏障到达脑膜。致病菌大多由上呼吸道入侵血流，新生儿的皮肤、胃肠道黏膜和脐部也常是感染的入侵门户。其次，与颅腔存在直接通道，如颅骨骨折、皮肤窦道或脑脊髓膜膨出，细菌可直接进入蛛网膜下腔。邻近组织器官感染，如中耳炎、乳突炎等，也可扩散波及脑膜。

二、发病机制

致病菌入侵后在多种炎症相关因子和细菌毒素作用下，形成以蛛网膜、软脑膜和表层脑组织为主的炎症反应，表现为广泛性血管充血、大量中性粒细胞浸润和纤维蛋白渗出，同时伴有弥漫性血管源性和细胞毒性脑水肿。早期和轻型病例，炎性渗出物多在大脑顶部表面，以后逐渐蔓延至大脑表面、基底部和脊髓表面。严重者可有血管壁坏死和灶性出血，或发生闭塞性小血管炎而致灶性脑梗死。感染延及脑室内膜则形成脑室膜炎。累及软脑膜下及脑实质，即发生脑膜脑炎。脓液阻塞、粘连可堵塞脑室孔形成梗阻性脑积水。由于炎症粘连、蛛网膜颗粒萎缩而影响脑脊液吸收，则可形成交通性脑积水。感染导致颅内压增高可引起相应的颅神经损伤，如失明、面瘫、耳聋等。桥静脉发生栓塞性静脉炎，可导致硬膜下积液或积脓。

三、临床表现

90% 的化脓性脑膜炎患儿为 5 岁以下儿童，2 岁以内发病者约占 75%。流感嗜血杆菌引起的化脓性脑膜炎多集中在 2 个月至 2 岁儿童。一年四季均有化脓性脑膜炎发生，但肺炎链球菌以冬、春季多见，而脑膜炎球菌和流感嗜血杆菌引起的化脓性脑膜炎分别以春、秋季发病多。大多急性起病。部分患儿病前有上呼吸道或胃肠道感染病史。脑膜炎球菌和流感嗜血杆菌引起的化脓性脑膜炎有时伴有关节痛。

典型临床表现可简单概括为 3 个方面。

1. 感染中毒及急性脑功能障碍症状 包括发热、烦躁不安和进行性加重的意识障碍。随病情加重，患儿逐渐从精神萎靡、嗜睡、昏睡、昏迷到深度昏迷。约 30% 的患儿有反复的全身或局限性惊厥发作。脑膜炎双球菌感染常有瘀点、瘀斑和休克。

2. 颅内压增高表现 包括头痛、呕吐，婴儿则有前囟饱满与张力增高，头围增大等。合并脑疝时，则有呼吸不规则、突然意识障碍加重及瞳孔不等大等体征。

3. 脑膜刺激征 以颈项强直最常见，其他如克尼格征（Kernig）和布鲁津斯基征（Brudzinski）阳性。

年龄小于 3 个月的幼婴和新生儿化脓性脑膜炎表现多不典型，主要差异在：①体温可高可低或不发热，甚至体温不升；②颅内压增高表现可不明显，幼婴不会诉头痛，可能仅有吐奶，尖叫或颅缝分离；③惊厥症状可不典型，如仅见面部、肢体轻微抽搐，或呈发作性眨眼、呼吸不规则、屏气等发作。

四、辅助检查

1. 血液检查

（1）血常规 白细胞总数大多明显增高，以中性粒细胞为主。但在感染严重或不规则治疗者，有可能出现白细胞总数减少。

（2）血培养 对所有疑似化脑的病例均应做血培养，以帮助寻找致病菌。

2. 脑脊液检查　脑脊液检查是确诊本病的重要依据。典型表现为压力增高，外观混浊似米汤样；白细胞数明显增多，多在 $1000 \times 10^6/L$ 以上，分类以中性粒细胞为主；糖含量常有明显降低，蛋白显著增高。脑脊液涂片查找细菌和进行细菌培养，是明确化脑病原菌的重要方法。确认致病菌对明确诊断和指导治疗均有重要意义。

3. 皮肤瘀斑、瘀点找菌　皮肤瘀点、瘀斑找菌是发现脑膜炎球菌简便而重要的方法。

4. 神经影像学检查　头颅 CT 及 MRI 有助于了解脑实质病变及对硬膜下积液、脑积水等并发症做出诊断和监测。

五、并发症

1. 硬脑膜下积液　30% ~60% 的化脓性脑膜炎并发硬脑膜下积液，若加上无症状者，其发生率可高达 80%。本症主要发生在 1 岁以下婴儿。凡经化脓性脑膜炎有效治疗 48 ~72 小时后脑脊液有好转，但体温不退或体温下降后再升高；或一般症状好转后又出现意识障碍、惊厥、前囟隆起或颅压增高等症状，首先应怀疑本症的可能性。头颅透光检查和 CT 扫描可协助诊断，但最后确诊仍有赖于硬膜下穿刺放出积液，同时也达到治疗目的。积液应送常规和细菌学检查，与硬膜下积脓鉴别。正常婴儿硬脑膜下积液量不超过 2ml，蛋白定量小于 0.4g/L。

2. 脑室管膜炎　主要发生在治疗被延误的婴儿。患儿在有效抗生素治疗下发热不退，惊厥、意识障碍不改善、进行性加重的颈项强直甚至角弓反张，脑脊液始终无法正常化，以及 CT 见脑室扩大时，需考虑本症，确诊依赖侧脑室穿刺，取脑室内脑脊液显示异常。治疗大多困难，病死率和致残率高。

3. 抗利尿激素异常分泌综合征　炎症刺激神经垂体致抗利尿激素过量分泌，引起低钠血症和血浆低渗透压，可能加剧脑水肿，致惊厥和意识障碍加重，或直接因低钠血症引起惊厥发作。

4. 脑积水　炎症渗出物粘连堵塞脑室内脑脊液流出通道，如导水管、第四脑室侧孔或正中孔等狭窄处，引起非交通性脑积水；也可因炎症破坏蛛网膜颗粒，或颅内静脉窦栓塞致脑脊液重吸收障碍，造成交通性脑积水。发生脑积水后，患儿出现烦躁不安、嗜睡、呕吐、惊厥发作，头颅进行性增大，颅缝分离，前囟扩大饱满、头颅破壶音和头皮静脉扩张。至疾病晚期，持续的颅内高压使大脑皮质退行性萎缩，患儿出现进行性智力减退和其他神经功能倒退。

5. 各种神经功能障碍　由于炎症波及耳蜗迷路，10% ~30% 的患儿并发神经性耳聋。其他如智力障碍、脑性瘫痪、癫痫、视力障碍和行为异常等。

六、诊断与鉴别诊断

（一）诊断

早期诊断是保证患儿获得早期治疗的前提。凡急性发热起病，伴有反复惊厥、意识障碍或颅压增高表现的婴幼儿，均应考虑本病。应进一步依靠脑脊液检测确定诊断。对于临床表现常不典型的患儿，脑脊液改变也不明显，涂片及细菌培养常呈阴性。诊断时需仔细询问病史、进行详细体格检查，结合治疗过程及病情变化进行综合分析，必要时结合脑脊液中病原的特异性免疫学检查明确诊断。

（二）鉴别诊断

结核杆菌、病毒、真菌等也可引起脑膜炎，且与化脑的临床表现相似，需注意鉴别。脑脊液检查，尤其病原学检查是鉴别诊断的关键，参见表 11 -1。

1. 结核性脑膜炎　多数起病缓慢，常有结核杆菌接触史，PPD 试验阳性及其他部位结核病灶。脑脊液外观呈毛玻璃样，白细胞数多在 $500 \times 10^6/L$ 以下，分类以淋巴细胞为主，蛋白含量高，糖和氯化物含量降低，薄膜涂片抗酸染色和结核杆菌培养可帮助确定诊断。

2. 病毒性脑膜炎 起病较急，一般感染中毒症状及神经系统症状均比化脑轻。脑脊液清亮，白细胞数（0 至数百）$\times 10^{6}/L$，分类以淋巴细胞为主，糖及氯化物含量正常，细菌培养及涂片均为阴性。脑脊液中特异性抗体和病毒分离有助于诊断。

3. 隐球菌性脑膜炎 临床和脑脊液改变与结核性脑膜炎相似，但病情进展更缓慢，以头痛等颅压增高表现更持续和严重。诊断有赖于脑脊液涂片墨汁染色和培养找到致病菌。

4. 其他 还需与脑脓肿、脑肿瘤、热性惊厥、颅内出血等相鉴别。

表 11－1 几种常见脑膜炎的脑脊液改变

	压力（kPa）	外观	白细胞数（$\times 10^{6}/L$）	蛋白含量（g/L）	糖含量（mmol/L）	氯化物含量（mmol/L）	查找病原
正常	0.69～1.96（新生儿 0.29～0.78）	清亮	0～10（小婴儿 0～20）	0.2～0.4（婴儿 3.9～5.0）	2.8～4.5（婴儿 3.9～5.0）	117～127（婴儿 110～122）	
化脓性脑膜炎	↑	混浊、米汤样	数百～数千，多核为主	明显↑	明显↓	多数↓	涂片、培养可发现细菌
结核性脑膜炎	↑，阻塞时低	毛玻璃样	数十～数百，淋巴为主	↑或明显↓	↓	↓	涂片、培养可发现抗酸杆菌
隐球菌脑膜炎	↑	微混	数十～数百，淋巴为主	↑	↓	多数↓	墨汁涂片染色可见隐球菌
病毒性脑膜炎	正常或↑	多数清	正常～数百，淋巴为主	正常或轻度↑	正常	正常	病毒抗体阳性

七、治疗

（一）抗生素治疗

1. 用药原则 应选择对病原菌敏感，且能较高浓度透过血－脑屏障的药物。急性期要静脉给药，做到用药早、剂量足和疗程够。

2. 病原菌明确前 包括院外不规则治疗者。临床通常选用对肺炎链球菌、脑膜炎球菌和流感嗜血杆菌三种常见致病菌均有效的抗生素。目前常选用能快速在脑脊液中达到有效灭菌浓度的第三代头孢菌素，包括头孢噻肟 200mg/(kg·d)，或头孢曲松钠 100～200mg/(kg·d)，分 3～4 次静脉滴注。疗效不理想时可联合使用万古霉素 60mg/(kg·d)。

3. 病原菌明确后 ①肺炎链球菌：主张选用第三代头孢菌素。②脑膜炎球菌：首选青霉素，少数耐青霉素者需选用第三代头孢菌素。③流感嗜血杆菌：首选氨苄西林 200mg/(kg·d)，若耐药可改用第三代头孢菌素联合美罗培南 120mg/(kg·d)。④金黄色葡萄球菌：可选用苯唑西林 200～300mg/(kg·d) 与阿米卡星 4～8mg/(kg·d) 联用，分次静脉滴注；若耐药可选用万古霉素。⑤革兰阴性杆菌：多选用第三代头孢菌素，可加用氨苄西林或美罗培南。

4. 抗生素疗程 脑膜炎球菌性脑膜炎 7 天，肺炎链球菌和流感嗜血杆菌脑膜炎应静脉滴注有效抗生素 10～14 天，金黄色葡萄球菌和革兰阴性杆菌脑膜炎应不少于 21 天。若有并发症，还应适当延长疗程或酌情更换抗生素。

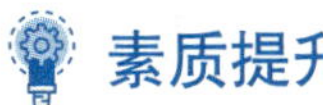

夯实基础，勇攀高峰

在抗生素问世之前，人类在感染性疾病面前无力反抗，束手待毙，多少条鲜活生命因感染而逝去。

青霉素的发现标志着抗生素时代的到来，是科学史上的奇迹，是药物治疗史上的宏伟篇章。青霉素的发现全面诠释了科学研究的规律和真谛。科学探索的道路没有捷径，只有沿着崎岖小道艰辛攀登的人，才有希望到达光辉的顶点。在成功光环的背后，凝聚了科学家的心血。他们不仅有充实的大脑、敏锐的观察力，还要有坚定的信念、坚韧不拔的毅力，也离不开各学科团队的精诚协作。

步入神圣医学学府，“健康所系、性命相托”。铮铮誓言，时刻激励我们不忘救死扶伤之初心，牢记医者仁心之使命，执着追求，砥砺前行，通过知识的积累和临床实践不断夯实基础，积累经验，发挥各学科优势，通力协作，攻坚克难，为祖国医药卫生事业的发展和人类身心健康奋斗终生！

（二）肾上腺皮质激素的应用

肾上腺皮质激素不仅可抑制多种炎症因子的产生，还可降低血管通透性，减轻脑水肿和颅内高压。常用地塞米松0.6mg/(kg·d)，分4次静脉注射，一般连用2～3天。强调与抗生素同时使用。

（三）对症处理和支持治疗

1. 急性期严密监测生命体征，定期观察患儿意识、瞳孔和呼吸节律改变。及时应用甘露醇0.25～1g/kg和地塞米松静脉注射，降低颅内高压，预防脑疝发生。

2. 及时控制惊厥，防止反复发作。常用地西泮0.3～0.5mg/kg缓慢静脉推注（最大量不超过10mg；婴幼儿不超过2mg），或10%水合氯醛0.5ml/kg保留灌肠。

3. 保证充足热量，维持水、电解质、酸碱平衡和血浆渗透压。对于低钠血症的患儿应限制液体入量，适当补钠。

（四）并发症治疗

1. 硬脑膜下积液　少量积液无须处理。如积液量较大引起颅内压增高症状时，应做硬膜下穿刺放出积液。放液量每次、每侧不超过15ml，每日或隔日一次。

2. 脑室管膜炎　需进行侧脑室穿刺引流，同时针对病原菌并结合用药安全性，选择适宜抗生素脑室内注入。

3. 脑积水　主要依赖手术治疗。

八、预防

多参加户外活动，加强体格锻炼以增强体质，提高机体抵抗力。积极防治上呼吸道感染。在上呼吸道感染和化脑好发季节，注意易感儿童的保护。根据具体情况接种脑膜炎球菌和流感嗜血杆菌疫苗。

PPT

第三节　病毒性脑炎

病毒性脑炎（viral encephalitis）是指由多种病毒引起的颅内脑实质炎症。若病变主要累及脑膜，临床表现为病毒性脑膜炎；若病变主要影响大脑实质，则以病毒性脑炎为临床特征。由于解剖上两者相邻近，若脑膜和脑实质同时受累，此时称为病毒性脑膜脑炎。多呈自限性。

一、病因

临床工作中，目前仅能在1/4～1/3的中枢神经病毒感染病例中确定其致病病毒，其中80%为肠道病毒，其次为虫媒病毒、腺病毒、单纯疱疹病毒、腮腺炎病毒和其他病毒等。虽然目前多数患者尚难确定其病原体，但从其临床和实验室资料，均能支持急性颅内病毒感染的诊断。

二、发病机制

病毒经肠道（如肠道病毒）或呼吸道（如腺病毒）进入淋巴系统繁殖，然后经血流（虫媒病毒直接进入血流）感染颅外某些脏器，此时患者可有发热等全身症状。若病毒在定居脏器内进一步繁殖，即可能入侵脑或脑膜组织，出现中枢神经症状。因此，颅内急性病毒感染的病理改变主要是大量病毒对脑组织的直接入侵和破坏。然而，若宿主对病毒抗原发生强烈免疫反应，将进一步导致脱髓鞘、血管与血管周围脑组织的损害。

三、临床表现

病情轻重差异较大，主要取决于病变的部位是在脑膜还是脑实质。一般说来，病毒性脑炎的临床表现较脑膜炎严重，重症脑炎更易发生急性期死亡或后遗症。

病毒性脑膜炎急性或亚急性起病，可先有上呼吸道感染等前驱疾病症状。主要表现为发热、恶心、呕吐、软弱、嗜睡。年长儿会诉头痛，婴儿则烦躁不安，易激惹。很少有严重意识障碍和惊厥。可有颈项强直等脑膜刺激征。但无局限性神经系统体征。病程大多1～2周。

病毒性脑炎起病急，但其临床表现因累及脑实质部位、范围和严重程度而有不同。

（1）大多数患儿因弥漫性大脑病变而主要表现为发热、反复惊厥发作、不同程度意识障碍和颅内压增高症状。惊厥大多呈全身性，但也可有局灶性发作，严重者呈惊厥持续状态。患儿可有不同程度的意识障碍，甚至去皮质状态。颅内高压明显时可并发脑疝。部分患儿尚伴偏瘫或肢体瘫痪表现。

（2）病变累及额叶皮质运动区时，临床则以反复惊厥发作为主要表现，伴或不伴发热。惊厥表现为多种形式，多数为全身性或局灶性强直阵挛性发作，少数表现为肌阵挛或强直性发作，可出现癫痫持续状态。

（3）病变累及额叶底部、颞叶边缘系统时，则主要表现为精神情绪异常，如躁狂、幻觉、失语，定向力、计算力与记忆力障碍等。伴或不伴发热。多种病毒可引起此类表现，单纯疱疹病毒引起者最为严重，常合并惊厥与昏迷，病死率高。

其他还有以偏瘫、单瘫、四肢瘫或各种不自主运动为主要表现者。不少患者可能同时兼有上述多种类型表现。当病变累及锥体束时出现阳性病理征。某些全身症状可为病原学诊断提供线索，如手－足－口特异性分布皮疹常提示肠病毒感染，肝脾及淋巴结肿大提示EB病毒、巨细胞病毒感染，西尼罗河病毒感染则可能表现为腹泻和躯干皮肤红斑。

四、辅助检查

1. 脑电图 以弥漫性或局限性异常慢波背景活动为特征，少数伴有棘波、棘－慢复合波。慢波背景活动只能提示脑功能障碍，不能证实病毒感染性质。某些病毒性脑膜炎患者脑电图也可正常。

2. 脑脊液检查 外观清亮，压力正常或增加。白细胞数正常或轻度增多，分类计数早期可为中性粒细胞为主，之后逐渐转为淋巴细胞为主，蛋白含量大多正常或轻度增高，糖含量正常。涂片和培养无细菌发现。

3. 病毒学检查 部分患儿脑脊液病毒培养及特异性抗体检测阳性。恢复期血清特异性抗体滴度高于急性期4倍以上有诊断价值。可通过PCR检测脑脊液病毒DNA或RNA，帮助明确病原。

4. 神经影像学检查 MRI对显示病变比CT更有优势。可发现弥漫性脑水肿，皮质、基底节、脑桥、小脑的局灶性异常。

五、诊断与鉴别诊断

1. 诊断 诊断有赖于排除颅内其他非病毒性感染、Reye综合征等常见急性脑部疾病后确立。若患儿明确地并发于某种病毒性传染病，或脑脊液检查证实特异性病毒抗体阳性者，可支持病毒性脑炎的诊断。

2. 鉴别诊断

（1）颅内其他病原感染 主要根据脑脊液外观、常规、生化和病原学检查，与化脓性、结核性、隐球菌性脑膜炎鉴别。

（2）Reye综合征 因急性脑病表现和脑脊液无明显异常，易与病毒性脑炎相混淆，但Reye综合征无黄疸而肝功能明显异常、起病后3~5天病情不再进展、个别患者血糖降低等特点，可鉴别。

（3）其他 还应与脑血管病变、脑肿瘤、急性播散性脑脊髓炎、线粒体脑病等鉴别。

六、治疗

本病无特异性治疗。但由于病程呈自限性，急性期正确的支持与对症治疗是保证病情顺利恢复、降低病死率和致残率的关键。主要治疗原则如下。

（1）应密切观察病情变化，加强护理，保证营养供给，维持水电解质平衡。

（2）控制脑水肿和颅内高压，可酌情采用以下方法：①限制液体入量；②静脉注射脱水剂，如甘露醇每次0.25~0.5g/kg，每日4~6次，也可以酌情加用地塞米松0.2~0.6mg/(kg·d)等。

（3）控制惊厥发作，可给予止惊剂，如地西泮、苯巴比妥、左乙拉西坦等。如止惊剂治疗无效，可在机械性通气控制下给予肌肉松弛剂。

（4）呼吸道和心血管功能的监护与支持。

（5）病原尚未明确的病毒性脑炎应首选阿昔洛韦治疗，因为单纯疱疹病毒脑炎是最严重的病毒性脑炎，阿昔洛韦具有肯定疗效，每次5~10mg/kg，每8小时1次；如果是巨细胞包涵体病毒脑炎，更昔洛韦治疗有效，每次5mg/kg，每12小时1次。均需连用10~14天，静脉滴注给药。

七、预后

本病病程大多2~3周。多数患者完全恢复。不良预后与病变严重程度、病毒种类、患儿年龄（<2岁幼儿）相关。临床病情重（昏迷时间长等）、全脑弥漫性病变者预后差，往往遗留惊厥及智力、运动、心理行为、视力或听力残疾。

第四节 小儿惊厥

PPT

惊厥（convulsion）是儿科最常见的急症之一，是由于脑大量神经元一过性同步放电导致的所涉及随意肌的不可控制的抽搐或者肌张力改变，可以是部分身体（局灶性），也可以是全身性的（全面性）。

儿童期惊厥的发病率为4%～6%，是成人的10～15倍。

一、病因分类及特点

引起惊厥的病因众多且复杂，常可分为感染性和非感染性两大类，根据发病部位又可分为颅内与颅外疾病。

（一）感染性病因

1. 颅内感染 由细菌、病毒、寄生虫、真菌引起的脑膜炎或脑炎。脑脊液检查对诊断和鉴别诊断有意义。

2. 颅外感染 非颅内的全身性感染性疾病相关的，包括感染中毒性脑病（大多并发于脓毒症、重症肺炎、中毒性细菌性痢疾等严重细菌性感染疾病）、热性惊厥等。

（二）非感染性病因

1. 颅内疾病 包括颅脑损伤与出血、先天发育畸形、颅内占位性病变等。

2. 颅外（全身性）疾病 包括缺氧缺血性脑损伤、代谢性疾病（水电解质紊乱、肝肾衰竭、Reye综合征、遗传代谢性疾病等）、中毒等。

二、临床表现

根据不同病因和神经系统受累部位不同，其发作形式和严重程度不同。局灶性发作前可有先兆，但多数突然发作，全身性惊厥发作时意识完全丧失、双眼凝视、斜视或上翻、头后仰、面肌及四肢呈强直性或阵挛性抽搐，呼吸暂停甚至青紫，惊厥后昏睡、疲乏。热性惊厥多于惊厥后神志很快恢复。惊厥呈持续状态或者频繁发生提示病情严重。

三、诊断

1. 病史 既往热性惊厥史，现病史有无发热，有发热者多考虑中枢神经系统感染、中毒性脑病及热性惊厥。

2. 年龄 掌握不同年龄的常见病因可协助诊断。

（1）新生儿期　以产伤、窒息、先天颅脑畸形、低血糖症、低钙血症、脓毒症和化脓性脑膜炎、破伤风常见。

（2）1个月～1岁　围生期损伤后遗症、先天颅脑畸形、低钙血症、化脓性脑膜炎、婴儿痉挛多见。6个月后热性惊厥逐渐增多。

（3）1～3岁　热性惊厥、各种脑膜炎和脑炎、中毒性脑病、低血糖多见。

（4）学龄前期及学龄期儿童　以中毒性脑病、各种脑膜炎和脑炎、颅内肿瘤、颅脑外伤、各种中毒、高血压脑病、癫痫为多见。

3. 季节 传染病多有明显的季节性，如夏秋季以乙型脑炎、中毒性细菌性痢疾多见；冬春季以重症肺炎、流行性脑膜炎多见。

4. 体格检查 主要包括皮肤瘀点、局部感染灶、脑膜刺激征、颅内高压等，测血压及眼底检查等均有助于病因诊断。

5. 实验室检查 血、尿、便常规，血生化、肝肾功能、脑脊液检查。

6. 特殊检查

（1）脑电图　对各种类型癫痫有诊断意义，对脑病和脑炎的诊断及病情判断亦可能有帮助。

（2）头颅影像学　包括CT、平片、脑血管造影，了解有无高颅压表现、钙化点、脑血管病变和畸形。

（3）脑超声　适用于前囟未闭的婴儿的颅内病变检测。

总之，在做儿科惊厥的鉴别诊断时，必须结合有无发热、年龄、季节、临床表现及相关辅助检查进行全面分析。

四、治疗

治疗原则是尽快明确原因进行针对性治疗，同时控制惊厥，稳定生命体征。

（一）一般处理

严密观察意识、瞳孔及生命体征变化，及时发现处理病情变化（如脑疝、呼吸停止等）；注意记录惊厥发作的具体表现；注意保护，避免意外伤害，保持头向一侧偏斜，维持呼吸道通畅，避免窒息及误吸，不要向口腔内塞入任何物品；不要过度用力按压患者，以免造成骨折；必要时给氧。若长时间发作（>30 分钟），应根据氧合情况适时给予气管插管机械通气。

（二）止惊治疗

多数惊厥发作可在 5 分钟内自发缓解，发作超过 5 分钟者需要及时给予药物止惊治疗。一次惊厥发作持续 30 分钟以上，或反复多次发作持续 >30 分钟，且发作间期意识不能恢复至发作前的状态，称为惊厥持续状态。如果是癫痫发作，则称为癫痫持续状态。

1. 首选苯二氮䓬类药物　如有静脉通道，应静脉推注地西泮，每次 0.3～0.5mg/kg（单剂最大剂量 10mg）静注（每分钟 1～2mg、新生儿 0.2mg），如发作持续，必要时 10～15 分钟后可重复一次。如不能或者难以马上建立静脉通道的情况下，目前在国内，咪达唑仑肌内注射具有很好的止惊效果，而且操作简便、快速，可作为首选，首剂 0.2～0.3mg/kg，最大不超过 10mg；如发作持续，可继续静脉输注，1～10μg/(kg·min)，维持 12～24 小时。

2. 苯巴比妥钠　肌注吸收较慢，不适宜用于急救的一线用药，可选用静脉制剂。负荷量 10mg/kg，注射速度 <25mg/min。此药维持时间较长，多于 12 小时后使用维持量，4～5mg/(kg·d)。但是需要注意的是，即使静脉注射，苯巴比妥在脑组织中的蓄积也需要较长时间，需要 20～60 分钟脑组织药物才可达峰浓度；由于半衰期很长（婴幼儿平均 50 小时），因此先用苯巴比妥再用苯二氮䓬类容易合并长时间呼吸抑制；此药镇静作用较强，持续时间长，容易影响意识判断，在疑似中枢神经系统感染或者怀疑脑病的时候，判断意识对于判断病情很重要。因此目前此药仅作为止惊治疗的二线甚至三线治疗。

3. 10%水合氯醛　用于上述治疗无效时，剂量 0.5ml/kg（50mg/kg），稀释至 3% 灌肠。目前国内，在没有条件很快使用静脉注射地西泮或者肌内注射咪达唑仑的情况下，也可以作为首选止惊治疗。

4. 苯妥英钠　用于惊厥持续状态。15～20mg/kg，溶于生理盐水静脉滴注，<1mg/(kg·min)，24 小时后予维持量 5mg/(kg·d)。开始负荷量时需严密监测各项心脏功能。

（三）病因治疗

不同年龄导致惊厥的病因存在明显差异，应及时、准确地了解惊厥的病因，并进行针对性治疗。在急诊情况下，对于惊厥持续状态者，推荐首先取血做血常规、血糖、血电解质（小婴儿必须包含钙、镁）检查，有条件者可以做急诊肝肾功能、血气分析、血氨，如果有病史线索提示时，可酌情行脑脊液检查、抗癫痫药血药浓度检测、血培养、血毒物检测等。

（四）对症治疗

高热者可给予药物及物理方法降温；纠正水电解质代谢紊乱，如存在颅内压增高可予以 20% 甘露醇等降低颅压；必要时予循环与呼吸支持（纠正低血压、心律失常，适时机械通气等）。

附：热性惊厥 微课

热性惊厥（febrile seizure，FS），是婴幼儿时期最常见的惊厥性疾病，儿童期患病率为3%～4%。FS是儿童时期年龄依赖性的疾病，首次发作多见于3个月～5岁，发热初起或体温快速上升期出现的惊厥，排除了中枢神经系统感染以及引发惊厥的任何其他疾病，既往也没有无热惊厥史。国际抗癫痫联盟的最新分类已经将FS不再列为癫痫的一种类型。

一、病因

尽管FS病因及发病机制复杂，遗传因素可能在该病发生中起关键因素，临床上可见其明显的家族遗传倾向，常为多基因遗传或常染色体显性遗传伴不完全外显，同卵双胎临床表现一致性高于双卵双胎。环境因素，如病毒和细菌感染是热性惊厥的重要促发因素，其中以病毒感染更为多见。发热初起或体温快速上升是重要原因，要注意的是，疫苗接种发热是疫苗接种常见的不良反应。某些疫苗更易引发热性惊厥，尤其是减毒活疫苗（例如麻腮风）以及全细胞制备疫苗（例如百日咳疫苗）。但是没有证据表明这种疫苗接种后的热性惊厥与远期癫痫的发生相关。根据国际上大多数国家的指南，热性惊厥并不是接种疫苗的禁忌证。

二、临床表现

FS发生于3个月～6岁，多数发生于6个月～3岁，高峰期为18个月，仅6%～15%发生于4岁以后。终止年龄国外绝大多数为6岁，我国及东亚地区患儿热性惊厥终止年龄偏大，可到7～8岁。

根据临床特点可以分为单纯型和复杂型两种。

1. 单纯型 发作表现为全面性发作，无局灶性发作特征；发作持续时间小于15分钟；24小时之内或同一热性病程中仅发作1次。此型占热性惊厥的75%左右。

2. 复杂型 具有以下特征之一：发作时间长（>15分钟）；局灶性发作；惊厥在24小时之内或同一热性病程中发作≥2次。

三、诊断

热性惊厥的诊断主要是根据特定的发生年龄以及典型的临床表现，最重要的是要除外可能导致发热期惊厥的其他各种疾病，如中枢神经系统感染、感染中毒性脑病、急性代谢紊乱等。

四、治疗

热性惊厥绝大多数是良性病程，目前尚无热性惊厥引起脑损伤的证据，应避免过度治疗。首先要加强家长教育，使家长了解绝大多数热性惊厥的良性预后，并教会家长如何应对急性发作，从而避免家长过度紧张焦虑。同时，明确告知家长退热治疗对于预防热性惊厥复发无效。如需要进行预防性治疗，可以采用抗癫痫药进行长期预防或者发热时临时预防。

虽然这些预防治疗措施可以减少热性惊厥的复发，但是没有证据表明任何预防性治疗可以改变远期预后，包括认知功能、癫痫发生率等。考虑到各种预防措施可能带来的不良反应，目前认为对于单纯性热性惊厥患儿，不推荐任何预防性治疗。

对于少数复杂热性惊厥、热性惊厥过于频繁（>5次/年）或者出现过热性惊厥持续状态（>30分钟）的患儿，可以考虑采取预防措施。①长期预防：可选用丙戊酸或左乙拉西坦或苯巴比妥口服；②间断临时预防：在发热早期及时口服或直肠应用地西泮，剂量为每次0.3mg/kg，可每间隔8小时应用1次最多连续应用3次。这种方法常见的不良反应是嗜睡、共济失调等中枢神经系统症状，这有可能掩盖严重疾病，如脑膜炎、脑炎等。而且有些热性惊厥发生在发热初起很短的时间内，甚至出现惊厥后才发热，因此不能及时应用临时口服药预防。不论是采用长期或者临时预防，均应仔细评估其利弊，并与家长充分沟通后再做决定。

五、预后

热性惊厥总体预后良好，是年龄依赖性自限性疾病，尚无直接因热性惊厥而导致死亡的病例报道。95%以上的热性惊厥患儿日后并不患癫痫。热性惊厥后患癫痫的危险因素包括：①复杂型热性惊厥；②存在中枢神经系统异常（如发育落后）；③癫痫家族史。首次热性惊厥后仅有约30%患儿在以后的发热性疾病过程中再次出现热性惊厥。复发的危险因素有：①18个月龄前发病；②热性惊厥发作时体温＜38℃；③热性惊厥家族史；④热性惊厥发生前的发热时间短（＜1小时）。具有所有危险因素的患儿76%将出现热性惊厥复发，无危险因素者仅4%复发。热性惊厥大多数认知功能预后良好，即使是复杂型热性惊厥患儿，其远期认知功能和行为与同龄儿相比均无显著差异。

第五节　癫　痫

PPT

癫痫（epilepsy）是一种以具有持久性的产生癫痫发作的倾向为特征的慢性脑疾病，可由遗传、代谢、结构、免疫等不同病因所导致。癫痫发作（epileptic seizure）是指脑神经元异常过度、同步化放电活动所造成的一过性临床症状和（或）体征，其表现取决于同步化放电神经元的放电部位、强度和扩散途径。癫痫发作不能等同于癫痫，前者是一种症状，可见于癫痫患者，也可以见于非癫痫的急性脑功能障碍，例如病毒性脑炎、各种脑病的急性期等；而后者是一种以反复癫痫发作为主要表现的慢性脑功能障碍性疾病。

癫痫是儿童最常见的神经系统疾病，我国癫痫的年发病率约为35/10万人口，整体患病率约为4‰～7‰。其中60%的患者起源于小儿时期。长期、频繁或严重的发作会导致进一步脑损伤，甚至出现持久性神经精神障碍。随着儿童癫痫的诊断和治疗水平不断提高，约70%的患儿可获完全控制，其中大部分甚至能停药后5年仍不复发，能正常生活和学习。

一、病因

癫痫的病因目前分为6类，即遗传性、结构性、感染性、免疫性、代谢性和病因未明。诱发因素是指可能导致癫痫发作的各种体内外因素，常见诱发因素包括剥夺睡眠、饮酒等，女性青春期患儿的月经期可能发作增加，部分视觉或者听觉反射性癫痫可以因为视觉、听觉刺激诱发发作。但是不能混淆诱发因素和致病因素的关系，诱发因素只是能诱发癫痫发作，而不能导致癫痫这个疾病。目前只有饮酒和剥夺睡眠是所有癫痫患儿都需要避免的肯定诱发因素。

二、分类

国际抗癫痫联盟（International League Against Epilepsy，ILAE）是全球癫痫学领域最权威的学术组织，其任命的分类和术语委员会（以下简称委员会）根据癫痫病学临床及基础研究的进展，对癫痫的国际分类和术语进行不断修订、更新。2017年，该委员会正式提出了癫痫的新分类体系，包括病因分类及癫痫发作、癫痫类型分类，对确定癫痫病因、选择治疗策略及评估患儿病情与预后有重要价值。

1. 癫痫发作的分类　根据发作起始的临床表现和脑电图特征进行分类，主要分为局灶性发作、全面性发作和起始不明的发作。

2. 癫痫及癫痫综合征的分类 癫痫的类型目前共分为四种，即局灶性、全面性、兼有全面性及局灶性以及不能确定分类性癫痫。癫痫综合征（epileptic syndrome）指由一组具有相近的特定临床表现和电生理改变的癫痫（即脑电－临床综合征），可以作为一种癫痫类型进行诊断。临床上常结合发病年龄、发作特点、病因学、伴随症状、家族史、脑电图及影像学特征等所有相关资料，综合作出某种癫痫综合征的诊断。明确癫痫综合征对于治疗选择、判断预后等方面都具有重要指导意义。但是，需要注意的是，并不是所有癫痫都可以诊断为癫痫综合征。

三、临床特点

（一）癫痫发作的临床特点

癫痫发作的临床表现取决于同步化放电的癫痫灶神经元所在脑部位和痫样放电的扩散途径。

1. 局灶性发作（focal seizures） 根据发作期间意识是否清楚分为意识清楚的局灶性发作和意识受损的局灶性发作。有时候，发作时意识情况不详则可不进行描述，直接根据起始症状分为运动起始发作和非运动起始发作。一次局灶性发作可以演变为双侧强直－阵挛发作。

2. 全面性发作（generalized seizures） 此发作类型包含两个亚型：运动型全面性发作（包括强直－阵挛、强直、阵挛、肌阵挛、肌阵挛－强直－阵挛、肌阵挛－失张力、失张力、癫痫性痉挛）和非运动型全面性发作（失神、不典型失神、失神伴肌阵挛及失神伴眼睑肌阵挛）。常见全面性发作分述如下。

（1）强直－阵挛发作　发作包括强直期、阵挛期及发作后状态。开始为全身骨骼肌伸肌或屈肌强直性收缩伴意识丧失、呼吸暂停与发绀，即强直期；继之全身反复、短促的猛烈屈曲性抽动，即阵挛期。发作后昏睡，逐渐醒来的过程中可有自动症、头痛、疲乏等发作后状态。发作期 EEG：强直期全导 10Hz 以上的快活动，频率渐慢，波幅增高进入阵挛期的棘慢波，继之可出现电压低平及慢波。

（2）强直发作　发作时全身肌肉强烈收缩伴意识丧失，使患儿固定于某种姿势，如头眼偏斜、双上肢屈曲或伸直、呼吸暂停、角弓反张等，持续 5～20 秒或更长。发作期 EEG 为低波幅 10Hz 以上的快活动或棘波节律。发作间期 EEG 背景活动异常，伴多灶性棘－慢或多棘－慢波暴发。

（3）阵挛发作　仅有肢体、躯干或面部肌肉节律性抽动而无强直成分。发作期 EEG 为 10Hz 或 10Hz 以上的快活动及慢波，有时棘－慢波。

（4）肌阵挛发作　为突发的全身或部分骨骼肌触电样短暂收缩（0.2 秒），常表现为突然点头、前倾或后仰，或两臂快速抬起，重者致跌倒，轻者感到患儿“抖”了一下。发作期 EEG 全导棘－慢或多棘－慢波暴发。

（5）失张力发作　全身或躯体某部分的肌肉张力突然短暂性丧失而引起姿势的改变，表现为头下垂、肩或肢体突然下垂、屈髋屈膝或跌倒。EEG 发作期多棘－慢波或低波幅快活动，肌电图发作期可见短暂的电静息，与 EEG 有锁时关系。

（6）失神发作　①典型失神发作：发作时突然停止正在进行的活动，意识丧失但不摔倒，两眼凝视，持续数秒钟后意识恢复，发作后不能回忆，过度换气往往可以诱发其发作。发作期 EEG 全导同步 3Hz 棘－慢复合波，发作间期背景活动正常。②不典型失神发作：与典型失神发作表现类似，但开始及恢复速度均较典型失神发作慢。发作期 EEG 为 1.5～2.5Hz 的全导慢－棘慢复合波，发作间期背景活动异常。多见于伴有广泛性脑损害的患儿。

（二）常见儿童癫痫综合征

1. 伴中央颞区棘波的儿童良性癫痫 是儿童最常见的一种癫痫综合征，占儿童时期癫痫的 15%～

20%。多数认为与遗传相关，呈年龄依赖性。通常2～14岁发病，8～9岁为高峰，男略多于女。发作与睡眠关系密切，多在入睡后不久及睡醒前呈局灶性发作，大多起始于口面部，如唾液增多、喉头发声、口角抽动、意识清楚，但不能主动发声等，部分患儿很快继发全面性强直－阵挛发作而意识丧失。精神运动发育正常，体格检查无异常。发作间期EEG背景正常，在中央区和颞区可见棘波或棘－慢复合波，一侧、两侧或交替出现，睡眠期异常波增多，检出阳性率高。本病预后良好，药物易于控制，生长发育不受影响，大多在12～16岁前停止发作。此综合征临床上也存在变异型，表现较复杂，脑电图痫样放电显著增多，出现睡眠期癫痫性放电持续状态，可伴有睡眠中发作明显增多或者出现清醒期发作（包括新的发作类型，如负性肌阵挛发作）以及认知功能障碍，虽然其癫痫发作及癫痫性放电到青春期后仍然可以缓解，但是部分患儿可遗留认知功能障碍。

2. 婴儿痉挛 多在1岁内起病，4～8个月为高峰。主要临床特征为频繁的痉挛发作；特异性高峰失律EEG；精神运动发育迟滞或倒退。痉挛多成串发作，每串连续数次或数十次，可伴有婴儿哭叫，发作形式为屈曲型、伸展型和混合型。该病常见病因包括遗传代谢病（如苯丙酮尿症）、脑发育异常、神经皮肤综合征（如结节性硬化）或围生期脑损伤等。该病大多数属于难治性癫痫，预后不良，80%～90%的患儿遗留智力和运动发育落后。

3. Lennox－Gastaut综合征（LGS） 是儿童期最常见的一种难治性癫痫综合征，占儿童癫痫的2%～5%。约60%能找到明确病因（病因与婴儿痉挛症相似），约25%由婴儿痉挛症演变而来。临床表现为频繁的、形式多样的癫痫发作，其中以强直发作最多见，也是最难控制的发作形式，其次为不典型失神、肌阵挛发作、失张力发作，还可有强直－阵挛、局灶性发作等。多数患儿的智力和运动发育倒退。抗癫痫药疗效差，80%～90%患儿发作不能完全控制，多有智力落后，半数有神经系统异常体征，少数呈静止性病程，如能控制发作，认知功能可能有好转。如能找到可切除的病灶，手术成功可显著改善预后。病死率为4%～7%，多由于癫痫持续状态所致预后不良。

4. 热性惊厥附加症 是指热性惊厥的年龄超过6岁和（或）出现无热的全面强直阵挛发作。

四、辅助检查

1. 脑电图检查 是癫痫患者的最重要检查，对于癫痫的诊断以及发作类型、综合征分型都至关重要。癫痫的脑电图异常分为发作间期和发作期。剥夺睡眠、光刺激和过度换气等可以提高癫痫性脑电异常发现率，因而在儿童脑电图检查中经常用到。视频脑电图可以直接观察到发作期的实时脑电活动，对于癫痫的诊断、鉴别诊断具有重要意义。

2. 影像学检查 癫痫患者做此项检查的主要目的是寻找病因，尤其是有局灶性症状和体征者，更应进行颅脑影像学检查，包括CT、MRI甚至功能影像学检查。头颅MRI在发现引起癫痫的病灶方面具有更大的优势。

3. 其他实验室检查 主要是癫痫的病因学诊断，包括遗传代谢病筛查、染色体检查、基因分析、血生化、脑脊液等，根据病情选择。

五、诊断与鉴别诊断

癫痫的诊断可分为五个步骤。①确定癫痫发作及癫痫诊断：即判断临床发作性事件是否为癫痫发作以及是否符合癫痫新定义。许多非癫痫性的发作在临床上需与癫痫发作相鉴别。癫痫是一种脑部疾病，符合以下任一情况即可诊断为癫痫：至少两次间隔>24小时的非诱发性（或反射性）发作；一次非诱发性（或反射性）发作，而且未来10年内再次发作风险与两次非诱发性发作后再发风险相当（至少60%）；诊断为某种癫痫综合征。②确定癫痫发作类型：根据临床发作和脑电图表现，对癫痫发作类型进行分类。③确定癫痫及癫痫综合征类型：根据患儿的临床发作、脑电图特征，同时考虑神经影像学、年龄、预后等因素进行癫痫综合征诊断；需要注意的是相当部分病例不能诊断为目前任何一种综合征。④确定癫痫病因：包括遗传性、结构性、代谢性、免疫性、感染性及病因未明。⑤确定功能障碍和共患病。

儿童癫痫应注意与其他发作性疾病鉴别，包括低血糖症（可造成永久性脑损伤，尤其需要高度重视）、屏气发作、晕厥、睡眠障碍、儿童癔症性发作、偏头痛、抽动障碍等。婴幼儿期有很多非病理性的（非癫痫性的）"怪异"行为，尤其需要与癫痫发作仔细鉴别。

六、治疗

癫痫的治疗原则首先应该强调以患者为中心，在控制癫痫发作的同时，尽可能减少不良反应，并且应强调从治疗开始就应该关注患儿远期整体预后，即最佳的有效性和最大的安全性的平衡。理想的目标不仅是完全控制发作，而且应该尽可能使患儿达到其能够达到的最好的身心健康和智力运动发育水平。因此，癫痫临床处理中既要强调遵循治疗原则（指南），又要充分考虑个体性差异，即有原则的个体化的治疗。同时，癫痫患儿的良好长程管理，需要医师、家长、患儿、学校、社会的共同努力。

（一）病因治疗

应该尽可能努力进行癫痫的病因学诊断，根据病因进行针对性治疗，例如特殊奶粉治疗苯丙酮尿症，癫痫外科手术切除局灶性皮层发育不良，免疫抑制剂治疗免疫性癫痫等。

（二）药物治疗

抗癫痫药物治疗是癫痫的最主要治疗方法，规则合理地应用抗癫痫药物能提高治疗的成功率。药物治疗的基本原则如下。

1. 应该在充分评估患儿本身以及其所患癫痫的情况，并且与患儿及其家长充分沟通后，选择合适时机开始抗癫痫药治疗。

2. 根据发作类型、癫痫综合征及共患病、同时服用的其他药物以及患儿及其家庭的背景情况来综合考虑。能够诊断癫痫综合征的，先按照综合征选药原则挑选抗癫痫药，如果不能诊断综合征，再按发作类型选择药物。

3. 首选单药治疗，对于治疗困难的病例可以在合适的时机开始抗癫痫药联合治疗，应尽量选择不同作用机制的抗癫痫药进行联合治疗。

4. 遵循抗癫痫药的药动学服药　应规则、不间断、用药剂量个体化。

5. 必要时定期监测血药浓度。

6. 如需替换药物，应逐渐过渡。

7. 疗程要长，一般需要治疗至少连续2年不发作，而且脑电图癫痫样放电完全或者基本消失，才能开始逐渐减药，不同的病因学、癫痫综合征分类以及治疗过程顺利与否均会影响疗程。

8. 缓慢停药，减停过程一般要求大于3～6个月。

9. 在整个治疗过程中均应定期随访，监测药物可能出现的不良反应。

（三）癫痫外科治疗

有明确的癫痫灶（如局灶皮层发育不良等），抗癫痫药物治疗无效或效果不佳、频繁发作影响患儿的日常生活者，应及时到专业的癫痫中心进行癫痫外科治疗评估，如果适合，应及时进行外科治疗。癫痫外科主要治疗方法有癫痫灶切除手术（包括病变半球切除术）、姑息性治疗（包括胼胝体部分切开、迷走神经刺激术等）。

（四）其他疗法

如生酮饮食，免疫治疗（大剂量免疫球蛋白、糖皮质激素等）。

目标检测

一、单选题

1. 下列属于出生时不存在，以后逐渐出现并永不消失的神经反射的是
   A. 角膜反射　　B. 腹壁反射　　C. 咽反射
   D. 握持反射　　E. 觅食反射
2. 属于脑膜刺激征的是
   A. 布鲁津斯基征阳性　　B. 巴宾斯基征阳性　　C. 前囟饱满
   D. 嗜睡、昏迷　　E. 双侧瞳孔不等大
3. 新生儿及2个月以内的婴儿化脓性脑膜炎的最常见的致病菌是
   A. 大肠埃希菌　　B. 弧菌　　C. 铜绿假单胞菌
   D. 溶血性链球菌　　E. 脑膜炎双球菌
4. 男婴，10天。因发热、拒奶3天，惊厥2次来诊。查体：反应差，中度黄染，脐部有脓性分泌物，前囟饱满。WBC 20×10^9/L，N 0.78，L 0.22，最可能的病原体是
   A. 流感嗜血杆菌　　B. 新型隐球菌　　C. 大肠埃希菌
   D. 肺炎链球菌　　E. 脑膜炎双球菌
5. 患儿，男，8个月。咳嗽1天，发热3小时，体温39.3℃，就诊过程中突然双眼上翻，四肢强直，持续1分钟。查体：咽红，心肺腹及神经系统无异常，最可能的诊断是
   A. 癫痫　　B. 低钙惊厥　　C. 中毒性脑病
   D. 化脓性脑膜炎　　E. 高热惊厥
6. 癫痫患儿在症状控制后应坚持服药
   A. 3个月　　B. 6个月　　C. 1年
   D. 2年　　E. 3年

（7～8题共用题干）

患儿，女，4岁。发热、头痛3天，伴呕吐，神情萎靡。当晚开始抽搐。体温39℃，面色较苍白。血白细胞数 22×10^9/L，中性粒细胞0.88。

7. 为明确化脓性脑膜炎诊断，下列检查最重要的是
   A. 血象白细胞计数及分类
   B. 脑电图检查
   C. 腰椎穿刺脑脊液常规检查和培养
   D. 血乳酸和乳酸脱氢酶测定
   E. 腰椎穿刺脑脊液免疫球蛋白测定
8. 该患儿病变部位主要见于
   A. 硬脑膜　　B. 蛛网膜与软脑膜　　C. 脊髓
   D. 大脑皮质与脑室膜　　E. 小脑与延髓

（9～10题共用答案）

A. 结核性脑膜炎　　B. 病毒性脑炎　　C. 化脓性脑膜炎
D. 中毒性脑病　　E. 癫痫

9. 脑脊液呈毛玻璃样，蛋白质升高，糖、氯化物减少见于

10. 脑脊液外观混浊或呈脓性，蛋白质明显升高，糖减少见于

二、思考题

1. 化脓性脑膜炎合并硬脑膜下积液的特点有哪些？

2. 小儿高热惊厥复发的危险因素有哪些？

（杨丹阳）

书网融合……

本章小结

微课

题库

第十二章　免疫性疾病

学习目标

1. 通过本章学习，重点把握免疫性疾病的临床表现、诊断、预防和治疗。

2. 学会对免疫性疾病患儿的病史采集、体格检查，并能做出诊疗方案，能指导家长正确预防免疫性疾病；具有与患儿及其家长进行有效沟通的能力。

情境导入

情境描述　患儿，男，10岁。于前日睡觉时发现双下肢有紫癜，不痛不痒。今日紫癜增多，晨起眼睑稍水肿，行走后腿痛。近1周前有过腹痛，未服用任何药物。发病前3日吃过螃蟹、河虾。以往无类似发作史，家中无类似患者。查体：T 37.2℃，P 78次/分，R 26次/分，BP 95/60mmHg。神志清，营养发育好，无贫血貌，臀部以下两下肢皮肤有大小不等的紫癜，呈紫红色，部分高出皮肤，呈对称分布，压之不褪色。浅表淋巴结无肿大。双眼睑稍浮肿。辅助检查：血常规示Hb 120g/L，WBC 9.4×10^9/L，N 0.64，L 0.35，PLT 178×10^9/L。便常规：隐血（－）。尿常规：蛋白（＋），RBC 4～5个/高倍视野；肝、肾功能正常；出凝血时间正常、APTT正常。

讨论　1. 最可能的诊断是什么？诊断依据是什么？

2. 还要做什么检查？

3. 治疗原则是什么？

第一节　概　述

PPT

免疫（immunity）是机体的生理性保护机制，其本质为识别自身，排除异己；具体功能包括防御感染，清除衰老、损伤或死亡的细胞，识别和清除突变细胞。免疫功能失调可致异常免疫反应，即变态反应、自身免疫反应、免疫缺陷病和恶性肿瘤。

一、儿童免疫功能的特点

免疫系统由免疫器官、免疫细胞和免疫因子组成。小儿免疫状况与成人明显不同，导致儿童免疫相关疾病的特殊性。传统认为小儿时期，特别是新生儿期免疫系统不成熟。实际上，出生时免疫器官和免疫细胞均已相当成熟，免疫功能低下可能是未接触抗原、尚未建立免疫记忆之故。

（一）非特异性免疫及其特点

非特异性免疫主要包括屏障防御机制、细胞吞噬系统、补体系统和其他免疫分子作用。

1. 屏障防御机制　主要由皮肤黏膜屏障、血－脑屏障、血－胎盘屏障、淋巴结过滤作用等构成的解剖屏障（物理）和由溶菌酶、胃酸等构成的生化屏障。健康完整的皮肤、黏膜形成阻止病原微生物侵入机体的第一道屏障，具有机械保护作用。小儿皮肤角质层薄嫩，屏障作用差，故容易破损而继发感染。新生儿皮肤较成人偏碱性，适宜细菌和真菌的增殖；3岁以下血－脑屏障、淋巴结功能未发育成熟；肠壁通透性高，胃酸量少，杀菌力低等。以上因素均导致新生儿和婴幼儿的非特异性免疫功能较差，易发生败血症、颅内感染及其他感染和传染性疾病等。随着年龄的增长非特异性免疫功能逐渐发育健全。

2. 细胞吞噬系统 血液中具有吞噬功能的细胞主要是单核－巨噬细胞和中性粒细胞。新生儿单核细胞发育已完善，但因缺乏辅助因子，其趋化、黏附、吞噬、氧化杀菌等能力均较成人差。出生后12小时外周血中性粒细胞计数较高，72小时后逐渐下降，8岁后达成人水平。中性粒细胞暂时性低下是易发生化脓性感染的原因。

3. 补体及其他免疫分子 由于母体的补体不传输给胎儿，新生儿补体经典途径成分（CH50、C3、C4和C5）活性是其母亲的50%～60%，生后3～6个月达到成人水平。旁路途径的各种成分发育更为落后。未成熟儿补体经典和旁路途径均低于成熟儿。其他免疫分子如新生儿血浆纤维连接蛋白（FN）仅为成人的1/3～1/2，未成熟儿则更低；未成熟儿甘露糖结合凝集素（MBL）较成人为低，生后10～20周方达到足月新生儿水平。

（二）特异性免疫及其特点

特异性免疫反应是机体在后天与抗原物质接触后产生的，属于获得性免疫，包括细胞免疫和体液免疫。特异性免疫由免疫器官（胸腺、骨髓、脾、淋巴结等）和免疫细胞（T、B淋巴细胞）完成。T、B淋巴细胞是具有代表性的免疫活性细胞，由多能造血干细胞（SC）分化而来，分别担负细胞免疫功能和体液免疫功能。

1. 细胞免疫（T细胞免疫） 细胞免疫是一种由T细胞介导的特异性免疫反应。其主要功能是抵御细胞内的病原微生物（病毒、真菌、寄生虫等）感染和免疫监视，在早期抗感染和抗肿瘤中起重要作用。足月新生儿外周血中T细胞绝对计数已达成人水平，但T细胞的分类比例和功能与成人不同。其中具有辅助/诱导作用的$CD4^+$T细胞数比具有抑制性/细胞毒作用的$CD8^+$T细胞数多，使$CD4^+/CD8^+$的比值高达3～4，以后逐渐下降，约2岁时$CD4^+/CD8^+$比值为2，达到成人水平。

2. 体液免疫（B细胞免疫） 体液免疫是指B细胞在抗原刺激下转化成浆细胞并产生抗体即免疫球蛋白（Ig）、抗体与相应抗原在体内特异性结合而引起的免疫反应。其主要功能是抵御细胞外的细菌和病毒感染。免疫球蛋白分为5类，即IgM、IgG、IgA、IgE、IgD。

（1）IgM　胎儿期已能产生IgM，因其不能通过胎盘，故胎儿期血液中IgM含量始终较低。出生时若脐血IgM水平增高达0.2～0.3g/L，提示有宫内感染。出生后3～4个月时IgM在血清中含量为成人的50%，1岁时达成人的75%。IgM是抗革兰阴性杆菌的主要抗体，因新生儿血中含量低，故新生儿易患革兰阴性杆菌感染，尤其易患大肠埃希菌败血症。

（2）IgG　是唯一可以通过胎盘的免疫球蛋白。大量IgG在妊娠后期通过胎盘传给胎儿。足月新生儿血清IgG高于其母体的5%～10%。IgG对婴儿生后数月内防御白喉、脊髓灰质炎、麻疹、肺炎球菌和β－溶血性链球菌感染等起着重要作用。来自母体的IgG于生后6个月时几乎全部消失，故此时小儿容易发生感染。而自身合成的IgG从生后6个月起才逐渐增加，8～10岁时达到成人水平。

（3）IgA　胎儿期不产生IgA，且IgA不能通过胎盘，故新生儿血清中IgA含量极少。至青春后期才达到成人水平。婴儿出生后可从母亲初乳中获得部分分泌型IgA（sIgA），在呼吸道、消化道发挥抗感染作用。sIgA于2～4岁时达到成人水平。因此，新生儿和婴幼儿易患呼吸道和胃肠道感染。

（4）IgD和IgE　两者均难以通过胎盘。IgD于5岁时达成人水平的20%，其生物学作用目前尚不清楚。IgE是血清中含量最低的一种免疫球蛋白，约7岁时达成人水平，主要参与I型超敏反应。

二、免疫缺陷病

免疫缺陷病（immunodeficiency，ID）是指因免疫细胞（淋巴细胞、吞噬细胞和中性粒细胞）和免疫分子（可溶性因子白介素、补体、免疫球蛋白和细胞膜表面分子）发生缺陷而引起的机体抗感染免疫功能低下的一组临床综合征。ID 可分为由不同基因缺陷导致免疫系统功能损害的原发性免疫缺陷病（primary immunodeficiency，PID）；由出生后多种因素（感染、营养紊乱和某些疾病状态）影响免疫系统所致的继发性免疫缺陷病（secondary immunodeficiency，SID）。因 SID 程度较轻，也称为免疫功能低下。由人类免疫缺陷病毒（HIV）感染所致者，称为获得性免疫缺陷综合征（AIDS）。

（一）原发性免疫缺陷病

PID 是因免疫系统先天发育不全、免疫应答发生障碍导致的一种或多种免疫功能缺损的疾病。主要特征是由于抗感染功能低下而发生反复、严重的感染，同时伴有免疫监视和免疫稳定功能异常，而发生自身免疫性疾病、过敏性疾病和恶性肿瘤。本病有遗传倾向，往往在婴幼儿期和儿童期发病。

1. 分类　迄今共发现 200 多种 PID，其中 150 余种已明确致病基因。目前 PID 分为 9 大类，即 T 细胞和 B 细胞联合免疫缺陷、以抗体为主的免疫缺陷、其他已明确的免疫缺陷综合征、免疫失调性疾病、先天性吞噬细胞数量和（或）功能缺陷、固有免疫缺陷、自身炎症反应性疾病、补体缺陷和拟表型 PID。

2. 临床表现

（1）反复和慢性感染　是 PID 最常见的表现，常发生反复、持久、严重和难治的感染。感染原为不常见和致病力低的细菌。大多数患儿需持续使用抗菌药物以预防感染。①发生感染的年龄：1 岁以内占 40%，1～5 岁占 40%，6～16 岁占 15%。②病原体：常见的有化脓性细菌、病毒、结核分枝杆菌、沙门菌属，也可发生真菌和原虫感染。发生感染的病原体毒力可能并不很强，常呈机会性感染。③感染部位：以呼吸道感染最常见，其次为胃肠道感染，如慢性肠炎。皮肤感染可为脓疖、脓肿或肉芽肿。也可为全身性感染，如败血症、脓毒血症、脑膜炎和骨关节炎等。

（2）自身免疫性疾病和恶性肿瘤　未因严重感染而致死亡者，随年龄增长，易发生自身免疫性疾病和肿瘤，尤以淋巴系统肿瘤最多见。其发生率较正常人群高数十倍乃至 100 倍以上。PID 伴发的自身免疫性疾病包括溶血性贫血、血小板减少性紫癜、系统性红斑狼疮及免疫复合物性肾炎等；伴发的肿瘤中以淋巴瘤最常见。

（3）其他　如胸腺发育不全的特殊面容、先天性心脏病、难以控制的惊厥等。

3. 诊断

（1）病史　①既往史：反复感染史为本病的特征，应注意首次发病年龄、反复感染次数、病情严重程度和预防接种史。严重的麻疹或水痘提示细胞免疫缺陷。新生儿期卡介苗接种后出现播散性疫苗感染应高度怀疑 PID。②家族史：约 1/4 的患儿家族有因感染致夭折的成员。应对患儿家族进行家系调查。

（2）体格检查　严重或反复感染可致生长发育落后、营养不良、轻中度贫血等。B 细胞缺陷者的周围淋巴组织如扁桃体和淋巴结变小或缺如。X－连锁淋巴组织增生症则出现全身淋巴结肿大。可存在皮肤疖肿、口腔炎、牙周病和鹅口疮等感染证据。

（3）实验室和其他检查　反复不明原因的感染和阳性家族史提示 PID 的可能性，应创造条件进行必要的实验室检查。免疫学检测和基因分析是 PID 确诊的重要手段，可分为三个层次进行，即初筛试验、进一步检查、特殊或研究性试验。其中，初筛试验在疾病的初期筛查过程中尤其重要。例如：测定细胞免疫功能首先做皮肤迟发型超敏反应和淋巴母细胞转化试验；判断体液免疫功能首先测定血清免疫球蛋白含量等。婴儿期胸部 X 线片缺乏胸腺影，提示 T 细胞功能缺陷。基因突变分析、产前诊断和新生儿筛查均是早期确诊的最好手段和重要措施。

4. 治疗

（1）一般治疗　应给予患儿特别的护理，采取保护性隔离措施，尽量减少患儿与感染原的接触机会。注重营养。加强宣教，鼓励患儿尽可能参加正常生活，增强抗病的信心。一旦发现感染应及时治疗，有时需用抗感染药物预防性给药。T细胞缺陷患儿，不宜输血或新鲜血制品，以防发生移植物抗宿主反应（GVHR）。最好不做扁桃体和淋巴结切除术，禁忌脾切除术。若患儿尚有一定抗体合成能力，可接种灭活疫苗，如百白破三联疫苗。严重免疫缺陷者禁忌活疫苗接种，以免引起致死性疫苗感染。

（2）替代治疗　①IVIG：仅适用于低IgG血症。患儿经IVIG治疗后，可使症状完全缓解，获得正常的生长发育。用法为每月一次IVIG 100～600mg/kg，静脉注射，持续终身。②高效价免疫血清球蛋白（SIG）：包括水痘-带状疱疹、狂犬病、破伤风和乙型肝炎的SIG，用于预防高危患儿。③新鲜血浆：可供给机体IgG、IgM、IgA、补体和其他免疫活性成分，剂量为20ml/kg。适用于治疗各类体液免疫缺陷病。④其他替代治疗：可给予胸腺素类、转移因子、IFN-1、IL-2等细胞因子治疗。吞噬细胞缺陷伴严重感染患儿，可输注新鲜白细胞。

（3）免疫重建　免疫重建是采用正常细胞或基因片段植入患者体内，使之持久地发挥其免疫功能。现常用的有骨髓移植和脐血干细胞移植。

（4）基因治疗　将正常的目的基因片段整合到患者干细胞基因组内（基因转化），这些被目的基因转化的细胞经有丝分裂，使转化的基因片段能在患者体内复制而持续存在。基因治疗已尝试多年，取得一定成效，但仍处于探索和临床验证阶段。

（二）继发性免疫缺陷病

继发性免疫缺陷病（SID）是出生后因其他疾病或某些理化因素所致的暂时性免疫功能障碍，一旦致病因素消除，免疫功能即可恢复正常。机体在某一特定的时期或环境下均可能发生一过性的SID，但功能受损程度比较轻，且为可逆性。发病率远高于PID，早确诊、早干预尤为重要。

1. 病因

（1）营养紊乱　是儿童时期SID最常见的原因。某些营养素缺乏，可致相应的免疫功能缺陷。包括蛋白质-能量营养不良，锌、铁、维生素A、维生素D和B族维生素缺乏等。

（2）感染　急性病毒感染、严重细菌感染和寄生虫感染等，可能造成机体暂时性免疫功能损伤。

（3）其他　恶性肿瘤、血液病、糖尿病、肾病综合征、长期使用免疫抑制剂、接触放射线、外科手术和创伤等，均可引起继发性免疫功能缺陷。

2. 临床表现　最常见的临床表现为反复呼吸道感染，亦有胃肠道感染者。一般症状较轻，但常反复发作。反复的胃肠道感染可引起更严重的营养吸收障碍而加重营养不良；感染本身也可直接引起免疫功能的进一步恶化，如此形成恶性循环。

3. 治疗　治疗原则是积极治疗原发性疾病，去除诱发因素，加强营养支持。

三、儿童艾滋病

艾滋病即获得性免疫缺陷综合征（acquired immunodeficiency syndrome，AIDS），是由人类免疫缺陷病毒（HIV）感染所引起的一种传播迅速、病死率极高的感染性疾病。感染HIV的新生儿中约有1/4在1岁前死亡，2/3在2岁前死亡，绝大多数在5岁前死亡。

（一）病因与流行病学

HIV属RNA反转录病毒，该病毒对热敏感，56℃ 30分钟能灭活，50%乙醇、0.3%过氧化氢、0.2%次氯酸钠及10%漂白粉，经10分钟能灭活病毒。但对甲醛溶液和紫外线不敏感。

1. 传染源　儿童AIDS多自成人传播而来。患者和无症状病毒携带者是本病的传染源，特别是后者。病毒主要存在于感染者的血液、精液、子宫和阴道分泌物中，其他体液如唾液、泪液和乳汁亦含有病毒，均具有传染性。

2. HIV 感染的传播方式

（1）母婴传播 为主要的传播途径。感染 HIV 的孕母通过胎盘、分娩过程和喂奶等方式传播给婴儿。

（2）血源传播 如输血、注射、器官移植等。

（3）其他途径 如性接触传播、人工授精等，主要发生在成年人。目前尚未证实空气、昆虫、水及食物或与 AIDS 患者的一般接触，如握手、公共游泳、被褥等会造成感染。

（二）发病机制与病理

人体感染 HIV 后免疫系统首先受累。由于 $CD4^+$T 淋巴细胞被大量破坏，丧失辅助 B 淋巴细胞分化的能力，使体液免疫功能亦出现异常，表现为高免疫球蛋白血症、出现自身抗体和对新抗原反应性降低。抗体反应缺陷，易患严重化脓性疾病；细胞免疫功能低下或衰竭，引起各种机会性感染（如结核分枝杆菌、巨细胞病毒、卡氏肺囊虫、李斯特菌等），常为致死的原因。

HIV 感染后可见淋巴结和胸腺等免疫器官病变。早期表现是淋巴组织反应性增生，随后淋巴细胞稀少，生发中心空虚或完全丧失淋巴成分。胸腺上皮严重萎缩，缺少胸腺小体。

HIV 还常侵犯中枢神经系统，包括胶质细胞增生、灶性坏死、血管周围炎和脱髓鞘改变。

（三）临床表现

儿童感染 HIV 后的临床表现差异很大。出生前感染者发病较早，发展较快，到 1 岁时约 1/3 的感染婴幼儿死亡，到 2 岁时如果没有得到有效治疗，近一半患儿将面临死亡；而生后感染者，发病较晚，进展较慢，通常在感染后第 1 年即出现临床症状。常见的临床表现如下。

（1）不明原因的反复发热（超过 1 个月），伴有全身淋巴结肿大、肝脾肿大。

（2）在婴幼儿，有生长发育迟缓或生长停滞。

（3）可出反复呼吸道、消化道或泌尿道感染。感染原为病毒、细菌、真菌或寄生虫，尤其是机会性感染。最常见、最严重的机会性感染为卡氏肺孢子虫感染，亦可有口腔真菌感染、念珠菌性食管炎、播散性巨细胞病毒感染、慢性单纯疱疹、水痘-带状疱疹病毒感染，或发生结核杆菌、弥散性隐球菌和弓形虫感染。

（4）其他表现 ①反复腮腺炎、心肌炎、肝炎、肾病等。婴幼儿易发生脑病综合征，表现为生长发育停滞，小头畸形，智能倒退，语言能力丧失，瘫痪，共济失调等。②肿瘤：约有 2% 的 AIDS 患儿可合并恶性病变，如非霍奇金淋巴瘤、多发性软组织瘤、中枢神经系统淋巴瘤等。

（四）实验室和其他检查

1. 病毒抗体检测 是初筛试验的主要手段，包括初筛试验和确认试验。病毒抗体检查对 1 岁半以下的婴幼儿诊断有局限性。

2. 抗原检测 主要是检测病毒核心抗原 p24，一般在感染后 1～2 周内即可检出。

3. 病毒核酸检测 利用 PCR 或连接酶链反应（LCR）技术，可检出微量病毒核酸。

4. 血淋巴细胞亚群分析 为免疫缺陷的实验诊断，包括 $CD4^+/CD8^+$ 倒置、自然杀伤细胞活性降低、皮肤迟发型变态反应减退或消失、抗淋巴细胞抗体、抗精子抗体及抗核抗体阳性。$β_2$微球蛋白增高，尿中新蝶呤升高。

（五）诊断

2002 年中华医学会儿科学分会感染学组、中华医学会儿科学分会免疫学组共同制定了儿童 HIV 感染和 AIDS 的诊断标准。

1. 无症状 HIV 感染

(1) 流行病史　①HIV 感染的母亲所生的婴儿。②输入未经 HIV 抗体检测的血液或血液制品史。

(2) 临床表现　无任何症状、体征。

(3) 实验室检查　18 个月及以上儿童，HIV 抗体阳性，经确认试验证实；患儿血浆中 HIV RNA 阳性。

(4) 确诊标准　①18 个月及以上儿童：具有相关流行病学史，实验室检查中任何一项阳性可确诊。②不足 18 个月小儿：具有相关流行病学史，2 次不同时间的血浆样本 HIV RNA 阳性可确诊。

2. 儿童 AIDS

(1) 流行病史　同无症状 HIV 感染。

(2) 临床表现　不明原因的持续性全身淋巴结肿大（直径超过 1cm）、肝脾大、腮腺炎；不明原因的持续发热超过 1 个月；慢性反复发作性腹泻；生长发育迟缓；体重下降明显（3 个月内超过基线 10%）；迁延不愈的间质性肺炎和口腔真菌感染；常发生各种机会性感染等。与成人 AIDS 相比，儿童 AIDS 的特点为：①HIV 感染后，潜伏期短、起病较急、进展快。②反复细菌感染表现突出，特别易感染多糖荚膜细菌。③婴幼儿易发生脑病综合征，且发病早、进展快、预后差。④生长发育停滞，是儿童 HIV 感染的一种特殊表现。⑤慢性腮腺炎和淋巴细胞性间质性肺炎常见。

(3) 实验室检查　HIV 抗体阳性并经确认试验证实，血浆中 HIV RNA 阳性；外周血 $CD4^+$T 淋巴细胞总数减少，占淋巴细胞的百分比减少。

(4) 确诊标准　患儿具有一项或多项临床表现，18 个月以上患儿 HIV 抗体阳性（经确认试验证实）或 HIV RNA 阳性可确诊；不足 18 个月患儿 2 次不同时间的样本 HIV RNA 阳性可确诊。

（六）治疗

包括抗病毒、免疫学治疗、抗感染及抗肿瘤等综合治疗措施。已确诊的 AIDS 患儿应转入指定医院接受治疗。

1. 抗病毒治疗　主要应用新的抗反转录病毒药物。

(1) 用药指征　出现 HIV 感染的临床症状；$CD4^+$T 淋巴细胞绝对值或百分比下降，达到中度或严重免疫抑制；年龄低于 1 岁患儿，不论有无临床表现等其他情况；年龄大于 1 岁患儿，无临床表现，也主张早期治疗。

(2) 常用药物　①核苷类反转录酶抑制剂：如齐多夫定（AZT）、二脱氧肌苷（DDI）、拉米夫定（STC）和司坦夫定。②非核苷类反转录酶抑制剂：如奈韦拉平（NVP）和地拉韦定（DLR）。还可使用蛋白酶抑制剂，如沙奎那韦、地拉韦定（IDV）、奈非那韦和利托那韦等。因单用一种药物效果差，提倡 2 种以上药物联合治疗。

2. 免疫学治疗　基因重组 IL－2、IL－12 与抗病毒药物同时应用能改善免疫功能，增强免疫细胞杀伤被 HIV 感染细胞的能力。

3. 抗感染和抗肿瘤治疗　发生感染或肿瘤时给予相应的治疗。

4. 支持及对症治疗　包括输血及营养支持疗法，补充维生素，特别是维生素 B_{12}和叶酸。

（七）预防

1. 加强宣传教育，普及 AIDS 知识，减少育龄期女性感染 HIV。
2. 严格控制血液及血制品的质量。严格禁止高危人群献血，在供血员中必须除外 HIV 抗体阳性者。
3. HIV 感染者避免妊娠，HIV 感染或 AIDS 孕妇应规劝其终止妊娠或尽量进行剖宫产。
4. HIV 抗体阳性母亲及其新生儿应服用 AZT，以降低母婴传播的概率。
5. 疫苗预防。正在进行临床试验和研制中。

PPT

第二节　过敏性紫癜 微课

过敏性紫癜（anaphylactoid purpura）又称亨－舒综合征（HSP），是以小血管炎为主要病变的系统性血管炎。临床特点为血小板不减少性紫癜，常伴关节肿痛、腹痛、便血、血尿和蛋白尿。多发生于2～8岁的儿童，男孩多于女孩。一年四季均有发病，以春秋季为多。

一、病因和发病机制

本病病因尚未明确，食物过敏（蛋类、乳类、豆类等）、药物（阿司匹林、抗生素等）、微生物（细菌、病毒、寄生虫等）、疫苗接种、麻醉、恶性病变等与发病有关。也有研究表明A组溶血性链球菌感染是诱发过敏性紫癜的重要原因。

发病机制尚不十分清楚。研究证实，以B淋巴细胞多克隆活化为其特征，患儿T淋巴细胞和单核细胞CD40配体过度表达，促进B淋巴细胞分泌大量IgA和IgE。30%～50%患儿血清IgA浓度升高。IgA、补体C3和纤维蛋白沉积于肾小球系膜、皮肤和肠道毛细血管，提示本病为IgA免疫复合物疾病。血清肿瘤坏死因子－α和IL－6等前炎症因子升高。本病有一定遗传倾向。

本病的发病机制可以概括为：各种刺激因子，包括感染原和过敏原作用于具有遗传背景的个体，激发B细胞克隆扩增，导致IgA介导的系统性血管炎。

二、病理

过敏性紫癜的病理变化为广泛的白细胞碎裂性小血管炎，以毛细血管炎为主，亦可波及小静脉和小动脉。血管壁可见胶原纤维肿胀和坏死，中性粒细胞浸润，周围散在核碎片。间质水肿，有浆液性渗出，可见渗出的红细胞。内皮细胞肿胀，可有血栓形成。病变累及皮肤、肾脏、关节及胃肠道，少数涉及心、肺等脏器。发生过敏性紫癜肾炎时，轻者为系膜增生、微小病变、局灶性肾炎，重者为弥漫增生性肾炎伴新月体形成。

三、临床表现

多急性起病，首发症状以皮肤紫癜为主，少数病例以腹痛、关节炎或肾脏症状首先出现。起病前1～3周常有上呼吸道感染史。可伴有低热、食欲缺乏、乏力等全身症状。

1. 皮肤紫癜　反复出现皮肤紫癜为本病特征。多见于四肢及臀部，对称分布，伸侧较多，分批出现，面部及躯干较少。初起呈紫红色斑丘疹，高出皮面，压之不褪色，数日后转为暗紫色，最终呈棕褐色而消退。重症患儿紫癜可融合成大疱伴出血性坏死。部分病例可伴有荨麻疹和血管神经性水肿。皮肤紫癜一般在4～6周后消退，部分患儿间隔数周、数月后又复发。

2. 胃肠道症状　胃肠道症状见于60%以上患儿。一般以阵发性剧烈腹痛为主，常位于脐周或下腹部，可伴呕吐，但呕血少见。部分患儿可有黑便或血便，偶见并发肠套叠、肠梗阻或肠穿孔。由血管炎引起的肠壁水肿、出血、坏死或穿孔是产生肠道症状及严重并发症的主要原因。

3. 关节症状　约30%的患儿可出现膝、踝、肘、腕等大关节肿痛，活动受限。关节腔有浆液性积液，可在数日内消失，无后遗症。

4. 肾脏症状　1/3～2/3病例有肾脏受损表现。多发生于起病1个月内，亦可在病程更晚期，于其他症状消失后发生，少数则以肾炎为首发症状。症状轻重不一，与肾外症状的严重程度非一致性。多数患儿出现血尿、蛋白尿和管型，伴血压增高及水肿，称为紫癜性肾炎；少数呈肾病综合征表现。血尿、蛋血尿可持续数月甚至数年，大多数能完全恢复，少数发展为慢性肾炎甚至肾衰竭。

5. 其他表现 少数有出血倾向，包括鼻出血、牙龈出血、咯血、睾丸出血等，偶可发生颅内出血。偶尔累及循环系统和呼吸系统，发生心肌炎、心包炎、哮喘、肺出血等。

四、辅助检查

1. 血液检查 周围血象示白细胞正常或增加，中性和嗜酸粒细胞可增高；部分患儿毛细血管脆性试验阳性；血小板计数正常甚至升高，出血和凝血时间正常，血块退缩试验正常。血沉轻度增快，血清IgA升高，IgG和IgM正常或轻度升高；C3、C4正常或升高；抗核抗体及RF阴性。重症血浆黏度增高。

2. 其他检查 尿常规检查可有红细胞、蛋白、管型，重症有肉眼血尿。大便隐血试验可呈阳性。腹部超声检查有利于早期诊断肠套叠，肾脏症状较重和迁延者可行肾穿刺明确病理类型、指导治疗。

五、诊断与鉴别诊断

过敏性紫癜的诊断标准（欧洲抗风湿病联盟和欧洲儿科风湿病学会统一标准）：可触性皮疹（必要条件）伴以下任何一条可诊断。

（1）弥漫性腹痛。

（2）任何部位活检示IgA沉积。

（3）关节炎/关节痛。

（4）肾脏受损表现　血尿和（或）蛋白尿。

典型病例诊断不难，临床表现不典型、皮肤紫癜未出现时，容易误诊为其他疾病，需与免疫性血小板减少症、风湿性关节炎、败血症、其他肾脏疾病等相鉴别。

六、治疗

1. 一般治疗 卧床休息，积极寻找和去除致病因素，如控制感染、补充维生素。考虑应用抗组胺药物和钙剂。腹痛时应用解痉剂；消化道出血时应禁食，可静脉滴注西咪替丁每日20～40mg/kg。

2. 糖皮质激素和免疫抑制剂 急性期对腹痛和关节痛可予缓解，但不能预防肾脏损害的发生。泼尼松每日1～2mg/kg，分次口服，或用甲基泼尼松龙5～10mg/(kg·d)静脉滴注，症状缓解后即可停用。严重的紫癜肾炎可加用免疫抑制剂如环磷酰胺、硫唑嘌呤或雷公藤总苷片。

3. 抗凝治疗 ①阻止血小板聚集和血栓形成：阿司匹林3～5mg/(kg·d)，每天一次服用；双嘧达莫（潘生丁）3～5mg/(kg·d)，分次服用。②肝素：每次0.5～1mg/kg，每日1次，持续7天。③尿激酶：剂量1000～3000U/(kg·d)，静脉滴注。

4. 其他 钙通道拮抗剂如硝苯地平0.5～1.0mg/(kg·d)，分次服用；非甾体抗炎药如吲哚美辛2～3mg/(kg·d)，分次服用，均有利于血管炎的恢复。中成药复方丹参片、银杏叶片等，有一定疗效。

七、预后

预后一般良好。少数重症患儿可死于肠出血、肠套叠、肠坏死或神经系统损害。病程1～2周至1～2个月，少数长达数月或一年以上。肾脏病变常较迁延，可持续数月或数年，少数病例（1%）发展为持续性肾脏疾病，极个别病例（0.1%）发生肾功能不全。

第三节　皮肤黏膜淋巴结综合征

PPT

皮肤黏膜淋巴结综合征（mucocutaneous lymphonode syndrome，MCLS）又称川崎病，以全身性中、

小动脉炎性病变为主要病理特征，15%～20%未经治疗的患儿发生冠状动脉损害。本病亚裔人发病率较高。可呈散发或小流行，四季均可发病。发病年龄在5岁以下占87.4%。男：女之比为1.83∶1。

一、病因和发病机制

病因不明，可能与立克次体、短棒菌、葡萄球菌、链球菌、反转录病毒、支原体感染有关。研究发现，本病存在异常的免疫激活，提示其发病与免疫功能紊乱有关。推测感染原的特殊成分，如超抗原，直接通过与T细胞抗原受体（TCR）Vβ片段结合，激活$CD30^+$T细胞和CD40配体表达；在T细胞的诱导下，B淋巴细胞多克隆活化，产生大量免疫球蛋白（IgG、IgM、IgA、IgE）、细胞因子（IL-1，IL-2，IL-6，TNF-α）和抗内皮细胞自身抗体等，损伤血管内皮细胞，导致内皮细胞功能失调、凋亡和坏死。持续的免疫损伤，导致受损血管局部平滑肌和胶原组织增生而产生动脉狭窄。

二、病理

本病病理变化为全身性血管炎，好发于冠状动脉。病理过程可分为4期。

1. Ⅰ期 1～9天，小动脉周围炎症，冠状动脉主要分支血管壁上的小营养动脉和静脉受到侵犯。同时，心包、心肌间质及心内膜有炎症反应，有中性粒细胞、嗜酸性粒细胞及淋巴细胞浸润。

2. Ⅱ期 10～21天，冠状动脉主要分支全层血管炎，血管内皮水肿、血管壁平滑肌层及外膜炎性细胞浸润。弹力纤维和肌层断裂，可形成血栓和动脉瘤。

3. Ⅲ期 约28～31天，动脉炎症渐消退，血栓和肉芽形成，纤维组织增生，内膜明显增厚，导致冠状动脉部分或完全阻塞。

4. Ⅳ期 数月至数年，病变逐渐愈合，心肌瘢痕形成，阻塞的动脉可能再通。

三、临床表现

（一）主要表现

1. 发热 体温可达39～40℃，持续7～14天或更长，呈稽留热或弛张热，抗生素治疗无效。

2. 球结膜充血 起病3～4天出现，无脓性分泌物，热退后消散。

3. 唇及口腔表现 唇充血、皲裂，口腔黏膜弥漫性充血，舌乳头突起、充血，呈草莓舌。

4. 手、足表现 急性期手、足硬性水肿和掌跖红斑，恢复期指、趾端甲下和皮肤交界处出现膜状脱皮，指（趾）甲有横沟，重者指、趾甲亦可脱落。

5. 皮肤表现 多形性红斑和猩红热样皮疹，常在第1周出现。肛周皮肤发红、脱皮。

6. 颈淋巴结肿大 单侧或双侧，坚硬有触痛，但表面不红，无化脓。病初出现，热退时消散。

（二）心脏表现

在病程1～6周可出现心包炎、心肌炎、心内膜炎、心律失常。发生冠状动脉瘤或狭窄者，可无临床表现，少数可有心肌梗死的症状。冠状动脉损害多发生于病程2～4周，但也可在疾病恢复期。心肌梗死和冠状动脉瘤破裂可致心源性休克甚至猝死。

（三）其他

可累及消化系统，出现腹痛、呕吐、腹泻、麻痹性肠梗阻、肝大、黄疸等。可有间质性肺炎、无菌性脑膜炎、关节痛和关节炎等。

四、辅助检查

（一）血液检查

周围血象白细胞增高，以中性粒细胞为主，伴核左移。轻度贫血，血小板早期正常，第 2～3 周增多。血沉增快，C 反应蛋白增高，血浆纤维蛋白原和血浆黏度增高；血清转氨酶升高。免疫学检查，血清 IgG、IgM、IgA、IgE 和血循环免疫复合物升高，细胞因子如 IL－1、IL－6 明显增高，总补体和 C3 正常或增高。

（二）心电图

早期示非特异性 ST－T 变化。心包炎时可有广泛 ST 段抬高和低电压；心肌梗死时 ST 段明显抬高、T 波倒置及异常 Q 波。

（三）心脏影像学检查

1. 超声心动图 急性期可见心包积液，左室内径增大，二尖瓣、主动脉瓣或三尖瓣反流；可有冠状动脉异常，如冠状动脉扩张（3mm＜直径≤4mm 为轻度；4～7mm 为中度）、冠状动脉瘤（直径≥8mm）、冠状动脉狭窄。

2. 冠状动脉造影 超声波检查有多发性冠状动脉瘤，或心电图有心肌缺血表现者，应进行冠状动脉造影，以观察冠状动脉病变程度，指导治疗。

五、诊断与鉴别诊断

1. 诊断标准 发热 5 天以上，伴下列 5 项临床表现中 4 项者，排除其他疾病后，即可诊断为 MCLS。

（1）四肢变化 急性期掌跖红斑，手足硬性水肿；恢复期指、趾端膜状脱皮。

（2）多形性红斑。

（3）眼结膜充血，非化脓性。

（4）唇充血、皲裂，口腔黏膜弥漫充血，舌乳头突起、充血，呈草莓舌。

（5）颈部淋巴结肿大。

如 5 项临床表现中不足 4 项，但超声心动图示有冠状动脉损害，亦可确诊为川崎病。

2. 鉴别诊断 本病需与渗出性多形红斑、幼年类风湿关节炎全身型、败血症和猩红热相鉴别。

六、治疗

1. 阿司匹林 剂量 30～50mg/（kg·d），分 2～3 次服用，热退后 3 天逐渐减量，2 周左右减至每日 3～5mg/kg，维持 6～8 周。如有冠状动脉病变时，应延长用药时间，直至冠状动脉恢复正常。

2. 静脉注射丙种球蛋白 剂量为 1～2g/kg 于 8～12 小时静脉缓慢输入，宜于发病早期（10 天以内）应用，可迅速退热，预防冠状动脉病变发生。应同时合并应用阿司匹林，剂量和疗程同上。部分患儿对 IVIG 效果不好，可重复使用 1～2 次。应用过 IVIG 的患儿在 9 个月内不宜进行麻疹、风疹、腮腺炎等疫苗预防接种。

3. 糖皮质激素 因可促进血栓形成，易发生冠状动脉瘤和影响冠脉病变修复，故不宜单独应用。IVIG 治疗无效的患儿可考虑使用糖皮质激素，亦可与阿司匹林和双嘧达莫（潘生丁）合并应用。剂量为泼尼松 2mg/（kg·d），用药 2～4 周。

4. 其他治疗 可加用双嘧达莫 3～5mg/（kg·d）。根据病情给予对症及支持疗法，如补充液体、护肝、控制心力衰竭、纠正心律失常等，有心肌梗死时应及时进行溶栓治疗。严重的冠状动脉病变需进行冠状动脉搭桥术。

七、预后

川崎病为自限性疾病，多数预后良好。1% ~2% 的患儿有复发。无冠状动脉病变患儿应随访 1 ~2 年。未经有效治疗的患儿，15% ~25% 发生冠状动脉瘤，更应长期密切随访，每 6 ~12 个月一次。冠状动脉瘤多于病后 2 年内自行消失；大的动脉瘤常不易完全消失，常致血栓形成或管腔狭窄。

第四节　风湿热

PPT

风湿热（rheumatic fever，RF）是由 A 组乙型溶血性链球菌感染所致的反复发作的免疫性疾病，主要表现为心脏炎、游走性关节炎、舞蹈病、环形红斑和皮下小结，可反复发作。心脏炎是最严重的表现，急性期可危及病儿生命，反复发作可致永久性心脏瓣膜病变，影响日后劳动。本病 3 岁以下少见，好发年龄为 6 ~15 岁；一年四季均可发病，以冬春多见；无性别差异。

风湿热的发病率已有明显下降，病情也明显减轻，但在我国农村和边远地区发病率仍然很高，且近年来发病率有回升趋势，值得重视。

一、病因和发病机制

（一）病因

风湿热是 A 组乙型溶血性链球菌咽峡炎的晚期并发症。0.3% ~3% 因该菌引起的咽峡炎患儿于 1 ~4 周后发生风湿热。皮肤及其他部位 A 组乙型溶血性链球菌感染不会引起风湿热。影响本病发生的因素有：①链球菌在咽喉部存在时间愈长，发病的机会愈大。②特殊的致风湿热 A 组溶血性链球菌菌株。③患儿的遗传学背景，一些人群具有明显的易感性。

（二）发病机制

A 组乙型溶血性链球菌的抗原性很复杂，各种抗原分子结构与机体器官抗原存在同源性，机体的抗链球菌免疫反应可与人体组织产生免疫交叉反应，导致器官损害，是风湿热发病的主要机制。与 A 组乙型溶血性链球菌有交叉抗原的器官包括人体关节滑膜、心肌和心瓣膜等。人体组织与链球菌的分子模拟导致的自身免疫反应包括：①与链球菌抗原模拟的自身抗原与抗链球菌抗体形成循环免疫复合物，沉积于人体关节滑膜、心肌、心瓣膜，激活补体成分产生炎性病变。②细胞免疫反应异常：周围血淋巴细胞对链球菌抗原的增殖反应增强，T 淋巴细胞具有对心肌细胞的细胞毒作用；患者外周血对链球菌抗原诱导的白细胞移动抑制试验增强，淋巴细胞母细胞化和增殖反应降低，自然杀伤细胞功能增加。

二、病理

1. 急性渗出期　受累部位如心脏、关节、皮肤等结缔组织变性和水肿，淋巴细胞和浆细胞浸润；心包膜纤维蛋白渗出，关节腔内浆液性渗出。本期持续约 1 个月。

2. 增生期　增生主要存在于心肌和心内膜（包括心瓣膜），特点为形成风湿小体（Aschoff 小体），小体中央为胶原纤维素样坏死物质，外周有淋巴细胞、浆细胞和巨大的多核细胞（风湿细胞）。风湿细胞呈圆形或椭圆形，含有丰富的嗜碱性胞质，胞核有明显的核仁。风湿小体还可分布于肌肉及结缔组织，好发部位为关节处皮下组织和腱鞘，形成皮下小结，是诊断风湿热的病理依据，表示风湿活动。本期约持续 3 ~4 个月。

3. 硬化期 风湿小体中央变性和坏死物质被吸收，炎症细胞减少，纤维组织增生和瘢痕形成。心瓣膜增厚，形成瘢痕。二尖瓣最常受累，其次为主动脉瓣，很少累及三尖瓣。持续2～3个月。此外，大脑皮层、小脑、基底核可见散在非特异性细胞变性和小血管透明变性。

三、临床表现

急性风湿热患儿发病前1～5周常有链球菌感染后咽峡炎史，且常反复发作。风湿热多呈急性起病，亦可为隐匿性进程。临床主要表现为游走性多发性关节炎、心脏炎、舞蹈病、皮下小结和环形红斑，发热和关节炎是最常见的主诉。

（一）一般表现

急性起病者发热在38～40℃之间，热型不定，1～2周后转为低热。隐匿起病者仅为低热或无发热。可有精神不振、疲倦、胃纳不佳、面色苍白、多汗、鼻出血、关节痛和腹痛等，个别有胸膜炎和肺炎。

（二）心脏炎

40%～50%的患者累及心脏，是风湿热唯一的持续性器官损害。首次风湿热发作时，一般于起病1～2周内出现心脏炎的症状。初次发作时以心肌炎和心内膜炎最多见，同时累及心肌、心内膜和心包膜者，称为全心炎。

1. 心肌炎 轻者可无症状，重者可伴不同程度的心力衰竭。表现为：安静时心动过速，与体温升高不成比例；心脏扩大，心尖冲动弥散；心音低钝，可闻奔马律；心尖部轻度收缩期吹风样杂音，75%的初发患儿主动脉瓣区可闻及舒张中期杂音。X线检查：心脏扩大，心脏搏动减弱；心电图示P－R间期延长，伴有T波低平和ST段异常，或有心律失常。

2. 心内膜炎 主要侵犯二尖瓣和（或）主动脉瓣，造成关闭不全。二尖瓣关闭不全表现为心尖部2/6～3/6级吹风样全收缩期杂音，向腋下传导，有时可闻及二尖瓣相对狭窄所致舒张中期杂音。主动脉瓣关闭不全时胸骨左缘第三肋间可闻及舒张期叹气样杂音。急性期瓣膜损害多为充血水肿，恢复期可渐消失。多次复发可造成心瓣膜永久性瘢痕形成，导致风湿性心瓣膜病。

3. 心包炎 积液量很少时，临床上难以发现，可有心前区疼痛，有时于心底部听到心包摩擦音。积液量多时心前区搏动消失，心音遥远，有颈静脉怒张、肝大等心包填塞表现。X线检查心影向两侧扩大呈烧瓶形，心电图示低电压，早期ST段抬高，随后ST段回到等电线，并出现T波改变；超声心动图可确诊少量心包积液。临床上有心包炎表现者，提示心肌炎严重，易发生心力衰竭。风湿性心肌炎初次发作时有5%～10%患儿发生充血性心力衰竭，再发时发生率更高。

（三）关节炎

关节炎占急性风湿热总数的50%～60%，典型病例为游走性多关节炎，以膝、踝、肘、腕等大关节为主。表现为关节红、肿、热、痛，活动受限。每个受累关节持续数日后自行消退，不留畸形，但此起彼伏，可延续3～4周。

（四）舞蹈病

舞蹈病占风湿热患儿的3%～10%。表现为全身或部分肌肉的无目的不自主快速运动，如伸舌歪嘴、挤眉弄眼、耸肩缩颈、语言障碍、书写困难、细微动作不协调等，兴奋或注意力集中时加剧，入睡后消失。患儿常伴肌无力和情绪不稳定。舞蹈病常在其他症状出现后数周至数月出现；如风湿热其他症状较轻，舞蹈病可能为首发症状。舞蹈病病程多为1～3个月。少数病儿遗留不同程度神经精神后遗症，如性格改变、偏头痛、细微运动不协调等。

（五）皮肤症状

1. 环形红斑 较少见，环形或半环形边界明显的淡色红斑，大小不等，中心苍白，见于躯干和四肢近端，呈一过性，或时隐时现呈迁延性，可持续数周。

2. 皮下小结 少数患儿在肘、膝、腕、踝等关节伸面，或枕部、前额头皮以及胸、腰椎棘突的突起部位，可见直径0.1～1cm的坚硬无痛结节，与皮肤不粘连。常伴有严重心肌炎。2～4周消失。

四、辅助检查

1. 链球菌感染证据 咽拭子培养可发现A组乙型溶血性链球菌，链球菌感染一周后ASO滴度开始上升，2个月后逐渐下降。80%风湿热患儿ASO升高，同时测定抗脱氧核糖核酸酶、抗链激酶（ASK）、抗透明质酸酶（AH），阳性率可提高到95%。

2. 风湿热活动指标 包括白细胞计数和中性粒细胞增高、血沉增快、C－反应蛋白阳性、α_2球蛋白和黏蛋白增高等。仅能反映疾病的活动情况，对诊断风湿热并无特异性。

五、诊断与鉴别诊断

（一）诊断标准

风湿热的诊断有赖于临床表现和实验室检查的综合分析。Jones诊断标准包括3个部分：①主要指标。②次要指标。③链球菌感染的证据。在确定链球菌感染证据的前提下，有2项主要表现或1项主要表现伴2项次要表现即可做出诊断（表12－1）。由于近年风湿热不典型和轻症病例增多，强行按照Jones标准，易造成诊断失误。因此，应进行综合判断，必要时需追踪观察，方能提高确诊率。

表12－1 风湿热的诊断标准

主要表现	次要表现	链球菌感染的证据
心脏炎	发热	近期猩红热病史
游走性多发性关节炎	关节痛	咽拭子培养溶血性链球菌阳性
舞蹈病	风湿热既往史	快速链球菌抗原试验阳性
环形红斑	ESR增快、CRP阳性	ASO滴度升高
皮下小结	P－R间期延长	

注：主要表现为关节炎者，关节痛不再作为次要表现；主要表现为心肌炎者，P－R间期延长不再作为次要表现。

确诊风湿热后，应尽可能明确发病类型，特别应了解是否存在心脏损害。以往有风湿热史者，应明确是否有风湿热活动。

（二）鉴别诊断

1. 幼年类风湿关节炎 多于3岁以下起病，常侵犯指趾、小关节，关节炎无游走性。反复发作后遗留关节畸形，X线骨关节摄片可见关节面破坏、关节间隙变窄和邻近骨骼骨质疏松。

2. 急性化脓性关节炎 为全身脓毒血症的局部表现，中毒症状重，好累及大关节，血培养阳性，常为金黄色葡萄球菌。

3. 非特异性肢痛 又名“生长痛”，多发生于下肢或双膝附近，夜间或入睡尤甚，喜按摩，局部无红肿。

4. 感染性心内膜炎 先天性心脏病或风湿性心脏病合并感染性心内膜炎时，易与风湿性心脏病伴风湿活动相混淆，贫血、脾大、皮肤瘀斑或其他栓塞症状有助诊断，血培养可获阳性结果，超声心动图可看到心瓣膜或心内膜赘生物。

5. 病毒性心肌炎 单纯的风湿性心肌炎与病毒性心肌炎难以区别。病毒性心肌炎杂音不明显，较少发生心内膜炎，较多出现期前收缩等心律失常，实验室检查可发现病毒感染证据。

六、治疗

1. 休息 卧床休息的期限取决于心脏受累程度和心功能状态。急性期无心肌炎患儿卧床休息2周，随后逐渐恢复活动，2周后达正常活动水平；心肌炎无心力衰竭患儿卧床休息4周，在4周内逐渐恢复活动；心肌炎伴充血性心力衰竭患儿需卧床休息至少8周，在以后2～3个月内逐渐增加活动量。

2. 清除链球菌感染 应用青霉素80万单位肌内注射，每日2次，持续2周，以彻底清除链球菌感染。青霉素过敏者可改用红霉素等有效抗生素。

3. 抗风湿热治疗 心肌炎时宜早期使用糖皮质激素，泼尼松每日2mg/kg，最大量≤60mg/d，分次口服，2～4周后减量，总疗程8～12周。无心肌炎的患儿可用阿司匹林，每日100mg/kg，最大量≤3g/d，分次服用，2周后逐渐减量，疗程4～8周。

4. 其他治疗 有充血性心力衰竭时应及时静脉注射大剂量糖皮质激素，如氢化可的松或甲基泼尼松10～30mg/kg，每日1次，静脉滴注，共1～3次。应慎用或不用洋地黄制剂，以免发生洋地黄中毒。应予以低盐饮食，必要时给予利尿剂和血管扩张剂。舞蹈病时可用苯巴比妥、地西泮等镇静剂。关节肿痛时应予制动。

七、预防和预后

预防复发：每3～4周肌内注射苄星青霉素（长效青霉素）120万单位，预防注射期限至少5年，最好持续至25岁。有风湿性心脏病者，宜做终身药物预防。

预后：主要取决于心肌炎的严重程度、首次发作是否得到正确抗风湿热治疗以及是否正规抗链球菌治疗。伴心肌炎者易于复发，预后较差，尤以严重心肌炎伴充血性心力衰竭的患儿为甚。

答案解析

目标检测

一、单选题

1. 能通过胎盘到达胎儿体内的免疫球蛋白是

A. IgA　B. IgD　C. IgE

D. IgG　E. sIgA

2. 产生抗体的细胞是

A. T细胞　B. B细胞　C. 浆细胞

D. 嗜酸性粒细胞　E. 嗜碱性粒细胞

3. 过敏性紫癜的特征性表现为

A. 上呼吸道感染病史　B. 腹痛、黑粪

C. 反复皮肤紫癜，以双下肢为著　D. 关节肿痛

E. 血尿、蛋白尿

4. 急性期过敏性紫癜出现腹痛、关节痛，首选

A. 抗生素　B. 糖皮质激素　C. 潘生丁

D. 硝苯吡啶　E. 西咪替丁

5. 患儿，女，6岁，皮疹3天。1周前患上呼吸道感染。体检发现四肢伸面散在紫红色斑丘疹、高出皮面、压之不褪色，可见风团，余无异常。血清 IgA 3.6g/L。初步考虑为

A. 湿疹　　B. 荨麻疹　　C. 药物性皮疹　　D. 过敏性紫癜　　E. 丘疹性荨麻疹

6. 川崎病冠状动脉损害多发生于病程第几周

A. 第1~2周　　B. 第1~3周　　C. 第2~4周　　D. 第2~6周　　E. 第3~6周

7. 川崎病若有冠状动脉病变，阿司匹林的用药时间是

A. 8~12周　　B. 3个月　　C. 用至冠状动脉病变消失　　D. 3~6个月　　E. 4~6天

8. 患儿，男，1岁。发热9天。查体：T 39℃，眼结膜充血，口唇鲜红、干裂，舌呈草莓样，皮肤有浅红色斑丘疹，右颈淋巴结蚕豆大，双肺呼吸音粗，心率130次/分，腹软，肝、脾无肿大，指（趾）端少许膜状脱皮。实验室检查：血 WBC 19×10^9/L，N 0.72，L 0.28，PLT 420×10^9/L，ESR 120mm/h，最可能的诊断为

A. 猩红热　　B. 幼年类风湿关节炎　　C. 传染性单核细胞增多症　　D. 川崎病　　E. 金黄色葡萄球菌败血症

9. 婴儿从母体获得的抗体开始消失的月龄是

A. 1~2个月以后　　B. 3~4个月以后　　C. 5~6个月以后　　D. 7~8个月以后　　E. 9~10个月以后

10. 患儿，女，3岁。发热6天，全身淡红色斑丘疹3天入院。生后8个月接种麻疹疫苗，1个月前邻居小孩患“麻疹”。查体：眼结膜充血，未见脓性分泌物，口唇充血皲裂，口腔黏膜弥漫充血，未见 Koplik 斑。右颈部淋巴结肿大，大小约1.5cm×1.5cm，质硬，触痛，无红肿。心肺未见异常，肝脾肋下未触及。手足硬性肿胀。门诊查 WBC 12.5×10^9/L，N 0.85。血细菌培养阴性。该患儿最可能的诊断是

A. 急性风湿热　　B. 川崎病　　C. 麻疹　　D. 猩红热　　E. 幼儿急疹

二、思考题

1. 如何鉴别血小板减少性紫癜和过敏性紫癜？
2. 川崎病的临床表现有哪些？

（刘　奉）

书网融合……

本章小结

微课

题库

第十三章　遗传代谢和内分泌疾病

学习目标

1. 通过本章学习，重点掌握21-三体综合征的临床表现、辅助检查及诊断，苯丙酮尿症、甲状腺功能减退症及性早熟的病因、临床表现、辅助检查、诊断、鉴别诊断及治疗。

2. 具有能够指导预防儿童遗传代谢和内分泌疾病的能力。

情境导入

情境描述　女孩，3个月，因哭闹后青紫就诊。查体：T 36℃，R 36次/分，P 118次/分。精神呆板，眼距宽，双眼外侧上斜，四肢短，肌张力低，心尖部Ⅱ~Ⅲ级收缩期杂音，心脏无扩大，腹软，肝脾不大。

讨论　1. 该患儿的初步诊断是什么？诊断依据有哪些？

2. 可进一步做哪些检查？

3. 如何治疗？

PPT

第一节　21-三体综合征

微课

21-三体综合征（21-trisomy syndrome）又名先天愚型或Down综合征（简称DS），是人类最早发现、最为常见的染色体畸变疾病，占小儿染色体病的70%~80%。1959年由Lejeune证实，本病的细胞遗传学特征是第21号常染色体呈三体征。在我国活产婴儿中的发生率为0.5‰~0.6‰，低于欧美国家（1‰~2‰），患病率约为0.36‰，男性稍多于女性（1.65：1）。本病发病率随孕妇年龄增高而增加。60%患儿在胚胎早期即夭折流产。临床主要特征为智能障碍、特殊面容和体格发育落后，并可伴有多发畸形。

一、遗传学基础

21-三体的形成是由于在亲代之一的配子形成时或在妊娠初期受精卵卵裂时出现染色体不分离，使一个配子含多余染色体，另一配子染色体有缺失，受精后形成异常的三体型或单体型子代细胞。母亲年龄是影响发病率的重要原因。根据国外资料，如果一般人群出生时的母亲年龄平均为28.2岁，则先天愚型患儿的母龄平均为34.4岁。随着年龄的增长，娩出患儿的风险逐渐增高。临床上生育期的高龄妇女指年龄在35岁以上的妇女，其生育的子女痴呆儿和畸形儿的发生率明显增高。因为产妇年龄过大，卵细胞可发生变化，人体包括卵巢所承受的各种有害物质和各种射线的影响也就越多，这些因素都会使遗传物质发生突变的机会增多，遗传物质的载体（染色体）在细胞分裂过程中发生不分离现象。最常见的就是21号染色体不分离，结果导致3条21染色体和单条21号染色体胚胎，几乎所有的单体胚胎和大部分三体胚胎在妊娠早期流产，而仅有小部分的21三体则会顺利度过妊娠生产，结果出现先天愚型儿。有一些资料表明父亲年龄也与本病发病有关。当父龄超过39岁时，出生患儿的风险增高。如空气污染、水中含氟量、饮酒、社会经济状况等对群体中的发病率没有任何影响的结论已开始动摇。现在理论提示上述因素均可能导致染色体异常的胚胎发生。现有大量研究资料显示，环境污染及接触有害物质、饮酒、吸烟等均可造成精子、卵子的老化和畸形，是产生先天愚型和先天性畸形的重要诱因。最近有人研究后指出肝炎病毒可影响胎儿细胞的染色体，个别发生先天愚型。该研究提示，妇女在妊娠前及妊娠早期的病毒感染也可能是先天愚型产生的诱因。由于单体型患儿多不能存活，故一般只能出生三体型后代。本病根据染色体核型可分为三型。

1. 标准型 约占 DS 患者总数的 92.5%。患儿体细胞染色体为 47 条，其核型特征为 47，XX（或 XY），+21。发生机制涉及染色体不分离（chromosome disjunction），即配子形成中细胞染色体第一次减数分裂不分离（初级不分离），导致子细胞含多余染色体，破坏了遗传物质间的平衡。不分离现象由于母源之因者占病例总数 95%，此与孕妇高龄导致卵细胞老化有关，父源之因者占 5%。仅有极少数为家族遗传（父母之一是 DS 患者），其生殖细胞在减数分裂时形成次级不分离。临床上不易与易位型区别。

2. 嵌合型（mosaic） 占 2.5% ~5%。患者体内具有两种以上细胞系，90% 嵌合型为 47，XX（或 XY），+21/46，XX（或 XY）。其发病机制是受精卵在早期卵裂过程中有丝分裂的不分离，形成异常配子与正常配子结合，使体内一部分为正常细胞，一部分为 21 - 三体细胞。此两种细胞系可有不同比例，决定不同程度的临床表型。正常核型与畸变核型比率主要决定于发生染色体不分离的时期早晚，发生越晚正常细胞系所占比例越高；反之则越低。

3. 易位型（translocation，简称 t） 占 2.5% ~5%。染色体总数为 46 条，其中一条是易位染色体，多为罗伯逊易位，即仅发生于近端着丝粒染色体的相互易位，亦称着丝粒融合，其额外的 21 号染色体长臂易位到另一近端着丝粒染色体上。最常见为 D/G 易位，D 组中以 14 号染色体为主，其核型为 46，XX（或 XY），-14，+t（14q21q），少数为 15 号染色体。其次为 G/G 易位，是由于 G 组中两个 21 号染色体发生着丝粒融合，形成等臂染色体，核型为 46，XX（或 XY），-14，+t（21q21q），少数为 21 号与 22 号染色体之间的易位。

二、临床表现

本病的体征非常多样，许多器官组织都有异常。但发育畸形通常没有严重到危及生命的程度。临床表现的严重程度随正常细胞核型所占百分比而定。

1. 特殊面容 患儿出生时即可有明显的特殊面容：头颅小而圆、颅缝宽、前囟大、新生儿时可有第三囟门，头发细软而较少，眼距宽、眼裂小、内眦赘皮、外眼角上翘、斜视及常见晶状体混浊，鼻梁低平，外耳小、耳位低、耳廓畸形，硬腭窄小、唇厚舌大、常张口伸舌，流涎多，颈短，颈蹼；常呈现嗜睡和喂养困难。

2. 智能低下 是本病最突出、最严重的临床表现，但其严重程度不完全相同，一般随年龄增大而逐渐明显。患者智力明显低下，智商（intelligence quotient，IQ）通常在 25 ~50 之间。由于肌张力低下亦称软白痴，性格较活泼，喜欢模仿，但行为动作倾向于定型化，抽象思维能力受损最大。

3. 体格发育迟缓 由于软骨发育不良，躯干发育迟缓，身材矮小；四肢短，骨龄（bone age）常落后于年龄，出牙延迟，且常错位。四肢短，由于韧带松弛，关节可过度弯曲，手指粗短，小指向内弯曲。第 1 与第 2 足趾间距较大，呈草鞋脚（sandal foot）。动作发育和性发育均延迟。

4. 伴发畸形 可并发先天性心脏病，其次是先天性消化道畸形、视力障碍、甲状腺功能减退等。50% 患儿伴有先天性心脏病；胃肠道畸形高于群体的发生率；患者生长发育明显落后，呈现矮身材，外生殖器发育通常正常，但男孩可有隐睾，成年后大多无生育能力，女孩无月经，仅少数可有生育能力；由于韧带松弛可致关节过度弯曲，部分患儿可出现多指（趾）、并指（趾）畸形，四肢短，手指粗短、小指向内弯曲；指纹改变为：手掌出现猿线（俗称通贯手）、轴三角的 atd 角度一般大于45°，第4、5指桡箕增多，拇指球区胫侧弓形纹（图13-1）；因免疫功能低下，易患各种感染。白血病的发生率也增高10%～30%。如存活至成人期，则常在30岁以后即出现老年性痴呆症状。

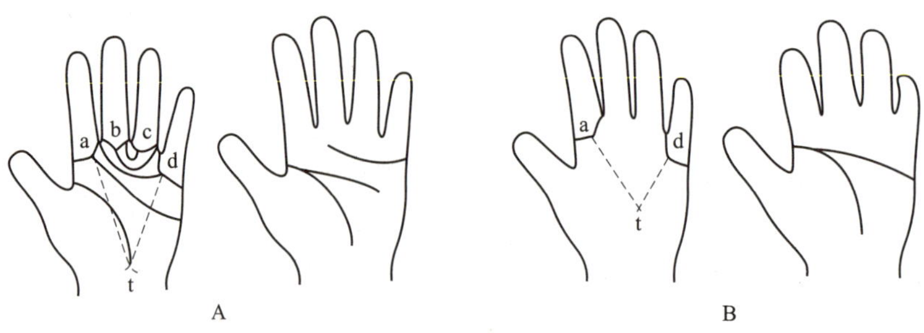

图13-1 正常人和21-三体综合征的皮纹比较

A：正常人皮纹 B：21-三体综合征皮纹

三、辅助检查

1. 染色体核型检查 这是临床确诊21-三体综合征的关键检测手段。外周血细胞染色体检查可发现本病患者第21号常染色体比正常人多一条，即第21号染色体三体，使细胞染色体总数为47条。常见的染色体核型有三种。①标准型：47，XX（XY），+21；②嵌合型：46，XX（XY）/47，XX（XY），+21；③易位型：有D/G易位和G/G易位，其中常见的为D/G易位，如46，XX（XY）-14，-t（14q21q）。

羊水细胞染色体核型检查是本病产前诊断的有效方法，其常见核型与外周血细胞染色体核型相同。如何在产前发现唐氏综合征胎儿，防止和降低唐氏综合征胎儿的出生，是当前围产优生和产前诊断的重要任务。目前尽管国内对35岁以上的孕妇，以及其他的一些高危孕妇常规要求进行羊水细胞染色体检查，对于产前检出唐氏综合征胎儿，防止这类胎儿的出生起到了一定作用。但由于羊膜腔穿刺有一定的创伤性，可引起流产，同时需要一定的技术设备条件、花费时间较长、费用较大，不可能在所有的孕妇中广泛开展。

2. 分子细胞遗传学检查（FISH技术） 21号染色体或相应片段序列作探针，与外周血中的淋巴细胞或羊水细胞进行FISH杂交分析，在本病患者的细胞中呈现三个21号染色体的荧光信号。若选择DS关键决定区域的特异序列作探针进行FISH杂交分析，可以对第21号常染色体的异常部位进行精确定位，从而提高检测第21号染色体数目和结构异常的精确性。

3. 妊娠早期超声检查 超声检查在唐氏综合征筛查中占有重要地位。其主要作用有：①各种血清筛查是以孕龄为基础，AFP、uE_3、HCG和抑制素-A均随孕龄的增加而变化，故必须用超声来确认孕龄。②由于唐氏综合征胎儿往往伴有宫内生长迟缓和畸形，超声检查可直接发现这些异常。③唐氏综合征还有一些特殊的表现，如张力减退，粗短颈和近端肢体骨短小。研究认为某些异常可早在孕8～14周时发现。

四、诊断与鉴别诊断

根据本综合征的特殊面容、智能低下和皮肤纹理特点，对典型病例不难做出诊断。对嵌合型患儿、新生儿或症状不典型的患儿还需与其他染色体异常病相鉴别，须作染色体核型分析鉴定后方可确定诊断。本病还需注意与先天性甲状腺功能减退症相鉴别。

五、遗传咨询

本病发生率随母亲生育年龄的增高而增加，>35 岁者发病率明显上升；而孕母年龄过轻者则可能孕育易位型 DS 的概率偏高，因此，实施适龄婚育十分重要。对高危孕妇做相应产前诊断，以预防本病患儿出生。预防措施应包括：保护环境，避免接触致畸、诱变物质；婚前检查和生育指导；遗传咨询；产前诊断等。

对高危孕妇目前都于孕早、中期筛查相关血清标记物。①三联筛查：即甲胎蛋白（AFP）、雌三醇（FE_3）和绒毛膜促性腺激素（HCG）。由于在怀胎 DS 的孕妇血清中，已发现血清 AFP 及 FE_3 水平降低、HCG 增高，故可对孕 15～21 周的孕妇检测此三项值，并结合孕妇年龄，计算出本病的危险度，以决定是否行产前诊断，其检出率在 48%～83% 不等，假阳性率约为 5%。②单联筛查：即二聚体抑制素 A，是由黄体与胎盘分泌的一种异二聚体糖蛋白。由于在孕早期（孕 11～13 周）的 DS 孕妇血清中，此项检测指标已明显升高，方法敏感而特异，又可提早诊断，减轻孕妇痛苦，因此是一种更具优势的临床筛查 DS 新方法。其检出率为 48%，假阳性率 4%。

六、治疗

目前尚无有效治疗方法。可对本病患儿进行体能训练，促进智能发育。目前无特效药物，可试用 γ-氨酪酸、谷氨酸、维生素 B_6、叶酸等，以促进小儿精神活动，改善智商。由于患儿免疫力低下，宜注意预防感染。如伴有先天性心脏病、胃肠道或其他畸形，可考虑手术矫治。

七、预后

本病在自然流产中较常见，75% 的患儿可在胎儿早期夭折死亡，多见于孕 3 个月内，仅 20%～25% 的 DS 胎儿能怀孕至出生。出生后患儿抵抗力低下，婴幼儿时期常反复患呼吸道感染，伴有先心病者常因此早期死亡。50% 在 5 岁内夭折，能存活至 40 岁以上者约占 8%。要采取综合措施，包括医疗和社会服务，对患者进行长期耐心的教育和训练，对弱智儿进行预备教育以使其能过渡到普通学校上学，训练弱智儿掌握一定的工作技能。

PPT

第二节　苯丙酮尿症

苯丙酮尿症（phenylketonuria，PKU）又称高苯丙氨酸血症（hyperphenylalaninemia，HPA），是一种较常见的遗传性氨基酸代谢病，主要由于肝脏苯丙氨酸羟化酶（phenylalamine hydroxylase，PAH）或合成辅酶四氢生物蝶呤（tetrahydrobiopterin，BH_4）的相关酶缺乏或活性低下，导致苯丙氨酸（phenylalanine，Phe）代谢障碍，苯丙氨酸及其酮酸蓄积并从尿中大量排出而得名。PKU 是一种单基因遗传病，遗传模式为常染色体隐性遗传。临床主要特征为智能低下、癫痫发作和色素减少。本病发病率具有种族和地域差异，我国目前统计约为 1：11000，且北方高于南方。

一、发病机制

苯丙氨酸是人体代谢过程中必需的氨基酸之一，正常儿每日需要的摄入量为 200～500mg，其中 1/3 供蛋白合成，2/3 则通过肝细胞中 PAH 的作用转化为酪氨酸（tyrosine），以供给合成甲状腺素、肾上腺素和黑色素等多种用途。苯丙氨酸在羟化作用过程中，除了 PAH 作用外，还必须有辅酶 BH_4 的参与。人体内的 BH_4 来源于鸟苷三磷酸（GTP），在其合成和再生途径中必须经过鸟苷三磷酸环化水合酶

（GTP－CH）、6－丙酮酸四氢蝶呤合成酶（6－PTS）和二氢生物蝶呤还原酶（DHPR）的催化。

本病按酶缺陷不同可大致分为典型PKU和BH_4缺乏型两种。典型PKU是由于患儿肝细胞缺乏PAH，不能将苯丙氨酸转化为酪氨酸，致使苯丙氨酸在血、脑脊液、各种组织和尿液中的浓度极度增高，同时由于主要代谢途径受阻，次要代谢途径增强，即在转氨酶作用下，苯丙氨酸脱氨基产生大量的苯丙酮酸，其经氧化作用可生成苯乙酸、苯乳酸和对羟基苯丙酮酸等旁路代谢产物，并自尿中大量排出。高浓度的苯丙氨酸及其旁路代谢产物在脑、血和各种组织中大量蓄积，并可致脑细胞损害。同时，由于酪氨酸来源减少，造成甲状腺素、肾上腺素和黑色素等合成不足。BH_4缺乏型PKU是由于GTP－CH、6－PTS或DHPR等酶缺乏所导致，BH_4是苯丙氨酸、酪氨酸和色氨酸等芳香类氨基酸在羟化过程中所必需的共同辅酶，缺乏时不仅使酪氨酸合成障碍，而且造成多巴胺，5－羟色胺等重要神经递质合成受阻，加重了患者的神经系统功能损害，故BH_4缺乏型PKU的临床症状更重、治疗更困难。绝大多数本病患儿为典型PKU病例，仅1%左右为BH_4缺乏型，后者约半数系6－PTS缺陷所致。

二、遗传学基础

PKU属常染色体隐性遗传病。典型PKU的分子病理基础是PAH基因突变，导致PAH活性降低或丧失所致。PAH基因位于人类第12号常染色体长臂（12q24.1），基因全长90kb，cDNA 2.4kb，其基因缺陷类型存在特定人群和地域的差异性。BH_4型所涉及的3个酶的编码基因均已定位，DHPR相关基因定位于4p15.3、GTP－CH基因定位于14q22.1及6PTS基因位于11q22.3。上述任一编码基因发生病理突变均可造成相关酶活性缺陷，致使体内苯丙氨酸发生异常积聚。

三、临床表现

患儿出生时多无明显特殊的临床症状，常呈正常表型。一般出生3～4个月后方可逐渐出现临床症状，开始出现呕吐、易激惹、神经运动发育落后等现象，未经治疗者在4～9个月间开始有明显智力发育迟缓，语言发育障碍尤甚，1岁时症状明显。

1. 神经系统 以智能发育落后为主，严重程度可不尽相同，约60%属于重型智力低下；可表现有精神行为异常，如兴奋不安、多动、攻击性行为等。约1/4患儿有癫痫发作，常于生后18个月之前出现，并多见于严重低智患者，80%伴脑电图异常。癫痫发作可随年龄增大而逐渐减轻或自动停止。神经系统体征不多见，少数可有小头畸形，肌张力增高，步态异常，腱反射亢进，手部细微震颤，肢体重复动作等。BH_4缺乏型患儿症状往往出现早而重，常见肌张力明显减低，软弱无力、抬头困难、嗜睡和难以控制的惊厥，智能落后明显，如不经治疗常在幼儿期死亡。

2. 外貌 约90%患儿在出生数月后因黑色素合成不足，毛发、皮肤和虹膜色泽变浅。约1/3患儿皮肤干燥，常有湿疹，甚至持续数年。

3. 其他 由于患儿的尿和汗液中可排出苯乙酸，故有特殊的鼠尿样臭味。此外，即使无临床特征女性患者其患病子女也常伴有胎儿智力低下和小脑畸形。

PKU的上述症状大部分是可逆的。经过饮食控制后，行为异常可好转，癫痫可控制，脑电图转为正常，毛发由浅变为正常色，特殊气味消失，但智力发育落后很难逆转。因而出生后早发现、早治疗是预防智力发育障碍的最佳手段。

四、辅助检查

（一）实验室检查

1. 典型PKU

（1）尿三氯化铁试验　用于较大婴儿的筛查。可将三氯化铁试剂滴入尿液，如尿中Phe浓度增高，则立即出现绿色反应为阳性结果。本实验特异性较差，枫糖尿症等代谢病亦可呈阳性反应。此外，二硝基苯肼试验也可检测尿中苯丙酮酸，若呈黄色沉淀则亦为阳性结果。

（2）血 Phe 和酪氨酸生化定量　凡经新生儿筛查结果为阳性者都需经过此项检查加以确诊。正常人 Phe 浓度为 0.06～0.18mmol/L（1～3mg/dl）。典型 PKU 患者生后经乳类喂养数日后，血 Phe 水平持续在 1.22mmol/L（20mg/dl）以上，而血酪氨酸为正常或稍低。苯丙氨酸负荷试验（口服 Phe 0.19g/kg 以后，测血 Phe 和酪氨酸含量，共 3 天）可供鉴别 PKU 临床类型时参考。典型 PKU 者经 72 小时负荷期后，血 Phe 浓度可持续在 1.22mmol/L 以上。

（3）酶学诊断　PAH 仅存在于肝细胞，因而它的活性检测比较困难，不适用于临床诊断。其他 3 种酶的活性都可采用外周血中红、白细胞或皮肤成纤维细胞测定。

（4）DNA 分析　该技术近年来已广泛用于 PKU 诊断、杂合子检出和产前诊断。但由于基因的多态性众多，分析结果务须谨慎。

MAS－PCR：多重等位基因特异 PCR（multiple allele－specific PCR），其原理是在基因组的某些非编码区，一些短的序列（十几至一百多个碱基）可重复多次，并按照孟德尔遗传法则呈共显性遗传。这种等位基因的多态性常达十个以上，因此这种遗传标记带有很大的信息量。其多态性用 PCR 方法检测时称 MAS－PCR。阳性判断是间接诊断的一种手段，如果能找到与先证者致病的染色体有同样基因改变则为阳性结果。

STR：一种重复顺序，由 2～6 个碱基，大多为 2 个组成，均匀随机地分布在整个基因组中，成为信息量很高的遗传标记。分析存在于 PAH 基因中的短串联重复序列，扩增后用于产前诊断。阳性判断同上。

PCR－ASO：合成诊断 PAH 基因突变的特异性探针，对 PCR 产物进行杂交，根据杂交结果进行 PKU 诊断。

2. BH_4缺乏症

（1）尿蝶呤分析　应用高压液相层析（HPLC）测定尿液中新蝶呤和生物蝶呤的含量，可以鉴别各型 PKU。PHA 缺乏的患儿尿中蝶呤总排出量增高，新蝶呤与生物蝶呤比值正常；DHPR 缺乏的患儿呈现蝶呤总排出量增加，四氢生物蝶呤减少；6－PTS 缺乏的患儿则呈现新蝶呤与生物蝶呤比值增高，新蝶呤排出量增加；GTP－CH 缺乏的患儿呈现蝶呤总排出量减少。

（2）BH_4负荷试验　口服 BH_4，剂量为 20mg/(kg·d)，检测血 Phe 和酪氨酸含量，共 3 天。可供鉴别诊断时参考。BH_4缺乏症患者在 72 小时负荷期间，血中 Phe 浓度可见明显下降。

（3）干纸片法测定红细胞二氢生物蝶呤还原酶。

（二）影像学检查

在典型 PKU 及 BH_4缺乏症患儿中，CT 和 MRI 检查可见弥漫性脑皮质萎缩，脑白质病变等。

五、诊断

本病为少数可治性遗传代谢病之一，应力求早期诊断与治疗，以避免神经系统的不可逆性损伤。由于患儿在早期症状不典型，因此，必须借助实验室检测才能在宫内或新生儿期早期确诊。

新生儿筛查是目前早期发现本病的有效手段。新生儿喂给奶类 3 日后，采集婴儿足跟末梢血一滴，吸在厚滤纸上，晾干后立即寄送至相关筛查实验室。苯丙氨酸浓度可以采用 Guthrie 细菌生长抑制试验半定量测定；亦可在苯丙氨酸脱氢酶的作用下进行比色定量测定，后者的假阴性率较低。当苯丙氨酸含量 >0.24mmol/L（4mg/dl），亦即两倍于正常参考值时，便应复查或采静脉血定量测定苯丙氨酸和酪氨酸。通常，患儿血浆苯丙氨酸可高达 1.2mmol/L（20mg/dl）以上。

六、治疗

一旦确诊即应给予积极治疗。因开始治疗年龄越小疗效越佳，故目前主要以饮食疗法为主。

（一）低苯丙氨酸饮食

适应证主要是典型的 PKU 患者，或血 Phe 浓度持续 > 1.22mmol/L 者。由于母乳内的 Phe 含量仅是牛乳的 1/3，故对轻症婴儿期患者应首选母乳喂养。另可喂给特制的低苯丙氨酸奶粉（占患儿饮食的 80%）；在幼儿期添加辅食时应以淀粉类、蔬菜和水果等低蛋白质食物为主。由于 Phe 是合成蛋白质的必需氨基酸，缺乏时亦会导致神经系统损害，甚至死亡。故应注意不要极度限制 Phe 摄入，一般在生后 2 个月以内需 50 ~ 70mg/(kg · d)，3 ~ 6 个月约 40mg/(kg · d)，2 岁为 25 ~ 30mg/(kg · d)，4 岁以上 10 ~ 30mg/(kg · d)，应以能维持血中 Phe 浓度在 0.12 ~ 0.6mmol/L(2 ~ 10mg/dl) 为宜。饮食治疗应有周密计划，治疗中应定期检测 Phe 水平，以便调整饮食。饮食控制至少需持续到青春期以后。

（二）BH_4、5 – 羟色氨酸和 L – DOPA

除饮食控制外，对 BH_4 型 PKU 患儿应给予此类药物治疗，应从小剂量开始，一般 BH_4 每天 2 ~ 10mg/kg、L – DOPA 每天 5mg/kg、5 – 羟色胺每天 3 ~ 13mg/kg，分 3、4 次给药。

由于患 PKU 母亲的高 Phe 血症可致胎儿发育缺陷，故对已达生育年龄的女性患者应在其妊娠之前半年开始严格控制血 Phe 浓度，直至分娩。

（三）健康教育与社会支持

随着年龄增长，部分 PAH 缺乏症患者治疗依从性下降，管理过程中需注意加强健康教育，对象包括 PAH 缺乏症患者、家长及护理人员等，内容包括发病机制、饮食治疗的原则、目标、方法、食品选择和特殊食品制作、饮食中苯丙氨酸和蛋白质的计算、特殊情况下的注意事项等相关知识。由于 PAH 缺乏症的饮食治疗持续时间长、营养管理复杂，社会支持如患者夏令营、托幼园所及特殊饮食制作等支持项目可帮助患者提高终生治疗的依从性。

终生良好的低苯丙氨酸饮食管理有助于 PAH 缺乏症患者获得理想的治疗效果。推荐的营养管理策略，来源于我国 PKU 治疗的临床实践和借鉴国内外的临床指南和共识，未来还需要更多的循证研究证据的支持。

素质提升

科学认识疾病，摒弃迷信思想

在学习了苯丙酮尿症的内容后，我们懂得了它是一种常见的氨基酸代谢病，属于常染色体隐性遗传。因为是一种隐性遗传，所以孩子的父母都可以不发病，但是会成为一种致病基因的携带者，两个人结合以后生出来的孩子就有可能因为携带了致病基因而成为一个患者。因为此病可以导致智力低下，如果早期诊断、早期治疗，临床表现是可以不发生的，而且智力也可以是正常的。由于遗传方式的因素，为了预防苯丙酮尿症，建议一定要避免近亲结婚。因此，我们要科学认识疾病，用医学知识解决问题，同时要加大宣教力度，科学就医，让更多的人认清疾病真相。

七、预后

预后与病情轻重、胎儿期脑发育、治疗早晚、血 Phe 浓度、营养状况、治疗依从性等多种因素有关。在新生儿期即开始治疗者智力及体格发育多数能够达到或接近正常水平，很多患者能正常就学、就业、结婚和生育，但效果因人而异。个别患者即使早诊早治并严格坚持低 Phe 饮食，智能发育仍落后于正常，成年后可能还存在认知、精神异常，影响其语言、记忆力、学习以及执行判断的能力。

早期治疗的患者若在 20 岁时中断治疗，其焦虑、抑郁、恐惧症、惊恐发作的发病率较高，智商水平有所下降，提示“终身饮食治疗”的必要性。

八、临床遗传咨询

PKU 为常染色体隐性遗传病，患者为 PAH 基因突变的纯合或复合杂合子，其双亲为杂合子。患者的同胞有 25% 的机会患病、50% 为无症状的杂合子，25% 为正常（两个等位基因皆正常）。若不做基因分析，患者的正常同胞为杂合子的概率为 2/3。杂合子个体的子女为杂合子的风险为 1/2，其他血亲为携带者的风险随亲缘系数（n）增加而递减。治疗过的患者可以结婚生育，其子女为杂合子的风险为 100%；如果其配偶也是杂合子，则其生育患儿的风险为 1/2，余下的 1/2 为杂合子。家系中任何一个血亲生育患儿的风险为 $10^{-2}\times2^{-(n+1)}$（中国人中 PKU 杂合子频率为 0.02）；如果配偶为近亲，则生育患儿的风险增加更多（$2^{-(2+n1+n2)}$）。因此，有家族史的血亲个体在生育前应对自己和配偶进行杂合子检测。

九、预防

新生儿筛查：我国自 1981 年起进行 PKU 的筛查与治疗研究。1996 年，在母婴保健法实施细则中，PKU 被列为法定的新生儿筛查项目，其后制定了诊治技术规范。PKU 新生儿筛查是我国较为成功的公共卫生项目，目前筛查覆盖率达 98%，大多数确诊患儿均获得了症状前治疗。婴儿出生 72 小时后（充分哺乳 6～8 次以上），可采集足跟血，制成干血滤纸片，通过荧光法或串联质谱法进行新生儿 PKU 筛查。筛查阳性者［Phe 浓度 >120（μmol/L）］再用静脉血定量法测定 Phe、Tyr 浓度。血 Phe 浓度 >120（μmol/L）及 Phe/Tyr >2.0 者可确诊为 PKU。需排除早产儿因肝功能不成熟所导致的暂时性 PKU。此外，发热、感染、肠道外营养或输血等也可能导致血 Phe 浓度增高。确诊为 PKU 的新生儿需通过蝶呤谱分析和红细胞二氢喋呤还原酶活性测定进行鉴别诊断，确定是 PAH 基因突变相关的 PKU 还是 BH_4 缺乏症，选择正确的治疗方案。在鉴别诊断结果尚未获得前，就应对血 Phe 浓度 >360μmol/L 者开始 Phe 饮食治疗，一旦确诊为 PKU 或 BH_4 缺乏症，应立即调整治疗方案，提供相应的干预。

杂合子筛查：若患者的家庭成员中已检出 PAH 基因致病变异，就可以通过基因检测确定家庭血亲的杂合子身份，多采用家族中致病突变等位基因的靶向检测。对于确诊的杂合子个体，应提供婚育遗传咨询，建议其对配偶进行 PAH 的突变筛查，一旦确定也是杂合子，首次妊娠就可以进行产前诊断，防患于未然。对于经过治疗的 PKU 患者，需要对其配偶进行杂合子检测。若配偶为杂合子，50% 的子女将为 PKU 患者，建议进行产前诊断。若配偶正常，子代 100% 是杂合子；对于女性患者应特别注意遗传咨询，由于存在“母源 PKU”风险，应提醒其在妊娠期再次进入 Phe 摄入量的控制。

母源 PKU 的预防：女性 PKU 患者经饮食治疗智力可获得良好的发展，但其遗传缺陷仍然存在，血液中 Phe 的浓度高于正常。当她们妊娠时，需要饮食控制，防范母源 PKU 的问题。母源 PKU 是指胎儿为杂合子或正常个体，不会因自身的遗传因素发生 PKU 表型，但暴露于母体高浓度 Phe 环境中，会发生“宫内环境因素”所导致的一系列发育异常。母源 PKU 的患儿表现为智力残疾、小头畸形、宫内发育迟缓、先天性心脏病和其他畸形。女性 PKU 患者应至少在怀孕 3 个月前就进入 Phe 摄入量控制，将血浆 Phe 浓度维持在 360μmol/L（6mg/dl）以下，若为意外妊娠，应立即重启 Phe 限制饮食。孕期继续遵循营养指南，摄入适当比例的蛋白质、脂肪和碳水化合物，以保证胎儿的正常发育。每 1～2 周测定血浆 Phe 浓度。除饮食治疗外，还可以补充沙丙蝶呤。孕期母亲血 Phe 浓度持续超过 360μmol/L，所孕育的后代会发生智力残疾（>90%），Phe 浓度越高，风险越高。孕 10 周前母体 Phe 水平控制理想者，宫内发育迟缓发生率与正常人群无差别，胎儿发生小头畸形的风险为 5% ~18%；若孕后期 Phe 浓度才得到控制，则宫内发育迟缓的风险增加。在孕 30 周 Phe 未达到理想控制水平，则小头畸形的发生风险增加至 67%。胎儿的心脏形成在孕早期，此时孕妇血中持续升高的 Phe 浓度（>600μmol/L）导致心脏畸形的风险为 8% ~12%；还可发生微小畸形和其他出生缺陷，包括气管食管瘘等。应采用高分辨率超声和超声心动图以评估胎儿畸形。出生的新生儿若无 PAH 缺陷，则提倡母乳喂养。

PPT

第三节 先天性甲状腺功能减退症

先天性甲状腺功能减退症（congenital hypothyroidism），既往亦称呆小病或克汀病，现已摒弃。根据病因可分为两大类，即散发性和地方性。散发性甲状腺功能减退症是由于先天性甲状腺发育不良、异位或甲状腺激素合成途径缺陷所致的内分泌疾病，临床较常见，发生率为 1/7000 ~1/5000；地方性甲状腺功能减退症多见于甲状腺肿流行的地区，系由于地区性水、土和食物中碘缺乏所致。先天性甲状腺功能减退症可以通过新生儿筛查获得早期诊断和治疗，并可获得良好预后。本节重点讲述散发性甲状腺功能减退症。

一、病因与发病机制

主要是由于先天性甲状腺发育障碍及甲状腺激素合成途径缺陷所致。

1. 甲状腺不发育或发育不全 亦称原发性甲状腺功能减退症，是先天性甲状腺功能低下的主要原因。如甲状腺缺如、发育不良、异位等，约占先天性甲状腺功能减退症患者的 90%，多见于女孩。其原因可能与相关基因遗传缺陷有关。其中约 1/3 病例甲状腺可完全缺如，亦可在宫内发育不全，或在下移过程中停留在异常部位（如舌下至正常甲状腺部位），形成部分或完全丧失功能的异位甲状腺。

2. 甲状腺激素合成障碍 亦称家族性甲状腺激素合成障碍。其发病率仅次于甲状腺发育缺陷，多为常染色体隐性遗传病。甲状腺激素的合成需各种生物酶参与（如过氧化物酶、偶联酶、脱碘酶及甲状腺球蛋白合成酶），任何因素引起酶的先天缺陷都可导致甲状腺激素水平低下。

3. 促甲状腺激素（TSH）缺陷 亦称下丘脑－垂体性甲状腺功能减退症。是指因特发性垂体功能低下或下丘脑发育缺陷（促甲状腺素释放激素，即 TRH 不足）导致垂体分泌 TSH 障碍所起病。单纯 TSH 缺乏极为少见，常与其他垂体激素联合缺陷。垂体特异性转录因子 Pit－1 基因突变可导致 GH、TSH 及 PRL 等多种垂体激素缺陷，临床称为多垂体激素缺乏综合征（CHPD）。

4. 甲状腺或靶器官反应低下 前者是指甲状腺细胞膜上 Gsα 蛋白缺陷，使 cAMP 生成障碍而对 TSH 不敏感，与促甲状腺素受体（TSH－R）基因缺陷有关；后者是甲状腺激素靶器官对 T_3、T_4 不敏感所致，与 β 甲状腺素受体基因缺陷有关。

5. 母体服用抗甲状腺药物或母体存在抗甲状腺抗体 亦称暂时性甲状腺功能减退症。如母体 TSH 受体阻断抗体（TRBAb、TNⅡ）可通过胎盘进入胎儿体内起作用，通常可在 3 个月内消失。

6. 碘缺乏 多见孕妇饮食缺碘，致使胎儿在胚胎期即因碘缺乏而导致先天性甲状腺功能减退症。随着我国广泛使用碘化食盐作为预防措施，其发病率已明显下降。

二、临床表现

主要临床特征为生长发育落后、智能低下和基础代谢率降低。胎儿期部分患儿胎动较少、宫内生存延长（>42 周）。出生时可发现前后囟较大，体重偏高，约 1/3 的患儿出生时体重大于平均体重之

90%；还可有黄疸、脐疝。母亲患甲亢而服药治疗的患儿可有甲状腺肿大，甚至影响呼吸。50%的患儿出生时就有明显的骨成熟迟缓。

（一）新生儿及婴儿甲状腺功能减退症

新生儿甲状腺功能减退症状和体征缺乏特异性，大多数较轻微，甚至缺如，但仔细询问病史及体检常可发现可疑线索，如母孕期胎动少、过期产分娩、出生体重大于第90百分率（常>4kg）；身长较正常矮小20%左右，全身可水肿，面部臃肿，皮肤粗糙，生理性黄疸延长，黄疸加深，嗜睡，少哭、哭声低下、食欲低下，吸吮力差，体温低，便秘，前囟较大，后囟未闭，腹胀、脐疝；心率缓慢、心音低钝。

（二）幼儿及儿童甲状腺功能减退症

大多数先天性甲状腺功能减退症常于出生后数月或1～2年后就诊，此时甲状腺素缺乏严重，因而症状典型。患儿症状的严重程度与甲状腺素缺乏程度和持续时间密切相关。

1. 特殊面容 面部臃肿，表情淡漠，反应迟钝。毛发稀疏，唇厚舌大，舌外伸，眼睑水肿。

2. 神经系统功能障碍 智力低下，记忆力、注意力均降低。运动发育障碍，行走延迟，并常伴有听力减退，感觉迟钝，嗜睡，严重者可有全身黏液性水肿、昏迷等。

3. 生长发育停滞 身材矮小，躯体长，四肢短，上、下部量比值常>1.5，骨发育明显延迟。

4. 心血管功能低下 脉搏细弱，心音低钝，心脏扩大，可伴心包积液，心电图呈低电压，P－R延长，传导阻滞等。

5. 消化道功能紊乱 纳差，腹胀，便秘，大便干燥，胃酸减少，易被误诊为先天性巨结肠。

（三）地方性甲状腺功能减退症

这类患儿在胎儿期即因碘缺乏而不能合成足量甲状腺激素，影响其中枢神经系统发育，临床表现为两种不同的症候群。这两种症候群有时会交叉重叠。

1. 神经性综合征 以共济失调、痉挛性瘫痪、聋哑和智能低下为特征，但身材正常，且甲状腺功能正常或仅轻度减低。

2. 黏液水肿性综合征 以生长和性发育明显落后、黏液水肿、智能低下为特征，血清T_4降低、TSH升高。约25%患儿有甲状腺肿大。

三、辅助检查

（一）甲状腺功能检查

测定外周血T_3、T_4和TSH，新生儿筛查可采用滤纸血斑法，在生后2～3天取足跟毛细血管血检测TSH。血清T_4的降低和血清TSH升高对该病的诊断有确诊价值。

1. 血清T_4 正常值5～13pg/dl，本病常在5pg/dl以下，新生儿期<6pg/dl即为减低，应注意除外甲状腺素结合球蛋白（TBG）减少而致的T_4降低者，必要时可测定游离型T_4。

2. 血清T_3 正常值0.8～2.2ng/ml（80～200pg/dl），其降低见于严重甲低者。地方性克汀病血T_3可增高。

3. 血清TSH 正常值<10微单位/ml，本病常>20微单位/ml。如在10～20微单位/ml之间，表示甲状腺贮备功能降低。如果T_3、T_4降低而TSH不高，甚至降低，则考虑为继发于下丘脑或垂体病变的甲低，TRH兴奋试验可帮助进一步定位。

4. 吸^{131}I率 正常时24小时吸^{131}I率为12%～45%，甲低时<12%，如<2%考虑先天性无甲状腺。

5. 血清甲状腺球蛋白 如为阴性说明无甲状腺组织，或甲状腺球蛋白合成异常；如为阳性而T_4、

T_3下降，TSH 上升，说明有残余甲状腺组织。

（二）甲状腺放射性核素显像（^{99m}Tc）

可判断甲状腺位置、大小、发育状况及其占位性病变。甲状腺吸^{131}I率测定在儿科已较少应用。

（三）骨龄测定

骨骼发育年龄（骨龄）是人体成熟程度的良好指标，可由 X 线片观察左手和腕骨的骨化中心加以判断。先天性甲状腺功能减退症患儿骨骼生长和成熟均延迟，管状骨和扁骨的髓腔狭小而相应皮质增厚，此特征可随治疗而消失。甲状腺功能减退症婴儿骨骼骨化中心出现延迟，常呈点状或不规则，以后逐渐增大融合成单一密度不均匀、边缘不规则的骨化中心，称为克汀病骨骺发育不良。新生儿甲状腺功能减退症患儿骨龄可能正常，数月后方见骨生长缓慢。儿童期甲状腺功能减退症患儿干骺端有时会出现钙化不规则，股骨远端骨化中心变扁，股骨颈增宽，并向内弯曲呈髋内翻畸形。

（四）TRH 激发试验

用于鉴别下丘脑或垂体性甲状腺功能减退症。若试验前血 TSH 值正常或偏低者，在 TRH 刺激后引起血 TSH 明显升高，表明病变在下丘脑；若 TRH 刺激后血 TSH 不升高，表明病变在垂体。

（五）其他检查

血糖降低，血胆固醇、甘油三酯值升高，基础代谢降低。甲状腺 B 超可用于了解甲状腺位置、大小、密度分布。EKG 示低电压、窦性心动过缓，T 波平坦、倒置，偶有 P－R 间期延长，QRS 波增宽。

四、诊断与鉴别诊断

（一）诊断

1. 新生儿甲状腺功能减退症诊断 本病在新生儿期不易确诊，故对新生儿进行群体筛查是诊断本病的重要手段。先天性甲低发病率高，在新生儿期多无特异性临床症状，如在临床发病后开始治疗，将影响患儿的智力和体格发育。因此，对新生儿进行群体筛查是早期发现，早期诊断的必要手段。规定新生儿先天性甲低筛查方法为足月新生儿出生 72 小时后，7 天之内，并充分哺乳，足跟采血，滴于专用滤纸片上测定干血滤纸片 TSH 值。该方法只能检出原发性甲低和高 TSH 血症，无法检出中枢性甲低、TSH 延迟升高的患儿等。国际上有些国家采用 T_4＋TSH 同时筛查的方法，但是筛查成本高。由于技术及个体差异，约 5% 的先天性甲状腺功能减退症患儿无法通过新生儿筛查系统检出。因此，对甲低筛查阴性病例，如有可疑症状，临床医生仍然应该采血再次检查甲状腺功能。

危重新生儿或接受过输血治疗的新生儿可能出现筛查假阴性结果，必要时应再次采血复查。

低或极低出生体重儿由于下丘脑－垂体－甲状腺轴反馈建立延迟，可能出现 TSH 延迟升高，为防止新生儿筛查假阴性，可在生后 2～4 周或体重超过 2500g 时重新采血复查测定 TSH、FT_4。

2. 年幼儿童甲状腺功能减退症诊断 根据典型的临床症状、甲状腺功能测定、甲状腺线粒体抗体、甲状腺球蛋白抗体和 FT_3、FT_4测定，因后两者可穿过血管壁进入组织，直接与靶细胞作用而发挥生物学效应，可不受甲状腺结合球蛋白浓度影响，故测定价值较大。甲状腺放射性核素显像、超声波检查和骨龄测定皆有助于确诊。

（二）鉴别诊断

1. 21－三体综合征 亦称先天愚型。患儿智能、骨骼和运动发育均迟缓，有特殊面容即眼距宽、外眼角上斜、鼻梁低、舌外伸，关节松弛，皮肤和毛发正常，无黏液水肿。染色体核型分析呈 21－三体型。

2. 先天性软骨发育不良 四肢短，头大，指短分开（三叉指），腹膨隆，臀后翘，骨骼X线片检查可资鉴别。

3. 先天性巨结肠 患儿出生后即开始便秘，腹胀，并常有脐疝，但其面容、精神反应和哭声等均正常。

4. 黏多糖Ⅰ型 本病是由于在黏多糖降解过程中缺乏艾杜糖醛酸酶，造成过多黏多糖积聚于组织器官而致病。出生时大多正常，不久便可出现临床症状。头大，鼻梁低平，丑陋面容，毛发增多，肝脾肿大，X线检查可见特征性肋骨飘带状，椎体前部呈楔状，长骨骨骺增宽，掌骨和指骨较短。

五、治疗和随访

（一）治疗

无论是原发性或者继发性先天性甲低，一旦确定诊断应该立即治疗。

对于新生儿筛查初次结果显示干血滤纸片TSH值超过40mU/L，同时B超显示甲状腺缺如或发育不良者，或伴有先天性甲低临床症状与体征者，可不必等静脉血检查结果立即开始左旋甲状腺素钠（L－T_4）治疗。不满足上述条件的筛查阳性新生儿应等待静脉血检查结果后再决定是否给予治疗。

治疗首选L－T_4，新生儿期先天性甲低初始治疗剂量10～15μg/（kg·d），每日1次口服，尽早使FT_4、TSH恢复正常，FT_4最好在治疗2周内，TSH在治疗后4周内达到正常。对于伴有严重先天性心脏病患儿，初始治疗剂量应减少。治疗后2周抽血复查，根据血FT_4、TSH浓度调整治疗剂量。

在随后的随访中，甲状腺激素维持剂量需个体化。血FT_4应维持在平均值至正常上限范围之内，TSH应维持在正常范围内。L－T_4治疗剂量应随静脉血FT_4、TSH值调整，婴儿期一般在5～10μg/（kg·d），1～5岁5～6μg/（kg·d），5～12岁4～5μg/（kg·d）。药物过量患儿可有颅缝早闭和甲状腺功能亢进临床表现，如烦躁、多汗等，需及时减量，4周后再次复查。

对小婴儿，L－T_4片剂应压碎后在勺内加入少许水或奶服用，不宜置于奶瓶内喂药，避免与豆奶、铁剂、钙剂、消胆胺、纤维素和硫糖铝等可能减少甲状腺素吸收的食物或药物同时服用。

对于TSH大于10mU/L，而FT_4正常的高TSH血症，复查后TSH仍然增高者应予治疗，L－T_4起始治疗剂量可酌情减量，4周后根据TSH水平调整。

对于TSH始终维持在6～10mU/L的婴儿的处理方案目前仍存在争议，在出生头几个月内TSH可有生理性升高。对这种情况的婴儿，需密切随访甲状腺功能。

对于FT_4和TSH测定结果正常，而总T_4降低者，一般不需治疗。多见于TBG缺乏、早产儿或者新生儿有感染时。

对于幼儿及年长儿下丘脑－垂体性甲低，L－T_4治疗需从小剂量开始。如伴有肾上腺糖皮质功能不足者，需同时给予生理需要量皮质素治疗，防止突发性肾上腺皮质功能衰竭。如发现有其他内分泌激素缺乏，应给予相应替代治疗。

（二）随访

该病的预后差异较大，但主要取决于两个方面的因素：一是发病时间，在发病机制中已讨论；二是治疗是否及时，这很大程度上取决于医疗条件及诊治水平。总的说来胎儿期发病的患儿预后差些，如果生后能及时治疗，智力可发育至大致正常水平。出生后起病的患儿预后则好些，尽管有时很难达高智商。病变的严重程度对预后也有一定的影响，异位甲状腺者最好，激素合成障碍者其次，无甲状腺者最差。预后取决于诊断和开始治疗的早晚及是否遵照医嘱坚持治疗。

①建议在最后1次服用LT_4前或之后4小时后测定血清FT_4、TSH水平。②建议根据年龄特异性参考范围评估血清FT_4、TSH水平。③对于血清TSH水平处于年龄特异性参考范围而血清FT_4水平高于参

考范围上限者，建议维持相同的 LT_4 剂量。④除非血清 TSH 水平低于参考范围下限或存在过度治疗迹象（如过敏或心动过速），减少 LT_4 剂量不应基于单一的血清 FT_4 水平。⑤在整个儿童时期，充分地治疗是必要的，但应避免长期的治疗不足或过度治疗。

六、预后

先天性甲状腺功能减退症患儿经过早期诊断及适当治疗，大部分具有正常的神经发育及学业水平。但严重的甲状腺功能减退症患儿可能有轻微的认知和运动缺陷及较低的受教育程度。这些缺陷可能与宫内甲状腺素不足造成的产前脑损伤相关。甲状腺功能减退症患儿可能出现海马体积减少和大脑皮质变薄或增厚，可能导致记忆、语言、感觉运动和视觉空间功能的缺陷。经过早期充分的 LT_4 治疗，20% ~ 25% 的青少年甲状腺功能减退症患者仍有轻度和亚临床听力障碍。听力障碍特点主要表现为双侧，轻至中度，感音神经性，主要涉及高频听力受损。听力损失与甲低的严重程度密切相关。先天性甲状腺功能减退症婴儿可能还有其他与甲状腺功能减退症本身无直接关联的神经系统缺陷。

经过适当治疗的儿童，青春期开始年龄、女性月经初潮年龄和月经周期与正常人群相似。在成人中，生育能力与正常人没有差异。但患有甲状腺功能减退症的妇女不良妊娠结局风险增加。经过适当治疗的儿童体格发育预后较好，也具有正常的骨骼、代谢和心血管健康状况。对甲状腺功能减退症患者的长期研究表明，早期开始适当治疗的患者骨密度正常，具有正常的生长模式和成年后身高。儿童和成人甲状腺功能减退症患者的体重指数与正常人群相当。年轻患者的血压、糖及脂代谢正常，颈动脉内膜厚度正常。但若存在反复治疗不足时，轻微心血管功能障碍风险增加。如运动能力降低、舒张功能受损、颈动脉内膜厚度增加和轻度内皮功能障碍等。这些细微的异常是否会导致生活质量受损或导致心血管疾病的风险增加还需要进一步研究。

先天性甲状腺功能减退症患儿经过早期诊断及适当治疗，大多预后良好。因此，建议从疾病诊断开始加强患者教育，可以提高患者及家庭对先天性甲状腺功能减退症的了解，促进自我管理，达到最佳的临床预后和生活质量。

七、预防

本病患儿若于 3 月龄内开始治疗大多预后较佳。

1. 新生儿筛查 鉴于本病在内分泌代谢性疾病中的发病率最高，因此许多国家都已列入常规遗传缺陷病的筛查项目。通常于出生后 2 ~ 3 天采集外周毛细血管血至特制纸片检测 TSH 浓度作为初筛，TSH > 20mU/L 时再采血测血清 T_4 和 TSH 加以确诊。该筛查项目方法简便、费用低廉、准确率较高，是早期确诊患儿、避免神经精神发育严重缺陷、减轻家庭和国家负担的极佳预防措施。

2. 产前诊断 由于甲状腺素缺乏可直接影响胎儿脑发育，故新生儿筛查诊断的甲状腺功能减退症患儿仍有可能存在神经系统异常。因此产前诊断甲状腺功能减退症甚为重要，通过超声波检查可发现可疑甲状腺功能减退症胎儿；羊水测定 TSH 和 rT_3，并同时测定母亲血 TSH，若母亲 TSH 正常、羊水 TSH 升高和 rT_3 降低，则可拟诊胎儿甲状腺功能减退症。羊水 rT_3 参考值为：胎龄 < 20 周为（330 ± 31）ng/dl；胎龄 20 ~ 30 周为（323 ± 91）ng/dl；胎龄 31 ~ 35 周为（91 ± 3.0）ng/dl；胎龄 36 ~ 42 周为（93 ± 5.0）ng/dl。对有先证者再孕母亲可进行产前相关基因诊断。

第四节　性早熟

PPT

性早熟（precocious puberty）是指男童在 9 岁前，女童在 8 岁前出现第二性征，并伴有体格的过速发育。性早熟的病因分类较为复杂。

一、病因

性早熟按下丘脑－垂体－性腺轴（HPG）功能是否体前分为两类，即中枢性（central precocioys puberty，CPP 或 GnRH 依赖性、真性、完全性）性早熟和外周性（peripheаral precocious puberty，PPP 或非 GnRH 依赖性、假性）性早熟。不完全性性早熟（或部分性、变异型青春期）为性早熟的变异，包括单纯乳房早发育（premature thelarche）、单纯阴毛早现（premature pubarche）和单纯早初潮（premature menarche）等。男孩和女孩的发病原因大致是相似的，但是特发性疾病在女孩中更为常见，约 90% 的女孩是特发性疾病。研究显示，50% ~70% 的 CPP 男孩具有原发性病理病因。但也有研究表明，近 10 年来，我国男性 CPP 呈上升趋势，主要原因为特发性，而非致病性脑损伤。在已知的 CPP 病因中，例如基因变化、染色体异常等先天因素，患儿及家长难以避免，也无法主动察觉。但那些隐藏在环境中的“危险分子”，却是家长们可以谨慎避开的。临床医师在接触到疑似病例时，也可以通过病史来寻得诊断的蛛丝马迹。

（一）中枢性性早熟

又称真性性早熟，是由于下丘脑－垂体－性腺轴功能过早启动，GnRH 脉冲分泌增强所致。患儿除有第二性征发育外，还有卵巢或睾丸的发育。性发育过程和正常青春期发育的顺序一致，只是年龄提前。

1. 特发性性早熟（Idiopathic precocious puberty） 又称体质性性早熟，是由于下丘脑对性激素的负反馈的敏感性下降、促性腺素释放激素过早增加分泌所致。女性多见，约占女孩 CPP 的 80% 以上。

2. 继发性性早熟 多见于中枢神经系统异常，包括：①肿瘤或占位性病变：下丘脑错构瘤、囊肿、肉芽肿；②中枢神经系统感染；③获得性损伤：外伤、术后、放疗或化疗；④先天发育异常：脑积水，视中隔发育不全等。

3. 其他疾病 少数未经治疗的原发性甲状腺功能减退症患者可出现中枢性性早熟。

（二）外周性性早熟

又称假性性早熟。是非受控于下丘脑－垂体－性腺轴功能的性早熟，有第二性征发育和性激素水平升高，但无性腺的发育，下丘脑－垂体－性腺轴不成熟。

1. 性腺肿瘤 卵巢颗粒－泡膜细胞瘤、黄体瘤、睾丸质间细胞瘤、畸胎瘤等。

2. 肾上腺疾病 肾上腺肿瘤、先天性肾上腺皮质增生症等。

3. 外源性 如含雌激素的药物、食物、化妆品等。

4. 其他疾病 如 McCune－Albright 综合征。

（三）部分性性早熟

如单纯乳房早发育、单纯阴毛早现、单纯早初潮等。

二、临床表现

性早熟以女孩多见，女孩发生特发性性早熟约为男孩的 9 倍；而男孩性早熟患者中枢神经系统异常（如肿瘤）的发生率较高。根据性早熟的不同类型，其临床特征有各自特点。以下是临床常见的几种性早熟临床表现。

（一）特发性性早熟

女性最初症状是乳房发育，男性为睾丸和阴茎的发育，继之阴毛、腋毛出现。随第二性征出现，体格发育加速，生长速度加快，骨龄增速。其发育过程是遵循正常的性发育规律进行的，只是整个性成熟过程的时间提前。由于骨骼成熟过快和骨骺提前闭合，而影响其最终身高。其智力发育与实际年龄相符，但精神发育与体格发育之间有明显的不均衡性。女性8岁前出现第二性征发育，顺序与正常青春期发育顺序相似。可有乳房发育，出现结节或有疼痛，乳头、乳晕变大着色，阴毛、腋毛出现，外生殖器的大阴唇丰满、隆起，小阴唇渐变厚，阴道出现白色分泌物，卵巢容积增大伴有卵泡发育。10岁前有月经初潮。一般性发育过程可持续3～4年。生长突增，同时体重增长加快，部分女孩出现体重超重或肥胖。骨龄超前实际年龄1岁或1岁以上，骨骺提前闭合，如果发育时原身高较低，则可导致成年身高低于遗传靶身高。

（二）外周性性早熟

发生年龄一般早于中枢性性早熟，与内源性或外源性性激素水平有关，见于如卵巢肿瘤、McCune－Albright综合征、原发性甲状腺功能减退症等基础疾病，或大量、长期服用含性激素药品或食品等；没有明显及规律的性发育顺序，多无卵巢容积增加及卵泡发育；严重而长期的PPP未治疗者可诱发CPP。其性发育过程不按正常发育规律出现，往往有第二性征的部分缺失，如女性卵巢肿瘤引起的性早熟不出现阴毛；21－羟化酶缺乏、肾上腺肿瘤时，男性阴茎增大而无相应的睾丸增大，女性为异性性早熟；误服避孕药可使乳房增大，乳头、乳晕及会阴部皮肤色素沉着极为明显，甚至女孩阴道出血。

（三）不完全性性早熟

临床表现为单纯乳房早发育、单纯阴毛、腋毛提前出现、月经初潮提前，但无其他性征的发育。具体病因不明，可能与卵巢、肾上腺皮质一过性少量激素分泌、早期脑部损伤或有隐匿肿瘤有关。乳房发育并不能完全代表是真正的青春期发育。单纯乳房早发育（PT）是指女孩8岁以前出现的孤立性乳房发育。临床特点是：①发病年龄小，以6个月至2岁女孩多见。②乳房多在B_2期，呈对称性或仅单侧发育，不伴乳头和乳晕的发育，无乳晕色素增深。③无生长过速及骨龄超前现象，外阴仍保持幼稚形，无阴毛、腋毛生长。④可有家族史。大部分患者可自行缓解，但有部分PT患者可在无任何征象的情况下转化为中枢性性早熟。

三、诊断与鉴别诊断

（一）实验室检查

1. 骨龄测定 根据手和腕部X线片评定骨龄。性早熟患儿一般骨龄超过实际年龄。

2. GnRH刺激试验 特发性性早熟患儿血FSH、LH基础值可能正常，需借助于GnRH刺激试验，亦称黄体生成素释放激素（LHRH）刺激试验诊断。一般采用静脉注射GnRH，按2.5μg/kg（最大剂量100μg），于注射前（基础值）和注射后30、60、90及120分钟分别采血测定血清LH和FSH。当LH峰值＞12U/L（女），或＞25U/L（男）（放免方法）；LH峰值＞5U/L（免疫化学发光法）或LH/FSH峰值＞0.6～1.0，可认为其性腺轴功能已经启动。

3. B超检查 盆腔B超检查女孩卵巢、子宫的发育情况；男孩注意睾丸、肾上腺皮质等部位。若盆腔B超显示卵巢内可见4个以上直径≥4㎜的卵泡，则提示青春期发育；若发现单个直径＞9mm的卵泡，则多为囊肿；若卵巢不大而子宫长度＞3.5cm并见内膜增厚则多为外源性雌激素作用。

4. CT或MRI检查 对怀疑颅内肿瘤或肾上腺疾病所致者，应进行头颅MRI或腹部CT检查。

5. 其他检查 根据患儿的临床表现可进一步选择其他检查，如怀疑甲状腺功能低下可测定T_3、T_4、TSH；先天性肾上腺皮质增生症患儿血17－羟孕酮（17－OHP）、脱氢表雄酮（DHEA）、雄烯二酮（An）明显增高。

（二）诊断步骤

性早熟的诊断包括3个步骤，首先要确定是否为性早熟；其次是判断性早熟属于中枢性或外周性；第三是寻找病因。

（三）鉴别诊断

（1）特发性性早熟　首先需与中枢神经系统、肾上腺、性腺、肝脏的肿瘤鉴别。一般通过影像学检查可帮助诊断。

（2）单纯乳房早发育　是女孩不完全性性早熟的表现。起病年龄小，常<2岁，乳腺仅轻度发育，且常呈现周期性变化。这类患儿不伴有生长加速和骨骼发育提前，不伴有阴道出血。血清雌二醇和FSH基础值常轻度增高，GnRH刺激试验中FSH峰值明显增高。由于部分患者可逐步演变为真性性早熟，故对此类患儿应注意追踪检查。

（3）真性性早熟与假性性早熟的鉴别。

四、治疗

1. 病因治疗　针对病因进行治疗，如切除肿瘤、切断外源性雌激素接触，使提前出现的性征消退。有中枢神经系统病变的CPP患者可考虑手术或放疗，对非进行性损害的颅内肿瘤或先天异常，如下丘脑错构瘤等，则宜谨慎处理，但伴有难治性癫痫或颅内高压等神经系统症状的大错构瘤或如出现神经系统症状的肿瘤多需手术。MuCune－Albright综合征一般不推荐手术治疗，因为容易复发且有可能影响生育能力。确诊为性腺、肾上腺肿瘤所致的PPP患儿建议尽早手术。

2. 药物治疗　主要针对特发性性早熟目前国内外对中枢性性早熟的治疗主要采用促性腺激素释放激素类似物（CnRHa）。天然的CnRH为10肽，目前常用的几种CnRHa都是将分子中第6个氨基酸，即甘氨酸换成D－色氨酸、D－丝氨酸、D－组氨酸或D－亮氨酸而成的长效合成激素。其作用是通过受体下降调节，抑制垂体－性腺轴，使LH、FSH和性腺激素分泌减少，从而控制性发有，延迟骨骼成熟，最终改善成人期身高。

目前应用的缓释剂主要有曲普瑞林（triptorelin）和亮丙瑞林（leuprorelin），前者为天然GnRH 10肽的第6位氨基酸L－甘氨酸被D－色氨酸替代，后者则被D－亮氨酸替代。

五、性早熟的预防

（一）培养良好的生活方式

1. 减少环境因素的影响　一些具有雌激素活性的内分泌干扰化学物质如双酚A可能导致青春期早期发病和（或）快速发展，尤其是对于女孩。此外，广泛分布于食物、牛奶和饮用水中的玉米赤霉烯酮是一种非甾体真菌霉素，其雌激素效应的生物特性对生物体的生长发育产生的干扰作用也应引起人们的重视。故而减少和避免儿童长期接触塑料制品、一次性餐盒及进食各种存在严重农药残留等食物，可减少环境因素对内分泌系统造成的影响。

2. 改善膳食习惯　越来越多的证据表明，儿童肥胖增加了青春期性早熟的风险，而女孩的风险显著高于男孩。推荐改善膳食习惯，按时吃早餐，减少晚餐的食物摄入量，减慢进餐的速度，减少高热量、油炸、膨化食品的摄入，增加食物种类等，来帮助控制体重并预防性早熟的发生。

3. 增加体育锻炼　肥胖风险与观看电视的时间呈正比，与体育锻炼时间成反比。因此，建议逐步延长儿童的运动时间；当不能保证固定的锻炼时间，可建议利用其他机会锻炼，如爬楼梯、在上学路上快步行走、步行或在看电视时做伸展运动。

4. 减少电子产品的使用 控制和减少儿童使用电子产品。经常使用电视、电脑、手机等电子产品可能引发儿童性早熟，这主要是由于电视或电脑的强光照可导致褪黑激素水平降低，诱发性早熟。

5. 改善家庭养育环境，形成良好的教育氛围 有研究表明，以贫困、家庭冲突、父亲缺位和消极养育等部分或全部为特征的早期不利环境与女孩月经初潮时间有关。

（二）加强儿童期的保健，普及健康教育

加强性早熟的公众健康教育，改变传统错误的育儿观念。倡导多学科联合，为家长提供营养、运动、教育、心理等方面的健康资讯，从而预防和降低性早熟。

答案解析

目标检测

一、单选题

1. 21-三体综合征发病率与下列哪个因素关系最密切
   A. 父母酗酒
   B. 孕期有放射线接触史的发病率高
   C. 母亲怀孕的年龄越大，该病的发病率越高
   D. 父母系近亲结婚
   E. 母孕期前3个月有感冒病史的发病率高
2. 21-三体综合征产前诊断的确诊方法为
   A. 母血甲胎蛋白测定
   B. X线检查
   C. 抽取羊水进行羊水细胞染色体检查
   D. 超声波检查
   E. 抽取羊水进行DNA检查
3. 目前国内大范围新生儿筛查苯丙酮尿症采用的方法是
   A. 尿三氯化铁试验
   B. Guthrie细菌生长抑制试验
   C. 2,4-二硝基苯肼试验
   D. 血游离氨基酸分析
   E. 尿液有机酸分析
4. 苯丙酮尿症的发病是由于哪种物质的代谢障碍所引起的
   A. 碳水化合物　B. 脂肪酸　C. 氨基酸
   D. 碳水化合物与脂肪酸　E. 碳水化合物与氨基酸
5. 筛查新生儿先天性甲状腺功能减退症最常用的方法是
   A. 干血滴纸片测定TSH　B. 血清 T_4、TSH测定
   C. TRH刺激试验　D. 骨龄测定
   E. 放射性核素检查
6. 关于先天性甲状腺功能减退新生儿筛查的采血时间，正确的是
   A. 生后第1天　B. 生后第3天　C. 生后15天

D. 生后1个月　　E. 出生时脐血检查

7. 女孩正常青春期发育启动的标志是

A. 身高突增　　B. 乳房发育　　C. 出现阴毛

D. 月经来潮　　E. 出现腋毛

8. 性发育异常的早现称为性早熟，是指男孩性发育出现在

A. 7岁以前　　B. 8岁以前　　C. 9岁以前

D. 10岁以前　　E. 11岁以前

9. 下列不是Down综合征核型的是

A. 47，XX（或XY），+21

B. 46，XX（或XY），-21，+t（21q21q）

C. 46，XX（或XY），-14，+t（14q21q）

D. 46，XX（或XY），-15，+t（15q21q）

E. 45，XX（或XY），-21，+t（21q21q）

10. 下列指标中用于鉴别原发性与继发性甲状腺功能减低症的是

A. FT_3　　B. FT_4　　C. TT_3

D. TT_4　　E. TSH

二、思考题

1. 如何诊断21-三体综合征？

2. 简述甲状腺功能减退症患儿的药物治疗原则。

（赵　日）

书网融合……

本章小结

微课

题库

第十四章　感染性疾病

学习目标

1. 通过本章学习，重点把握感染性疾病的临床表现、诊断、预防和治疗。

2. 学会对感染性疾病患儿的病史采集、体格检查、鉴别诊断，做出诊疗方案；能指导家长正确预防感染性疾病，具有与患儿及其家长进行有效沟通的能力。

情境导入

情境描述　患儿，男，1岁5个月。5天前患儿无明显诱因出现发热、流涕，来医院就诊，体温波动在37～39℃之间，可见koplik斑。建议住院治疗，家属拒绝，第4天开始患儿耳后、面部出现红色斑丘疹，体温达40℃，再次来我院就诊。患儿系足月顺产，人工喂养，未按时接种疫苗，无食物及药物过敏史。查体：T 40℃，R 40次/分，P 120次/分。耳后、颜面部可见红色斑丘疹，皮疹间皮肤正常，前囟门闭合，心肺正常，腹软，肝在肋缘下1cm，质软，肌张力低，余未见异常。辅助检查：血常规：WBC 4.8×10^9/L，LY 65%，MO 30.2%，PLT 177×10^9/L。

讨论　1. 该患儿的初步诊断是什么？诊断依据有哪些？

2. 应采取哪些治疗措施？

第一节　麻　疹　微课

PPT

麻疹是由麻疹病毒感染引起的一种急性出疹性呼吸道疾病，多发于1～5岁小儿，具有高度传染性，临床表现为发热、上呼吸道炎症、口腔麻疹黏膜斑（又称koplik斑）、全身皮疹，疹退后遗留色素沉着伴有糠麸样脱屑。患儿病后常可获得终身免疫，死亡原因主要为肺炎等严重并发症。我国从接种麻疹减毒活疫苗以来，麻疹流行已明显减少，但近年来小于1岁的婴儿麻疹病例有增多趋势。

一、病原学与流行病学

麻疹病毒属于副黏病毒科RNA病毒，只有一个血清型。人类是麻疹病毒唯一的感染宿主。麻疹病毒对理化因素的抵抗力弱，对热、酸、干燥和一般消毒剂很敏感，在流通的空气和阳光中半小时即可失活，但在室内的空气飞沫中可存活32小时。

麻疹患者是本病唯一的传染源，出疹前后5天均有传染性，如发生并发症，传染性可延续至出疹后10天。主要传播途径是呼吸道飞沫和直接接触。未患过本病也未接种过麻疹疫苗为本病易感人群。一年四季均可发病，发病高峰多在冬春季节。

目前我国麻疹流行出现新的特点。①小于1岁儿童发病率最高，其原因可能是婴儿从母体获得的麻疹抗体滴度很低，在婴儿免疫接种前已不能产生保护；②轻型或不典型病例增多，给临床诊断带来困难。

二、发病机制与病理

麻疹病毒侵入鼻咽部或支气管等呼吸道的上皮细胞，在上皮细胞和局部淋巴组织中繁殖后侵入血流，出现病毒血症，通过单核-巨噬细胞系统向其他器官传播，造成皮肤、眼结膜、呼吸道、肠道、肺、肝、肾等一系列损害。细胞免疫主要参与了麻疹的发生，因此，细胞免疫有缺陷的患儿可发生重型麻疹，并发重症肺炎等并发症而导致死亡。在皮肤、呼吸道和淋巴组织中可见多核巨细胞，此为麻疹的病理特征。真皮和黏膜下毛细血管内皮细胞对病毒产生免疫反应，内皮细胞充血、水肿、增生，有渗出，形成麻疹黏膜斑和皮疹。皮疹处红细胞裂解，疹退后形成棕色色素沉着。

三、临床表现

典型麻疹可分为以下4个阶段。

1. 潜伏期　一般为6~18天（平均10天左右），可有精神差、低热等。

2. 前驱期　常持续2~4天。主要表现为：①发热：多为中度以上，热型不一。②上呼吸道炎及结膜炎：咳嗽、喷嚏、咽部充血等，伴有眼结膜充血、流泪、畏光等，因尚未出现皮疹，可能被疑为流感。③麻疹黏膜斑：在下颌磨牙相对应的颊黏膜上，为直径0.5~1mm的白色斑点，周围有红晕，可融合，迅速增多，可累及整个颊黏膜及口唇内侧黏膜，是麻疹早期的特征性表现。一旦皮疹出现，麻疹黏膜斑会很快消失或消退。

3. 出疹期　多在发热3~4天后开始出现皮疹。皮疹首先出现于耳后、发际、颈部，大约在24小时内由额面部自上而下蔓延至躯干、四肢，最后达手掌与足底。皮疹初为充血性红色斑丘疹，疹间有正常皮肤，不痒；以后可部分融合成片，呈暗红色。此时为本病极期，常出现超高热、咳嗽加剧、嗜睡或烦躁不安，重者有谵妄、抽搐。无论是否有并发症，均可能出现肺部干湿啰音，X线检查可见肺纹理增多或弥漫性肺部浸润。

4. 恢复期　出疹3~4天后发热开始减退，全身症状逐渐好转，皮疹开始按出疹的先后顺序消退，疹退后皮肤为棕褐色伴糠麸样脱屑，整个病程持续7~10天。

临床上还见有不典型麻疹。

（1）轻型麻疹　症状较轻、皮疹较少，可无麻疹黏膜斑，无并发症。多发生于有部分免疫力的个体（如潜伏期内接受过丙种球蛋白或保留有来自母亲的被动抗体）。

（2）重型麻疹　一般见于营养不良、免疫力低下者。主要表现为高热40℃以上，中毒症状重，伴惊厥、昏迷。皮疹密集，融合成紫蓝色，常伴有各器官出血表现。有部分患者疹出不透或皮疹骤退，出现循环衰竭的表现，常伴有并发症，病死率高。

（3）异型麻疹　多见于接种过麻疹减毒活疫苗4~6年后再次感染麻疹病毒者。全身症状重，多无麻疹黏膜斑，皮疹为反向出疹顺序，皮疹多样化，易并发肺炎，血中麻疹抗体滴度很高。临床少见。

四、并发症

1. 肺炎　肺炎是麻疹最常见的并发症，约占麻疹患儿死因的90%。可为继发性细菌感染，最常见肺炎链球菌、流感嗜血杆菌、金黄色葡萄球菌，易并发脓胸和脓气胸，也可为病毒感染或混合感染，多发生于出疹期。重度营养不良或免疫功能低下的儿童若继发肺炎，预后较差，病死率高。

2. 喉炎　麻疹病毒本身可导致轻度喉炎表现，并发细菌感染时，喉部明显水肿，分泌物增多，表现为声音嘶哑、犬吠样咳嗽、吸气性呼吸困难及三凹征，严重者因喉梗阻而窒息死亡。

3. 心肌炎　轻者仅心音低钝、心率增快、一过性心电图改变，重者可为心力衰竭、心源性休克。

4. 神经系统 麻疹脑炎大多发生在出疹后1周内，临床表现和脑脊液改变与病毒性脑炎相似，病死率高，后遗症多。亚急性硬化性全脑炎为少见的远期并发症，发病机制尚未确定。大多在患麻疹数年后发病，开始时可仅为行为和情绪的改变，以后出现进行性智力减退，脑炎呈进行性恶化，晚期因昏迷、强直性瘫痪而死亡。

5. 其他 麻疹可使体内原有潜伏的结核病加重，甚至发展为粟粒性肺结核或结核性脑膜炎。由于麻疹病程中持续高热、食欲不振或护理不当，可致营养不良和维生素A缺乏。

五、实验室检查

1. 血清学检查 采用酶联免疫吸附试验（ELISA法）进行麻疹病毒特异性IgM抗体检测，敏感性和特异性均好。6周内未接种过麻疹减毒活疫苗而血清IgM抗体阳性，即可确诊。但出疹72小时内血清麻疹病毒IgM阴性，不能排除麻疹。

2. 病毒抗原检测 用免疫荧光法检测患者呼吸道分泌物或尿沉渣脱落细胞中麻疹病毒抗原，可早期快速协助诊断。也可采用聚合酶链式反应（PCR法）检测麻疹病毒RNA。

3. 病毒分离 前驱期或出疹初期可取血、尿或鼻咽分泌物进行麻疹病毒分离。

4. 多核巨细胞检查 于出疹前2天至出疹后1天取患儿鼻、咽分泌物或尿沉渣涂片，瑞氏染色后直接镜检，可见多核巨细胞或包涵体细胞。

六、诊断与鉴别诊断

根据麻疹接触史，典型的发热、畏光、流泪、呼吸道卡他等症状，以及口腔麻疹黏膜斑和皮疹特征，诊断并不困难。麻疹病毒血清IgM抗体阳性或分离到麻疹病毒可确诊。疹退后皮肤有脱屑及色素沉着，可帮助做出回顾性诊断。鉴别诊断包括各种发热出疹性疾病（表14－1）。

表14－1 小儿常见出疹性疾病的鉴别诊断

	病原	全身症状及其他特征	皮疹特点	与发热的关系
麻疹	麻疹病毒	发热、咳嗽、畏光、鼻卡他、结膜炎、Koplik斑	红色斑丘疹，自上而下出现，疹退后有色素沉着及细小脱屑	发热3～4天后出疹，出疹期为发热高峰期
风疹	风疹病毒	全身症状轻，耳后、颈部淋巴结肿大并触痛	面颈部→躯干→四肢，斑丘疹，疹间有正常皮肤，退疹后无色素沉着及脱屑	症状出现后1～2天出疹
幼儿急疹	人疱疹病毒6型	主要见于婴幼儿，一般情况好，高热时可有惊厥，耳后枕部淋巴结可肿大，常伴有轻度腹泻	红色细小密集斑丘疹，头面颈及躯干部多见，四肢较少，一天出齐，次日即开始消退	高热3～5天，热退疹出
猩红热	乙型溶血性链球菌	发热、咽痛、头痛、呕吐、杨梅舌、环口苍白圈、颈部淋巴结肿大	皮肤弥漫性充血，有密集针尖大小丘疹，全身皮肤均可受累，疹退后伴脱皮	发热1～2天出疹，出疹时高热
水痘	水痘－带状疱疹病毒	发热、食欲不振、头痛	红色斑丘疹和丘疹，首发于头面部，向心性分布，有强烈瘙痒感。斑疹、丘疹、疱疹和结痂同时存在。皮疹结痂后多不留瘢痕	发热后1～2天出疹
手足口病	柯萨奇病毒和肠道病毒71型	发热、口腔疼痛、拒食、流涎	口腔内散发疱疹，疼痛。手、足和臀部出现斑丘疹和疱疹，质较硬，呈离心性分布，不痛不痒。疹退后不留瘢痕及色素沉着	可与发热同时出现

七、治疗

目前尚无特异性抗病毒方法治疗麻疹，主要为对症治疗、加强护理和预防并发症。

1. 一般治疗　卧床休息，保证充足的液体入量和营养。保持室内适当的温度、湿度，并维持空气流通，避免强光刺激。

2. 对症治疗　高热时可酌情使用对乙酰氨基酚或布洛芬退热，应避免急骤退热，特别是在出疹期。烦躁可适当给予镇静剂，剧烈咳嗽可用镇咳剂或雾化吸入。有并发症者给予相应治疗。目前有认为用大剂量维生素 A 治疗有效，有利于疾病的恢复。

八、预防

1. 控制传染源　麻疹患儿应隔离至出疹后 5 天，合并肺炎者延长至出疹后 10 天。对接触过麻疹的易感儿应隔离检疫 3 周，并给予被动免疫。

2. 易感人群的预防　接种麻疹疫苗。我国儿童免疫规划程序规定，出生后 8 个月为麻疹疫苗的初种年龄，在 6 岁前完成复种。易感儿童在接触麻疹后 5 天内给予注射免疫球蛋白 0.25ml/kg 进行被动免疫，可预防发病或减轻麻疹症状。

3. 切断传播途径　流行期间易感儿童避免到人群密集的场所去，患者停留过的房间应通风并用紫外线照射消毒，患者的衣物应在阳光下暴晒。

素质提升

传染病防治利剑——《中华人民共和国传染病防治法》

为了预防、控制和消除传染病的发生与流行，保障人民健康和公共卫生安全，1980 年 9 月 1 日起《中华人民共和国传染病防治法》开始施行。这是一部总结了人类疫情防控经验和教训的法律，向全社会公开宣告了国家防治传染病、充分保障公民生命和健康的决心和信心。以法律的形式向全世界表明，我国政府将人民的生命健康放在第一位，充分体现了中国政府尊重生命，生命至上的社会价值追求，同时也展现出负责任的大国担当。

第二节　水　痘

PPT

水痘是由水痘 - 带状疱疹病毒（Varicella - zoster virus，VZV）感染引起的儿童出疹性疾病，其临床特点为皮肤黏膜相继出现并同时存在斑疹、丘疹、疱疹、结痂等各类皮疹，冬春季节多发。水痘是自限性疾病，但对于免疫功能低下者来说，水痘可能是致命性的。

一、病原学与流行病学

VZV 属疱疹病毒科 α 亚科，为双链 DNA 病毒。目前已知仅一种血清型，但与单纯疱疹病毒（Herpes simplex virus，HSV）抗原有部分交叉免疫。人是 VZV 唯一自然宿主。该病毒对热、酸、各种有机溶剂和干燥空气敏感，不能在痂皮中存活。水痘患者为本病的传染源。水痘患者从出疹前 1～2 天至病损结痂，均有传染性。主要通过空气飞沫经呼吸道传染，也可经直接接触患者皮损水疱液或被污染的用具而感染。水痘传染性极强，对易感人群的感染率在 90% 以上，主要见于儿童，以 2～6 岁为高峰。感染后一般可获得终身免疫力。

二、发病机制与病理

病毒通过鼻咽部黏膜侵入人体，在局部黏膜及淋巴组织内繁殖，侵入血液，形成病毒血症，引起皮肤和黏膜损害，偶尔累及内脏。皮疹分批出现与间歇性病毒血症有关。皮疹出现1~4天后，产生特异性细胞免疫和抗体，病毒血症消失，症状缓解。皮肤损害累及真皮，有多核巨细胞和核内包涵体形成，此为本病特征性病理改变。上皮细胞肿胀、气球样变，细胞裂解、液化后形成水疱，内含大量病毒，以后液体吸收、结痂。有时疱疹破裂，留下浅表溃疡，很快愈合。

三、临床表现

临床表现轻重不一，轻者可无发热、皮疹稀少，症状轻微。典型者出疹前可有前驱症状，表现为发热、不适、食欲不振、头痛等，此期一般24~48小时。前驱期后即出现皮疹，伴轻至中度发热，持续2~4天。

皮疹特点是：

（1）首发于头皮、面部或躯干，继而扩展至四肢，呈向心性分布，末端稀少。

（2）最初的皮疹为伴有强烈瘙痒感的红色斑丘疹和丘疹，继而变为透明饱满的水疱，24~48小时内水疱浑浊并呈中央凹陷，破溃后2~3天迅速结痂。

（3）皮疹分批出现，斑疹、丘疹、疱疹和结痂同时存在，为水痘的特征。

（4）还可出现黏膜皮疹，在口腔、眼结膜、生殖器等处可见溃疡性损害。皮疹结痂后多不留瘢痕。重症多见于免疫低下患儿，有持续高热和明显全身中毒症状，皮疹多且易融合成大疱型或出血型，可伴继发感染或因血小板减少而发生暴发型紫癜。

母亲妊娠早期感染水痘可导致胎儿畸形。母亲分娩前或分娩后一周内患水痘可导致新生儿水痘，病死率可达25%~30%。

四、并发症

健康儿童感染水痘后的并发症发生率较低，多见于免疫受损患儿。水痘感染可致多个器官和系统发生并发症，如细菌感染，以金黄色葡萄球菌和A族链球菌最常见，可表现为脓疱、丹毒、蜂窝组织炎、脓毒血症；中枢神经系统疾病，如脑炎和小脑共济失调；水痘肺炎主要见于成人或有免疫损伤的患儿。

五、实验室检查

1. 疱疹刮片 取新鲜疱疹基底部组织刮取标本并涂片，瑞氏染色多见多核巨细胞；苏木素-伊红染色可见细胞核内包涵体。进一步免疫荧光抗体染色查病毒，结果迅速准确。

2. 病毒分离 取疱疹液、呼吸道分泌物或血液可进行病毒分离，仅用于非典型病例。血清水痘-带状疱疹病毒特异性IgM抗体检测可帮助诊断。

六、诊断与鉴别诊断

根据水痘接触史和典型的皮疹等，诊断并不困难。水痘-带状疱疹病毒血清IgM抗体阳性或分离到VZV可确诊。

鉴别诊断应考虑其他儿童发热出疹性疾病（表14-1），以及其他病原体（如单纯疱疹病毒、肠道病毒、金黄色葡萄球菌等）引起的疱疹性皮肤损害、药物反应、丘疹性荨麻疹等。

七、治疗

1. 一般治疗　隔离患儿，加强护理。保持空气流通。保证充足的液体入量和营养。勤换内衣，剪短患儿指甲，必要时戴手套，以防患儿抓伤皮肤。

2. 抗病毒治疗　首选阿昔洛韦，应尽早使用。口服剂量，每次20mg/kg（<800mg），每日4次；对重症、并发症或有免疫受损的患者应注射给药，每次10～20mg/kg，每8小时1次。

3. 对症治疗　皮肤瘙痒可局部使用炉甘石洗剂，必要时可给予小剂量镇静剂。皮质激素可能导致病毒播散，不宜使用。忌用阿司匹林，因该药可能诱发Reye综合征。

八、预防

患儿应隔离至皮肤全部结痂为止，对接触过水痘的易感儿应隔离检疫3周。水痘减毒活疫苗的接种能有效预防水痘发生，其保护率可达85%～95%，并可持续10年以上。对高危易感儿（正使用大剂量激素、免疫功能受损、恶性病患儿、母亲患水痘），在接触水痘3天内肌内注射水痘－带状疱疹免疫球蛋白12.5～62.5U/kg，可起到预防作用。

第三节　手足口病

PPT

手足口病（hand, foot and mouth disease, HFMD）是由肠道病毒引起的传染性疾病。临床特征为患儿手、足、口、臀四个部位出现斑丘疹和（或）疱疹，伴或不伴发热。好发于儿童，尤以3岁以下年龄组发病率最高，常在托幼机构造成流行。绝大部分患儿在发病后5～7天自行缓解，少数发展为重症，出现中枢神经系统受累、肺水肿、循环衰竭等并发症，致死原因主要为脑干脑炎及神经源性肺水肿。

一、病原学与流行病学

人肠道病毒为RNA病毒类，微小病毒科。在我国手足口病主要是由肠道病毒的柯萨奇A组16型（CoxA16）和肠道病毒71型（EV71）感染引起。人类是人肠道病毒的唯一宿主。该病毒对胃酸和普通消毒剂（如70%乙醇、5%来苏等）有抵抗力，对含氯消毒剂较敏感。对高温、紫外线、干燥敏感，不耐强碱，高锰酸钾、漂白粉、甲醛、碘酒能使其灭活。病毒在粪便和污水中可存在数月。患者和隐性感染者是重要的传染源。发病前数天感染者粪便和呼吸道分泌物中即可分离出病毒，一般在呼吸道持续排出病毒1～3周，在粪便持续排泄病毒可长达3～5周甚至更久。主要传播途径是粪－口传播，亦可经患者呼吸道分泌物传播，间接经手、衣物、玩具传播和流行季节医源性传播也不容忽视。全年均可发生，以夏秋季为多。本病传染性强，所有人群均易感，儿童大多数表现为有症状感染。感染后可获得免疫力，但持续时间不明确。

二、发病机制

人肠道病毒由口或呼吸道侵入人体后，在局部黏膜或淋巴组织中增殖，进入血液循环导致第一次病毒血症，通过血液循环到达各脏器继续增殖，导致持续性第二次病毒血症，引发相应的临床表现。大多数患者体内产生特异性抗体，病毒血症逐渐终止，局部病灶处病毒量减少、消失；极少数患者，病毒在靶器官广泛增殖，成为重症感染。EV71可进入神经系统，造成神经系统直接感染和免疫损伤，并激活交感神经释放大量儿茶酚胺，导致神经源性肺水肿。

三、临床表现

临床表现复杂而多样，根据病情轻重程度，分普通型和重型。

1. 普通型 起病急，大多有发热，口腔内可见散发性疱疹，多位于舌、颊黏膜和硬腭等处，疱疹破溃后可形成溃疡，口腔明显疼痛，导致患儿拒食、流涎。手、足和臀部出现斑丘疹和疱疹，较水痘小，质较硬。偶见于躯干，呈离心性分布，皮疹通常不痛不痒。皮疹消退后不留瘢痕或色素沉着，多在1周内痊愈，预后良好。

2. 重型 少数病例进展迅速，在发病1～5天内出现脑膜炎、脑炎、脑脊髓炎、肺水肿、循环障碍等。

（1）神经系统表现 患儿出现持续高热，精神萎靡、嗜睡或易激惹、易惊，恶心、呕吐、头痛、谵妄甚至昏迷，惊厥、肢体抖动、急性肢体无力、肌痉挛、眼球震颤、眼球运动障碍、共济失调等。可有颈强直、Kernig征和Brudzinski征阳性，腱反射减弱或消失。

（2）呼吸系统表现 呼吸浅快、急促，呼吸节律改变，口唇发绀，咳嗽加重，咳白色、粉红色或血性泡沫样痰，肺部可闻及湿啰音或痰鸣音。

（3）循环系统表现 心率增快或减慢，面色灰白、皮肤花纹状、四肢发凉、出冷汗，指（趾）端发绀；血压下降，毛细血管充盈时间延长。极少数患儿病情危重，可致死亡，存活者可能留有后遗症。

四、实验室检查

血常规检查，多为白细胞数正常或稍有降低，病情危重者白细胞数、血小板数可明显升高。

呼吸道分泌物、鼻咽拭子、疱疹液或粪便中分离到CoxA16、EV71等肠道病毒可确诊，特异性核酸阳性也可帮助诊断。急性期与恢复期CoxA16、EV71等肠道病毒中和抗体有4倍以上升高可确诊。

血生化检查：丙氨酸氨基转移酶（ALT）、天门冬氨酸氨基转移酶（AST）、肌酸激酶同工酶可升高，病情危重者肌钙蛋白和血糖升高。呼吸系统受累时血气分析可有缺氧、酸中毒改变。

胸部X线片可表现为双肺纹理增多，有网格状、点片状阴影。神经系统受累时脑脊液改变与病毒性脑炎相似。

MRI检查可见有脑干、脊髓灰质损害。

五、诊断与鉴别诊断

根据流行病学资料，典型的急性起病伴手、足、口、臀部皮疹可做出诊断。临床症状不典型者可结合病原学或血清学检查做出诊断。

近年来大量研究提示，具有以下表现者（尤其是3岁以下患儿）有可能短期内发展为危重病例，需警惕：①持续高热不退。②精神差、呕吐、易惊、肢体抖动、无力。③呼吸、心率增快。④出冷汗、末梢循环不良。⑤高血压。⑥外周血白细胞计数、血小板计数明显增高。⑦高血糖。

本病需与以下疾病鉴别。

（1）其他引起儿童发热、出疹性疾病（见表14－1）。

（2）其他病毒如单纯疱疹病毒、巨细胞病毒、EB病毒等所致中枢神经系统感染，也可引起脑炎、脑膜炎，临床表现与本病重型中枢神经系统损害相似，应尽快留取标本进行肠道病毒病原学检查。

（3）暴发性心肌炎与手足口病重型病例循环障碍症状相似，但前者多有严重心律失常、心源性休克、阿－斯综合征等，一般无皮疹。可通过肠道病毒病原学检查进行鉴别。

六、治疗

（一）一般治疗

目前尚无特效抗病毒药物和特异性治疗手段。主要是对症治疗，退热、缓解口腔疼痛等；加强护理，适当休息、清淡饮食，作好口腔和皮肤护理；注意隔离，避免交叉感染。

（二）重型病例治疗

1. 神经系统受累的治疗 ①降低颅内压：限制入量，甘露醇每次0.5～1.0g/kg，每4～8小时1次，20～30分钟快速静脉注射，必要时加呋塞米。②酌情使用糖皮质激素，参考剂量：甲泼尼松1～2mg/(kg·d)；氢化可的松3～5mg/(kg·d)；地塞米松0.2～0.5mg/(kg·d)，静脉输注，病情稳定后尽早减量或停用。③酌情静脉注射免疫球蛋白。④其他对症治疗：降温、镇静、止惊，密切观察病情变化。

2. 呼吸、循环衰竭的治疗 ①保持呼吸道通畅，吸氧。②监测心率、呼吸、血压和血氧饱和度等。③氧疗和呼吸支持。④保护重要脏器功能，维持内环境稳定，对症支持治疗。

七、预防

患儿应隔离。医院应设立专门诊室，严防交叉感染。本病流行期间不宜带易感儿童到人群密集的场所，注意保持环境卫生，勤洗手，居室注意通风，勤晒衣被。控制手足口病爆发流行和降低病死率最有效的措施是研制有效的EV71疫苗，目前已完成临床试验阶段，即将临床应用。

第四节 传染性单核细胞增多症

PPT

传染性单核细胞增多症（infectious mononucleosis，IM）是由EB病毒（EBV）原发感染导致的一种单核－吞噬细胞系统急性增生性疾病，有传染性，临床特征为发热、咽喉痛、肝脾及淋巴结肿大、外周血中淋巴细胞增多并出现异型淋巴细胞。本病主要见于儿童和青少年。IM是自限性疾病，多数预后良好，自然病程为2～4周。少数可有严重并发症，多因并发中枢或周围神经麻痹引起呼吸衰竭。

一、病原学与流行病学

EB病毒为双链DNA病毒，疱疹病毒属，有嗜淋巴细胞的特性。有5种抗原成分，均能产生相应抗体。①衣壳抗原（VCA）：可产生IgM和IgG抗体，其中VCA－IgM抗体早期出现，是新近受EBV感染的标志。②早期抗原（EA）：是EBV进入增殖性周期初期形成的一种抗原，其中EAD成分是EBV活跃增殖的标志，EA－IgG抗体于病后3～4周达高峰，持续3～6个月。③核心抗原（EBNA）：EBNA IgG在EBV感染后3～4周出现，持续终生，是既往感染的标志。④淋巴细胞决定的膜抗原：带有该抗原的B细胞是细胞毒性T细胞攻击的靶细胞，其抗体为补体结合抗体，出现和持续时间与EBNA IgG相同。⑤膜抗原：是中和性抗原，可产生相应中和抗体，出现和持续时间与EBNA IgG相同。患者和隐性感染者是传染源。自潜伏期至病后6个月或更久均可传播病原体。EBV主要存在于唾液中，故口－口传播是重要的传播途径，此外可经飞沫和输血传播。EBV在正常人群中感染率非常高，我国IM发病高峰年龄在学龄前和学龄期。全年均可发病，以秋末、初春为多。病后可获得较稳固的免疫力，再次发病者极少。

二、发病机制与病理

EBV进入口腔后，主要累及呼吸道的上皮细胞、B淋巴细胞、T淋巴细胞及NK细胞。EBV在咽部细胞中增殖，使细胞破坏，引起上呼吸道炎症，局部淋巴结肿大。病毒还可在腮腺或其他唾液腺上皮细胞中增殖，长期或间歇性向唾液中排放并进入血液，通过病毒血症或受感染的 B 淋巴细胞进行播散，累及周身淋巴系统。受感染的 B 淋巴细胞表面抗原发生改变，引起 T 淋巴细胞强烈的免疫应答而转化为细胞毒性 T 细胞，外周血中大量异常淋巴细胞即为这种 T 细胞。细胞毒性 T 细胞侵犯组织器官，产生一系列的临床表现。此外，本病发病机制还有免疫复合物的沉积和病毒对细胞的直接损害等。主要的病理改变是淋巴细胞的良性增生，病理可见非化脓性淋巴结肿大，淋巴细胞及单核 - 巨噬细胞高度增生。肝、脾、心肌、肾、肾上腺、肺、中枢神经等均可受累，表现为异常的淋巴细胞浸润，脾脏水肿、质脆、易破裂。

三、临床表现

潜伏期 5 ~ 15 天，起病有急有缓，多数患者有前驱症状，表现为发热、咽痛、全身不适、乏力、畏寒、恶心、腹痛、轻度腹泻、肌痛、头痛等。年龄越小，症状越不典型，但血清 EBV 抗体可阳性。典型症状如下。

1. 发热 一般有不同程度的发热，波动在 39℃上下，热型不一，持续 1 周以上，中毒症状不重。

2. 咽峡炎 80% 以上的患儿有咽痛，咽部、扁桃体充血肿胀，可有出血点或白色渗出物，需与化脓性扁桃体炎、白喉相鉴别。

3. 淋巴结肿大 90% 以上患者有淋巴结肿大，最常见的是颈部淋巴结肿大，双侧可不对称，柔软无压痛，不粘连，直径通常不超过 3cm。肘部滑车淋巴结肿大常提示本病的可能。肿大的淋巴结在热退后数周逐渐消退。

4. 肝脾大 部分患者有肝脾肿大，肝脏在肋下 2cm 以内，有压痛，可有肝功能异常及轻度黄疸。脾脏增大时，有左上腹胀满感、疼痛及压痛，触诊应轻柔，以防脾破裂。

5. 皮疹 皮疹无定型，可为丘疹、斑丘疹、猩红热样斑疹、荨麻疹等。多在病程 4 ~ 6 天出现，持续 1 周左右，消退后不脱屑、无色素沉着。

四、并发症

少数重症患者可并发神经系统疾病，如吉兰 - 巴雷综合征、无菌性脑膜炎、脑炎等；可有自身免疫性溶血性贫血、粒细胞减少症、血小板减少症等；可有咽部继发性细菌感染、间质性肺炎、胃肠道出血、肾炎等；急性期可发生心肌炎、心包炎，但不常见。脾破裂虽然少见，但后果严重。

五、实验室检查

1. 血常规 外周血象改变是本病的重要特征。白细胞升高 $>10\times10^9$/L，高者可达（30 ~ 50）$\times10^9$/L，淋巴细胞可达 60% 以上，并出现异型淋巴细胞。异型淋巴细胞超过 10% 或其绝对值超过 10×10^9/L 时具有诊断意义。

2. 血清嗜异性凝集试验（HAT） 起病数天内患儿血清中出现能凝集绵羊红细胞或马红细胞的 IgM 嗜异性抗体，阳性率达 80% ~ 90%。凝集效价 1∶64 以上经豚鼠肾吸收后仍呈阳性者具有诊断价值。但需注意 5 岁以下小儿试验多为阴性。

3. EBV 特异性抗体检测 间接免疫荧光法和 ELISA 法检测血清中 VCA IgM 和 EA IgG。前者阳性是新近感染的标志，后者一过性增高是近期感染或 EBV 复制活跃的标志，均有诊断价值。

4. EBV DNA 检测 实时定量聚合酶链反应（RT PCR）检测病毒 DNA 有较强的敏感性和特异性。

六、诊断与鉴别诊断

根据流行病学资料、典型的“三联症”、外周血异型淋巴细胞超过10%、EBV特异性抗体和EBV DNA检测阳性可做出临床诊断。特别是VCA IgM阳性，或急性期及恢复期双份血清VCA IgG抗体效价呈4倍以上增高，是诊断EBV急性感染最特异和最有价值的血清学试验。本病需与巨细胞病毒、肝炎病毒、腺病毒等感染所致的单核细胞增多症相鉴别，其中巨细胞病毒所致者最常见。

七、治疗

抗病毒治疗首选阿昔洛韦，但对改善症状和缩短病程无明显作用，故治疗以对症、支持治疗为主。脾肿大的患儿2~3周内应避免进行与腹部接触的运动，腹部体格检查要轻柔，注意处理便秘。对症治疗包括退热止痛、镇静止咳、保肝，尽量少用阿司匹林降温，避免诱发血小板减少和脾破裂。静脉注射丙种球蛋白可使临床症状改善，缩短病程。重症患者可短程应用肾上腺皮质激素来减轻症状。

八、预防

除了传染性单核细胞增多症以外，一些恶性疾病如鼻咽癌、霍奇金淋巴瘤等也与EBV感染有关。因此近年来正在研制有效的EBV疫苗。

PPT

第五节　结核病概述

结核病是由结核分枝杆菌感染引起的疾病，全身各个脏器均可受累，但以肺结核最为常见。结核病目前仍是我国乃至全世界最重要的慢性传染病之一，患病率和死亡率较高。多药耐药结核分枝杆菌菌株（MDR TB）的产生已成为防治结核病的严重问题。

一、病因

结核分枝杆菌（简称结核杆菌）为革兰染色阳性需氧菌，具有抗酸性，抗酸染色呈红色。生长缓慢，在固体培养基需4~6周才出现菌落。结核杆菌可分为4型：人型、牛型、鸟型和鼠型，其中人型对人有致病力，其次为牛型。结核杆菌的抵抗力较强，在室内阴暗潮湿处能存活半年；对酸、碱有较强的抵抗力，消毒剂很难穿透；在阳光直射下2小时死亡，紫外线照射10~20分钟死亡；湿热对其杀菌力较强，煮沸1分钟即被杀死，70%酒精接触2分钟可灭活结核杆菌。

二、流行病学

开放性肺结核患者是主要传染源。呼吸道飞沫传播为主要传染途径。患者呼吸道排出带结核杆菌的飞沫被小儿吸入，即可引起感染，形成肺部原发病灶。少数经消化道传染，但消化道对结核杆菌有较大抵抗力，一般未被胃酸杀死的结核杆菌多随粪便排出。生活贫困、居住环境不良、营养不良等是人群结核病高发的原因，新生儿对结核杆菌非常易感。遗传因素与本病发病有一定的关系。

三、发病机制

小儿初次接触结核杆菌是否发病，取决于接触的细菌数量与毒力、自身机体抵抗力，尤其与细胞免疫有关。免疫反应在结核病发生、发展和控制中起着重要作用，目前认为结核病免疫反应包括以杀菌为中心的保护性免疫反应和以组织坏死为特征的迟发性变态反应。这些反应均为致敏T细胞介导，是同一细胞免疫过程的两种不同表现。

1. 细胞介导的保护性免疫反应 结核杆菌被巨噬细胞吞噬和消化后，特异性抗原信息被传递给辅助T淋巴细胞，使其致敏，致敏T细胞在巨噬细胞的刺激下，分泌和释放IFNγ等细胞因子。IFNγ等细胞因子增强细胞毒性T淋巴细胞和自然杀伤（NK）细胞的活性，上述细胞免疫反应可最终清除结核杆菌，但也可导致组织细胞被破坏。

2. 迟发型变态反应 结核杆菌的某些抗原诱发机体产生超常免疫反应，亦是由致敏T细胞介导，以巨噬细胞为效应细胞，造成组织坏死和相应的临床表现。

四、诊断

力求早期诊断。需依据病史（尤其结核病接触史）、临床表现、结核菌素试验及必要的实验室检查等资料，进行全面综合分析。诊断包括发现病灶，确定性质、是否排菌、是否活动等。

1. 病史

（1）现病史 有无结核中毒症状，如长期低热、盗汗、轻咳、乏力、消瘦等。

（2）结核接触史 应特别注意家族史。肯定的结核病接触史对诊断很有帮助，年龄越小，意义越大。

（3）接种史 有无接种卡介苗，应仔细检查患儿上臂有无卡介苗接种后瘢痕。

（4）有无急性传染病史 麻疹、百日咳等可使机体免疫功能受抑制，往往是结核病患者发病或恶化的诱因。

（5）有无结核过敏表现 如结节性红斑、疱疹性结膜炎等。

2. 结核菌素试验

（1）结核菌素试验及结果判断 结核杆菌感染后4～8周，结核菌素试验即可呈阳性反应，属于迟发型变态反应。试验方法：采用结核杆菌纯蛋白衍化物（PPD）5个单位（0.1mm），于左前臂掌侧中下1/3交界处皮内注射，使之形成直径为6～10mm的皮丘。48～72小时观察结果，以硬结直径大小和局部反应情况作为判断标准（表14－2）。

表14－2 结核菌素试验的结果判断

硬结局部反应	结果	表示符号
无硬结或硬结直径＜5mm	阴性	－
硬结直径5～10mm	阳性	＋
硬结直径10～19mm	中度阳性	＋＋
红肿，硬结直径≥20mm	强阳性	＋＋＋
除硬结外，还有水疱、破溃、淋巴管炎及双圈反应等	极强阳性	＋＋＋＋

（2）临床意义

1）阳性反应 ①接种卡介苗后。②年长儿呈一般阳性反应、无症状者，表示曾感染过结核杆菌。③3岁以内未接种过卡介苗者，中度阳性多表示有新的结核病灶。④强阳性反应者，表示体内有活动性结核病。⑤由阴性转为阳性者，或反应强度由原来小于10mm增至大于10mm且增幅超过6mm时，提示新近有感染。接种卡介苗后和自然感染者，PPD试验均为阳性，二者区别如下（表14－3）。

表14－3 接种卡介苗与自然感染阳性反应的区别

	接种卡介苗后	自然感染
硬结直径	多为5～9mm	多为10～15mm
硬结颜色	浅红	深红

续表

	接种卡介苗后	自然感染
硬结质地	较软、边缘不清	较硬、边缘清楚
阳性反应持续时间	较短，2~3天即消退	较长，可达7~10天
阳性反应的变化	有逐年减弱趋势，一般于3~5年逐渐消失	无明显减弱趋势，可持续数年，甚至终身

2）阴性反应 ①未感染过结核杆菌。②处于初次感染4~8周内，属于结核迟发型变态反应前期。③技术误差或结核菌素失效。④以下情况之一。患急性传染病如麻疹、百日咳、猩红热和肝炎等1~2个月内；机体免疫力极度低下或有免疫缺陷病；正在使用免疫抑制剂治疗等。

3. 实验室检查

（1）结核杆菌检查 从痰液、脑脊液、浆膜腔液中找结核杆菌是重要的确诊手段。婴幼儿可抽取清晨空腹胃液进行检查。

（2）血液检查 血沉增快。活动性肺结核患儿可有CRP阳性。重型患者可有感染性贫血或类白血病反应，白细胞总数和中性粒细胞升高、核左移及中毒颗粒。

（3）其他 ELISA法 用于检测结核病患者血清、浆膜腔液、脑脊液等的抗结核抗体。分子生物学方法如PCR、核酸杂交（NAA）等均可快速检测出标本中结核杆菌核酸物质。

4. 影像学检查

（1）X线胸片 胸部X线检查对诊断结核病十分重要。除正前后位胸片外，应同时摄侧位片。可了解到结核病的病灶范围、性质、类型和进展情况等，亦可观察治疗效果。

（2）胸部CT CT检查具有高分辨率和灵敏性，对于肺结核的鉴别诊断和隐蔽病灶的诊断有意义。

5. 其他辅助检查 纤维支气管镜检查有助于支气管内膜结核及支气管淋巴结结核的诊断。周围淋巴结穿刺液涂片检查和肺活体组织检查可发现特异性结核改变，对特殊疑难病例确诊有帮助。

五、治疗

1. 一般治疗 注意营养摄入，食物应富含蛋白质和维生素。有明显结核中毒症状患者应卧床休息。居住环境应阳光充足、空气流通。避免并发麻疹、百日咳等传染病。原发型肺结核可以在门诊治疗，但应填报疫情卡、定期复查随诊。

2. 抗结核治疗

（1）治疗原则和目的 原则是早期治疗、适宜剂量、联合用药、规律用药、坚持全程、分段治疗。目的：杀灭病灶中的结核杆菌，防止血行播散。

（2）抗结核药物（表14-4）。

表14-4 儿童常用的抗结核药物

药物	类型	剂量［mg/(kg·d)］	给药途径	主要副作用
异烟肼（INH或H）	全杀菌药	10（≤300mg/d）	口服、肌内注射、静脉滴注	末梢神经炎、过敏皮疹和发热
利福平（RFP或R）	全杀菌药	10（≤450mg/d）	口服	肝毒性、恶心、呕吐和流感样症状
链霉素（SM或S）	半杀菌药	20~30（≤750mg/d）	肌内注射	第Ⅷ对脑神经损害、肾毒性、过敏、皮疹和发热
吡嗪酰胺（PZA或Z）	半杀菌药	20~30（≤750mg/d）	口服	肝毒性、高尿酸血症、关节痛，过敏和发热

续表

药物	类型	剂量 [mg/(kg·d)]	给药途径	主要副作用
乙胺丁醇（EMB 或 E）	抑菌药	15 ~ 25	口服	皮疹、视神经炎
乙硫异烟胺（ETH）	抑菌药	10 ~ 15	口服	胃肠道反应、肝毒性、末梢神经炎、过敏皮疹和发热

可以采用固定剂量复合剂，如异烟肼 + 利福平、异烟肼 + 利福平 + 吡嗪酰胺等。异烟肼需同时补充维生素 B_6，有癫痫或高热惊厥史的儿童不宜用异烟肼；儿童治疗结核病尽可能不用氨基糖苷类抗生素，以免影响听力和肾功能。

（3）治疗方案

1）标准疗法　每日服用 INH、RFP 和（或）EMB，疗程 9 ~ 12 个月。适用于无明显症状的原发型肺结核。

2）两阶段疗法　①强化阶段。联用 3 ~ 4 种杀菌药物，迅速杀灭敏感菌、活跃菌，减少耐药菌株的产生，是化疗的关键，长程化疗需 3 ~ 4 个月，短程化疗 2 个月。②巩固阶段。联用 2 种抗结核药物，巩固疗效、防止复发，长程化疗需 12 ~ 18 个月，短程化疗需 4 个月。两阶段疗法适用于活动性原发型肺结核、急性粟粒性肺结核和结核性脑膜炎。

3）短程疗法　为现代结核病治疗的重大进展，疗效好、毒性小、费用低，且可防止耐药菌株出现。可根据结核病类型选择以下 6 ~ 9 个月方案：①2HRZ/4HR。②2SHRZ/4HR。③2EHRZ/4HR。若无 PZA，则将疗程延长至 9 个月。（数字为月数，字母代替前述抗结核药）

六、预防

1. 控制传染源　结核杆菌涂片阳性患者均是儿童结核病的主要传染源，治愈此类患者是控制结核病最有效的措施。对与活动性肺结核成人有接触的儿童，应定期做检查和随访，必要时进行结核菌素试验。

2. 易感人群的预防　卡介苗接种是预防儿童结核病的有效措施，接种后可使人体产生对结核杆菌的免疫力。先天性胸腺发育不全或严重联合免疫缺陷病者、急性传染病恢复期、注射局部有湿疹或全身性皮肤病、结核菌素试验阳性者禁止接种卡介苗。

3. 预防性用药　可以预防儿童活动性肺结核、肺外结核病的发生、青春期结核病复燃。主要适应证为：①与家庭开放性肺结核患者有密切接触者。②3 岁以内未接种卡介苗且结核菌素试验阳性者。③结核菌素试验新近由阴性转为阳性者。④结核菌素试验阳性且伴有以下情况之一者：有结核中毒症状、新患麻疹或百日咳、需长期使用激素或免疫抑制剂。每日服用 INH 6 ~9 个月或 INH 联合 RFP 3 个月。

第六节　原发型肺结核

PPT

原发型肺结核是小儿肺结核的主要类型，是结核杆菌初次侵入肺部而导致的原发感染。包括原发综合征和支气管淋巴结结核。结核杆菌由呼吸道进入肺部后，在肺泡形成原发病灶，再由淋巴管引流到局部淋巴结，此为原发综合征；以胸腔内肿大的淋巴结为主，肺部原发病灶因范围小或被纵隔掩盖，X 线片无法查出，或原发病灶已被吸收，此为支气管淋巴结结核。

一、病理

肺部原发病灶大多在右肺上叶下部和下叶上部靠近胸膜的位置。基本病变为渗出、增殖、坏死，包括干酪样坏死、增殖性结核结节和肉芽肿形成。结核性炎症的主要特征是上皮样细胞结节和朗格汉斯细胞。

二、临床表现

轻重不一，轻者可无症状，只在X线检查时发现。典型者有结核中毒症状，表现为缓慢起病、长期不规则低热、消瘦、盗汗、疲乏等，多见于年龄较大的儿童。婴幼儿发病可有高热，持续2~3周后降为低热，伴有干咳，持续时间较长，此时往往出现结核中毒症状。高度过敏的小儿可出现结节性红斑、疱疹性结膜炎。支气管淋巴结高度肿大可压迫气管产生类百日咳的痉挛性咳嗽，压迫支气管可出现哮喘、呼吸困难，压迫喉返神经可出现声音嘶哑，压迫静脉可出现一侧或双侧静脉怒张。查体肺部体征不明显，周围淋巴结可触及不同程度的肿大。

三、辅助检查

1. X线胸片

（1）原发综合征　典型的原发综合征在X线胸片中有哑铃状双极影，但现在已少见。局部炎性淋巴结相对较大而原发病灶相对较小是儿童原发型肺结核的特征。婴幼儿病灶范围较广，甚至占据一个肺叶，年长儿病灶周围炎症较轻，阴影范围不大。

（2）支气管淋巴结结核　这是小儿原发型肺结核X线胸片中最为常见者。分为三型：①炎症型：表现为从肺门向外扩展的密度增高影，边缘模糊。②结节型：肺门区域圆形或椭圆形致密阴影，边缘清楚。③微小型：肺部纹理紊乱，肺门形态异常，肺门周围小结节状及小点片状模糊影。

2. CT　CT扫描的优势在于发现小的原发灶、淋巴结肿大、胸膜改变和空洞方面。也可发现肿大淋巴结压迫导致的气管、支气管狭窄、扭曲和肺不张。

3. 纤维支气管镜　纤维支气管镜可见到支气管结核，包括：①肿大淋巴结压迫支气管导致管腔狭窄。②黏膜充血、水肿、溃疡或肉芽肿。③淋巴结穿孔前，可见突入支气管腔的肿块。④淋巴结穿孔形成淋巴结-支气管瘘，穿孔口呈火山样突起、色泽红、有干酪样物质排出。

四、诊断与鉴别诊断

结合病史、临床表现、实验室检查、结核菌素试验和胸部影像学检查等进行综合分析。轻者需与流感、上感相鉴别，重者需与肺炎、伤寒、风湿热、百日咳、支气管异物、支气管扩张、纵隔良恶性肿瘤相鉴别。

五、治疗

一般治疗和治疗原则见本节概述。无明显症状的原发型肺结核，选用标准疗法：每日服用INH、RFP和（或）EMB，疗程9~12个月。活动性原发型肺结核宜采用短程化疗：强化治疗阶段用INH、RFP、PZA或SM，2~3个月后改INH、RFP或EMB巩固维持。常用方案为2HRZ/4HR。

PPT

第七节　急性粟粒性肺结核

急性粟粒性肺结核又称急性血行播散性肺结核，为大量结核杆菌经血行播散引起的肺结核，往往是原发综合征发展的后果，是全身粟粒性结核病的一部分。主要见于小儿，尤其是婴幼儿。年龄幼小、患急性传染病或营养不良、机体免疫力低下时，易诱发本病，常并发结核性脑膜炎。病情多急重，但若能早期诊断和彻底治疗仍可痊愈；若贻误诊断和治疗，则可导致死亡。

一、病理

多在初次感染后3～6个月内发生。由于婴幼儿免疫功能低下，机体处于高度敏感状态，感染结核杆菌后，原发病灶或胸腔内淋巴结干酪样坏死发生破溃侵入血管，引起大量细菌侵入血液，到达全身各脏器，可累及肺、脑膜、脑、肝、脾、肠、腹膜等，形成全身粟粒性结核病。播散到上述脏器中的结核杆菌在间质组织中形成细小结节，在肺中则多位于上肺部的灰白色半透明或淡黄色不透明结节，如针尖或粟粒一般。

二、临床表现

多数起病较急，婴幼儿多突然高热，呈稽留热或弛张热，常持续数周或数月，多伴有寒战、盗汗、食欲不振、面色苍白等中毒症状。有的患儿还有咳嗽、气促和发绀，肺部可闻及细湿音，易被误诊为肺炎。有的患儿在起病时就出现脑膜炎征象。有的患儿伴有肝脾及浅表淋巴结肿大等。6个月以下婴儿粟粒性结核的特点为发病急，症状重且不典型，累及器官多，特别是伴发结核性脑膜炎者，病程进展快，病死率高。

三、诊断与鉴别诊断

诊断主要根据结核接触史、临床表现、结核菌素试验阳性及胸部X线片。诊断仍有困难者应配合做细菌学检查、血清抗结核抗体检测。胸部X线片常对诊断起决定性作用，在起病2～3周后胸部X线片可发现大小、分布、密度一致的粟粒状阴影，密布于两侧肺野。肺部CT扫描也有类似表现。临床上应与肺炎、伤寒、败血症、朗格汉斯组织细胞增生症、肺含铁血黄素沉着症及特发性肺间质疾病等相鉴别。

四、治疗

一般治疗、治疗原则见本节概述。抗结核药物治疗方案，推荐两阶段疗法。有严重中毒症状及呼吸困难者，在应用足量抗结核药物的同时，可用泼尼松1～2mg/(kg·d)，口服，疗程1～2个月。

第八节　结核性脑膜炎

PPT

结核性脑膜炎是由结核杆菌侵犯脑膜所引起的脑膜炎症，是小儿结核病中最严重的类型。好发于1～5岁小儿。常在结核原发感染后1年内发生，尤其在初染结核3～6个月内。近年来发病率虽有明显降低，预后也有很大改善，但若诊断不及时或治疗不当，病死率及后遗症的发生率仍较高，故早期诊断和合理治疗是改善预后的关键。

一、发病机制

结核性脑膜炎是全身性粟粒性结核病的一部分，当结核杆菌形成结核杆菌血症，经血行播散到达脑膜或脉络丛血管膜，即引起感染。婴幼儿中枢神经系统发育不成熟、血－脑屏障功能不完善、免疫力低下都是导致本病的原因。此外，中枢神经系统及其附近组织形成结核病灶溃破，结核杆菌进入蛛网膜下腔及脑脊液，也可引起发病。

二、病理

病理改变较为广泛。①软脑膜充血、水肿、炎症渗出，蛛网膜下腔大量白色或灰黄色炎症渗出物，颅底可有渗出物积聚，出现粘连、增厚。②脑膜炎症可蔓延到脑实质，出现脑炎改变。③炎症的渗出和增殖可产生动脉炎、动脉内膜炎，病程较长者可见栓塞性动脉内膜炎，可引起脑组织梗死、缺血、软化。④炎症侵犯脑室内脉络丛及室管膜，使脑脊液分泌增加，结核性炎症渗出、粘连，致脑脊液循环障碍，导致脑积水；室间孔粘连狭窄，引起脑室扩张。⑤炎症蔓延至脊膜、脊髓和脊神经根，脊膜肿胀、充血、水肿、粘连，蛛网膜下腔完全闭塞，可致脊髓病变。⑥炎症渗出侵袭、包围、挤压脑神经，可引起脑神经损害。

三、临床表现

结核性脑膜炎一般起病缓慢，病程可分为3期。

（1）早期（前驱期） 1～2周。主要表现为性格改变，如少言、懒动、烦躁、易怒等。可有结核中毒症状：低热、盗汗、食欲减退、消瘦、呕吐等。年长儿可诉头痛，婴儿表现为蹙眉皱额、凝视、嗜睡或发育迟滞等。

（2）中期（脑膜刺激期） 1～2周。①因颅内压增高表现为剧烈头痛、喷射性呕吐、惊厥，小婴儿可表现为前囟紧张、饱满。②脑膜刺激征。③颅神经障碍，最常见的是面神经瘫痪，其次是动眼神经和外展神经瘫痪。④部分患儿出现脑炎体征，有定向、运动和语言障碍。⑤眼底检查可见视盘水肿、视神经炎或脉络膜粟粒状结核结节。

（3）晚期（昏迷期） 1～3周。上述症状逐渐加重，患儿意识障碍加重，逐渐昏迷。阵挛性或强直性惊厥频繁发作。常极度消瘦，出现舟状腹，水、电解质代谢紊乱。最终常因颅内压急剧增高导致脑疝而死亡。

婴幼儿结核性脑膜炎可不典型，多表现为：①起病急、进展快，惊厥为主要表现。②脑实质受损可表现为舞蹈症或精神障碍。③脑血管损害可表现为肢体瘫痪。④合并脑结核瘤者类似颅内肿瘤表现。⑤颅外结核病变极端严重时，可掩盖脑膜炎表现。

四、诊断与鉴别诊断

主要依靠详细询问结核相关病史、周密的临床观察以及对本病的高度警惕性，综合临床资料进行全面分析。

1. 病史 包括：①结核接触史和卡介苗接种史。②既往结核病史，尤其是1年内发现结核病却未治疗的患儿。③近期急性传染病史，麻疹、百日咳等传染病往往是结核病恶化的诱因。

2. 临床表现 有上述病史的患儿出现性情改变、发热头疼、不明原因的呕吐、顽固性便秘、嗜睡与烦躁交替时，应考虑本病。眼底检查有脉络膜粟粒结节对诊断有帮助。

3. 脑脊液检查 对本病的诊断极为重要。脑脊液培养出结核杆菌，是诊断的可靠依据。脑脊液压力增高，无色透明或毛玻璃样，脑脊液标本静置24小时可有薄膜形成，涂片检查，结核杆菌检出率较高；白细胞多为（50～500）$\times 10^6$/L，以淋巴细胞占优势，急性期或恶化期中性粒细胞可占优势；糖和氯化物均降低为结核性脑膜炎的典型改变。蛋白增高，大多在10～30g/L，椎管阻塞时更高。可根据条件做脑脊液其他检查：ELISA法检测脑脊液结核杆菌抗原和抗结核抗体，PCR技术检测脑脊液中极微量的结核杆菌DNA，均有助于诊断。

4. 结核菌素试验 阳性对诊断有帮助，但阴性不能排除诊断。

5. 影像学检查 大多数结核性脑膜炎患儿胸部X线片有活动性肺结核，其次是粟粒性肺结核。胸片证明有血行播散性结核病对结核性脑膜炎的诊断很有意义。CT扫描可显示结核瘤、基底核渗出物及脑实质粟粒样结核病灶等直接征象，也可显示脑水肿、脑积水、脑室扩大等间接征象。结核性脑膜炎应与其他中枢神经系统感染和脑肿瘤进行鉴别。

五、并发症与后遗症

最常见的并发症是脑积水、脑实质损害、脑出血、脑软化及脑神经障碍等。前三者是结核性脑膜炎的主要死亡原因。常见后遗症有脑积水、肢体瘫痪、智力低下、失明、失语、癫痫、尿崩症等。

六、治疗

治疗的重点是抗结核治疗和降低颅内压。

1. 一般疗法 切断与传染源的接触，严格卧床休息，保证足够的营养，对昏迷的患者进行鼻饲或胃肠外营养。细心护理，预防皮肤压疮和坠积性肺炎，做好黏膜、皮肤、口腔的护理。

2. 抗结核治疗 联合应用易透过血脑屏障的抗结核药物，采取两阶段治疗。

强化阶段：联合使用 INH、RFP、PZA 及 SM，疗程 3～4 个月。其中，INH 15～25mg/(kg·d)，RFP 10～15mg/(kg·d)(＜450mg/d)，PZA 20～30mg/(kg·d)（＜750mg/d)，SM 15～20mg/(kg·d)(＜750mg/d)。开始治疗的 1～2 周，INH 全日量的一半加入 10% 葡萄糖中静脉滴注，余量口服，待病情好转后改为全日量口服。

巩固阶段：继续联用 INH、RFP 或 EMB。抗结核药物总疗程不少于 12 个月，或脑脊液恢复正常后继续治疗 6 个月。在总疗程中，RFP 或 EMB 9～12 个月。早期患者采用 9 个月短程方案（3HRZS/6HR）也有效。

3. 降低颅内压 ①常用 20% 甘露醇，剂量 0.5～1g/kg，于 30 分钟内快速静脉滴注，4～6 小时 1 次，脑疝时可增至每次 2g/kg，2～3 天后减量，7～10 天后停药。②乙酰唑胺，在甘露醇停药前 1～2 天加用，20～40mg/(kg·d)，口服，根据颅内压情况确定服用时间。③侧脑室穿刺引流，适用于急性脑积水而其他降颅压措施无效或疑有脑疝形成时，引流量每日 50～200ml，持续引流 1～3 周。④腰椎穿刺减压和鞘内用药，适用于颅内压较高、药物治疗效果不明显、无条件做侧脑室引流，或脑脊液蛋白量＞30g/L 者。⑤分流手术，适用于上述治疗无效的梗阻性脑积水。

4. 糖皮质激素 可以抑制炎症渗出，降低颅内压，减轻中毒及脑膜刺激症状，减少粘连，减轻或防止脑积水的发生。须与抗结核药物同时使用。常用泼尼松 1～2mg/(kg·d)（＜45mg/d)，1 个月后逐渐减量，疗程 8～12 周。

5. 对症治疗 包括及时处理惊厥，纠正缺氧；及时处理水、电解质失衡（稀释性低钠血症、脑性失盐综合征、低钾血症）等。

6. 随访观察 停药后 4 年内可能会复发，尤其是在 2～3 年内。随访观察至少 3～5 年，凡临床症状消失、脑脊液正常，疗程结束后 2 年无复发可视为治愈。

七、预后

治疗早晚、发病年龄、病期与病型、是否耐药、治疗方法均可影响预后。有效治疗晚、发病年龄小、晚期与脑膜脑炎型、原发耐药菌株、剂量不足或方法不当等情况，均导致本病预后较差。

第九节　潜伏结核感染

由结核杆菌感染引起的结核菌素试验阳性（排除卡介苗接种后反应），X 线胸片或临床无活动性结核证据者，称为潜伏结核感染。

一、诊断要点

(1) 多有结核病接触史。
(2) 有或没有结核中毒症状，体格检查无阳性体征。
(3) 胸部X线检查无异常。
(4) 结核菌素试验阳性。
(5) 除外慢性扁桃体炎、反复呼吸道感染、泌尿道感染和风湿热等。

二、治疗

主要施行预防性抗结核感染治疗。多单用INH 10mg/(kg·d)，疗程6~9个月。

适应证：①接种过卡介苗，但PPD试验最近2年内硬结直径增大超过10mm者，可认定为自然感染。②PPD试验新近由阴性转为阳性的自然感染者。③PPD试验呈阳性反应。④PPD试验呈阴性反应：伴有早期结核中毒症状者；因其他疾病需应用糖皮质激素或其他免疫抑制剂者；新患麻疹或百日咳小儿；艾滋病感染者及艾滋病患儿。

答案解析

目标检测

一、单选题

1. 典型麻疹的出疹顺序是
   A. 先四肢→颈部→面部→躯干
   B. 先面部→四肢、躯干
   C. 先耳后→面部、颈部→躯干→上肢、下肢→掌心、足底
   D. 先前胸→上肢→背部→下肢→头面部
   E. 先躯干→四肢→手脚心→头面部
2. 麻疹前驱期的主要体征是
   A. Koplik斑　B. 麻疹接触史　C. 发热
   D. 结膜炎　E. 否认麻疹接种史
3. 水痘治疗中尽量避免使用
   A. 利巴韦林　B. 阿昔洛韦　C. 炉甘石洗剂
   D. 激素　E. 干扰素
4. EBV近期感染最有意义的抗体是
   A. 抗EBNA抗体　B. 抗EA抗体　C. 抗VCA IgM抗体
   D. 抗VCA IgG抗体　E. 抗MA抗体
5. 人类结核病的主要病原体为
   A. 牛型　B. 人型　C. 鸟型
   D. 田鼠型　E. 非结核分枝杆菌
6. 结核性脑膜炎最常受损的颅神经是
   A. 三叉神经和听神经　B. 外展神经和喉返神经
   C. 面神经和动眼神经　D. 嗅神经和舌咽神经

E. 滑车神经和植物神经

二、思考题

1. 传染性单核细胞增多症的临床表现有哪些？
2. 简述水痘皮疹特点。

（李　旦）

书网融合……

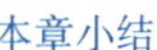

本章小结

微课

题库

参考文献

[1] 王天有，申昆玲，沈颖．诸福棠实用儿科学［M］．9 版．北京：人民卫生出版社，2022.

[2] 中华医学会儿科学分会发育行为学组，中国医师协会儿科分会儿童保健学组．中国低龄儿童孤独症谱系障碍早期诊断专家共识［J］．中华儿科杂志，2022，60（07）：640－646.

[3] 国家卫生健康委员会国家结构性心脏病介入质量控制中心，国家心血管中心结构性心脏病介入质量控制中心，等．常见先天性心脏病经皮介入治疗指南（2021 版）［J］．中华儿科杂志，2021，101（38）：3054－3076.

[4] 阳海平，杨霞，李秋．儿童原发性肾病综合征发病机制研究现况及展望［J］．重庆医科大学学报，2021，46（9）：1008－1013.

[5] 邓臣前，陈树春．欧洲儿科内分泌学会与欧洲内分泌学会《关于先天性甲状腺功能减退症的筛查、诊断和管理共识 2020—2021 年更新版》要点解读［J］．中国全科医学，2021，24（36）：4555－4562.

[6] 中国新生儿复苏项目专家组，中华医学会围产医学分会新生儿复苏学组．中国新生儿复苏指南（2021 年修订）［J］．中华围产医学杂志，2022，25（01）．

[7] 许文婧，魏莉莉，王莹．我国围生儿先天性心脏病发病率的 Meta 分析［J］．国际生殖健康计划生育杂志，2020，39（4）：269－274.

[8] 注意缺陷多动障碍早期识别、规范诊断和治疗的儿科专家共识［J］．中华儿科杂志，2020，58（03）：188－193.

[9] 薛辛东．儿科学［M］．4 版．北京：人民卫生出版社，2019.

[10] 崔明辰，刘奉．儿科学［M］．北京：中国医药科技出版社，2019.

[11] 王卫平，孙锟，常立文．儿科学［M］．9 版．北京：人民卫生出版社，2018.

[12] 黄华，崔明臣．儿科学［M］．8 版．北京：人民卫生出版社，2018.

[13] 邵肖梅，叶鸿瑁，丘小汕．实用新生儿学［M］．5 版．北京：人民卫生出版社，2019.